短期集中！
オオサンショウウオ先生の

糖尿病論文で学ぶ

疫学研究・臨床試験・費用効果分析

医療統計セミナー

田中司朗
未海美穂
清水さやか
（京都大学 臨床統計学講座）

羊土社
YODOSHA

【注意事項】本書の情報について ─────────────

　本書に記載されている内容は，発行時点における最新の情報に基づき，正確を期するよう，執筆者，監修・編者ならびに出版社はそれぞれ最善の努力を払っております．しかし科学・医学・医療の進歩により，定義や概念，技術の操作方法や診療の方針が変更となり，本書をご使用になる時点においては記載された内容が正確かつ完全ではなくなる場合がございます．また，本書に記載されている企業名や商品名，URL等の情報が予告なく変更される場合もございますのでご了承ください．

◆ 推薦のことば ◆

　つい数十年前までの"医学研究イコール基礎実験"だった時代を思うと，最近，職種を問わず，臨床研究を志す若い臨床家が増えていることは喜ばしい限りである．同時に，増え続ける初心者用テキストの充実ぶりも目を見張るものがある．疫学，医療データサイエンスを中心テーマとして苦闘してきた臨床家の一人として，20年前にこの世界に入った当時は，今とは異なり理解しやすい教科書を見つけるのは至難だった．そのような時代から現在まで，田中司朗先生，田中佐智子先生ご夫妻に最新の生物統計学のご指導を受けながら仕事ができたのは，私の研究者人生における最大の幸運の一つであった．臨床家の思考パターンを知り尽くし，そしてご自身も優れた臨床疫学論文を多数執筆されている田中ご夫妻は，つねに臨床家の意図を汲んで，臨床家に訴える適切な解析手法を提案してくださる．

　数年前に，ご夫妻の前著である「短期集中！オオサンショウウオ先生の医療統計セミナー論文読解レベルアップ30」の表紙を拝見したときに，「なぜオオサンショウウオ？」と思ったのを覚えている．ご夫妻は単に，わが国では生物統計家は少なくて珍しいから，という意味でおっしゃっていたが，実は「統計ができる臨床家」もオオサンショウウオのように珍しく，さらに「臨床家の思考パターンを理解する統計家」はもっと珍しく貴重である．その意味で，田中先生ご夫妻は，たしかに本物の「オオサンショウウオ」だと妙に納得したのを思い出す．

　私は仕事柄，この分野の教科書はたいてい目を通すが，最近はどれも統計が不得手な臨床家のために，努めてわかりやすく書かれるようになってきた．ただその結果，どれも似たような感じになってしまった傾向は否めない．そのなかで，臨床家の思考パターンを知り尽くしたご夫妻の前述前著は，適切な実論文に立脚していて，読むうちに自然にセンスが身につくしくみになっているのは流石と思わせる．われわれ臨床家が，優秀な指導医について示唆に富む症例を経験すると，少ない症例でも大きく成長するのとよく似ている．

　今回は，田中司朗先生と，田中佐智子先生からバトンタッチした耒海美穂先生，清水さやか先生という，こちらも「統計ができる臨床医」の方のオオサンショウウオとともに，計3名（3匹？）で「糖尿病論文で学ぶ」という但し書き付きのタイトルで第二弾を上梓された．これは糖尿病を含む生活習慣病関連の専門家としては見逃せない．そして確かに前著同様，期待通りの出来である．この分野の指導医である私としては，本書でこの分野の魅力に気づいたさらに多くの若い臨床家が，臨床研究の世界に飛び込んで，この分野を盛り上げてくれることを期待せずにはいられない．

2019年6月

新潟大学大学院 医歯学総合研究科 血液・内分泌・代謝内科分野
曽根博仁

◆ はじめに ◆

> 患者の利益保護の観点から倫理的に考えて，比較対照のない研究より，ランダム化試験のほうがはるかに妥当である．
>
> Ethical considerations suggest that randomized trials are more suitable than uncontrolled experimentation in protecting the interests of patients.
>
> David P Byar（1976年）
> （米国の生物統計家）

　本書は，これから臨床論文を読もうとするすべての医師に向けて，京都大学School of Public Healthで用いている講義ノートに基づいて書きました．短く区切られたワークブックの形式と，数式を排除しケーススタディから学ぶスタイルを採用したのは，臨床現場の多忙さを配慮してのことです（本来，統計学は腰を落ち着けて学ぶべきものなのですが！）．

　また，医療の質の向上，財政維持，医薬品・医療機器開発は，経済学的な意味でしばしば対立する課題です．この解決策の1つとして，中央社会保険医療協議会（中医協）にて費用効果分析の導入が進められています．2012年には，中医協に費用対効果評価専門部会が設置され，2019年には本格導入に向け価格調整制度の骨子が定められました．これまでの薬価は，原価計算や類似薬との比較に基づいて決められましたが，これからは，費用効果分析の結果が考慮されることになります．この制度改革が，この本を書いたもう一つの動機です．

　本書ではコホート研究・臨床試験・費用効果分析を理解できるように構成しました．費用効果分析には，臨床試験ベースの分析とモデル分析の，大きく異なる2つのアプローチがあります．これらを実際の臨床論文に沿って解説するために，課題論文という形で，2007～2016年に出版された糖尿病領域の4論文をとりあげました．糖尿病診療に携わる方々に興味深く感じていただけるよう，糖尿病代謝内科・循環器科・眼科の内容を含む論文を選んでいます．なお，メタアナリシスについて読み解きたい方は，姉妹書「短期集中！オオサンショウウオ先生の医療統計セミナー 論文読解レベルアップ30」をお勧めします．解説事項のうち基本的なものについては，どうしても姉妹書と説明が重複します．この点についてはご理解ください．

　本書を通じて生物統計学（biostatistics）を学ぶことで，コホート研究・臨床試験・費用効果分析の基礎になっている方法論とその原理を理解し，論文で示されている統計解析の結果を読み取ることができるようになるでしょう．

　執筆を助けていただいたすべての人に感謝します．草稿の段階で貴重なご意見をいただいた今井 匠氏には深くお礼を申し上げます．

2019年6月

田中司朗，耒海美穂，清水さやか

◆ ガイダンス ◆

- 本書は，講義26コマ，演習問題，課題論文4本（別冊に収載）により構成されています．課題論文として，糖尿病領域で行われた疫学研究・臨床試験・費用効果分析を選びました．最初に課題論文の抄録を読んで全体を把握してください．論文の参照箇所は講義中に随時お示ししていますから，講義を中心に読み進め，必要に応じて論文に戻る形で結構です．

- 講義の冒頭で「本講のテーマ」を掲げた後に，それについての解説がなされ，最後に「本講のエッセンス」としてまとめを行っています．本書をひととおり終えた後には，課題論文の通読にトライしてみてください．

- 解説の途中で，生徒とオオサンショウウオ先生の質疑応答があります．講義の補足となっていますので，合わせて読むようにしてください．

- 可能なかぎり数式は用いていません．いくつか大切なトピック（最小化法，ランダム化に基づく統計的推測，サンプルサイズの公式）については，講義の後に「理解を深めるための計算」を用意しています．お急ぎなら，こちらは飛ばして読んでいただいても構いません．

- 生物統計学は，統計学，臨床試験，医療経済評価，疫学といった学問分野にまたがっているため，全体を俯瞰しづらい面があります．図1に，本書に登場するキーワードを整理しました．本書で扱う統計手法は，誤差の表示，仮説検定，回帰モデルなどです．これらの基本的な手法を押さえておけば，疫学研究・臨床試験・費用効果分析のさまざまな状況に対応できます．

- 本書は姉妹書「医療統計セミナー 論文読解レベルアップ30」を読んでいなくても理解できる構成となっています．なお，特に重要な内容については姉妹書と重複して残しています（本書内，上付きの★印を付した箇所）．

- 本書では英語論文を読む助けになるよう，キーワード初出には日本語と英語を併記しています．外国人名は英語表記としました．例えば，図1のPoisson（ポアソン），Cox（コックス）は著名な統計学者・数学者です．

確率分布

単変量分布	多変量分布（回帰）	データの型に応じた指標
● 正規分布	● 線型モデル	● 平均 ● 平均の差，回帰係数
● 二項分布	● ロジスティック回帰	● 発生リスク，感度，特異度 ● リスク比，オッズ比
● Poisson 分布	● Poisson 回帰	● 発生率 ● 発生率比
● 指数分布	● Cox 回帰*	● 生存曲線，ハザード ● ハザード比

疫学
- コホート研究
- 横断研究
- 比，率，割合
- 交絡
- 診断精度，ROC 曲線

回帰モデルの利用
- 予測式の構築
- リスクエンジン
- 交絡の調整
- 交互作用の検定

誤差の表示
- 標準偏差
- パーセンタイル
- 標準誤差
- 95% 信頼区間

臨床試験
- 主要エンドポイント
- 代替エンドポイント
- ランダム化，最小化法
- ITT の原則
- プロトコール逸脱
- 他群比較
- 中間解析
- サブグループ解析
- GCP，倫理指針，臨床研究法
- データの品質管理・保証

仮説検定とp値
- 帰無仮説，対立仮説
- 片側検定，両側検定
- αエラー，βエラー，有意水準
- サンプルサイズ
- 検定の多重性

費用効果分析
- QOL 質問票，効用値
- QALY，コスト，ICER
- 臨床試験ベースの分析
- モデル分析
- 感度分析

＊正確にはセミパラメトリックモデルで，確率分布ではない

図1　本書で解説する生物統計キーワード
課題論文ごとのキーワードを，別冊に収録した各論文の冒頭ページに示しています．

目　次

◆ 推薦のことば　　　　　　　　　　　　　　　　　　　　　　曽根博仁

◆ はじめに

◆ ガイダンス

I コホート研究
糖尿病網膜症により心血管疾患の予測精度は改善するか

課題論文1　Kawasaki R, et al：Ophthalmology, 2013［2型糖尿病コホート研究］

第 1 講　抄録の読み方とPECO ……………………………………………………… 14

第 2 講　研究デザイン …………………………………………………………………… 18

第 3 講　連続データの記述 ……………………………………………………………… 23

第 4 講　分類データ・計数データの記述 …………………………………………… 30

第 5 講　生存時間データの記述 ……………………………………………………… 34

第 6 講　仮説検定1　～t検定 ………………………………………………………… 42

第 7 講　仮説検定2　～αエラーとβエラー ……………………………………… 49

第 8 講　回帰分析 ………………………………………………………………………… 53

第 9 講　ロジスティック回帰 ………………………………………………………… 63

第10講　Cox回帰 ………………………………………………………………………… 70

第11講　リスクエンジン ……………………………………………………………… 75

◆ 演習問題 ……………………………………………………………………………… 80

知っとこ！

◆ データの型 ………………………………… 25
◆ 算術平均と幾何平均 …………………… 25
◆ 分散，標準偏差，標準誤差 ………… 27
◆ 割合，率，比 ……………………………… 32
◆ Kaplan-Meier法 ………………………… 38
◆ Kaplan-Meier法の公式 ……………… 39
◆ 比例ハザード性が成り立たないとき … 39
◆ イカサマコインとp値 その1 ……… 43
◆ t検定の対立仮説 ……………………… 43
◆ 正規分布とt分布 ……………………… 46
◆ プールした標準偏差 …………………… 47
◆ 中心極限定理と正規分布 …………… 47

◆ イカサマコインとp値 その2 ……… 52
◆ 回帰モデルの歴史：最小二乗法の起源 … 59
◆ モデル選択の方法とそのための指針 …… 60
◆ 回帰係数と単位の変換 ………………… 61
◆ ROC曲線の計算 ………………………… 67
◆ オッズ比とROC曲線の関係 ………… 67
◆ ロジスティック回帰とCox回帰の推定方法 … 69
◆ 95％信頼区間は必ず対称性か ……… 74
◆ 回帰モデルでも95％信頼区間とp値を報告すべき
　　………………………………………………… 74
◆ マルチステートモデル ………………… 77
◆ リスクエンジンの使い方 ……………… 78

contents

Ⅱ ランダム化臨床試験
血糖自己測定は有効か

課題論文2 Farmer A, et al：BMJ, 2007 [血糖自己測定臨床試験]

第12講 臨床試験のアウトカム ………………………………………………………… 84

第13講 ランダム化 ……………………………………………………………………… 91

第14講 患者取り扱いのフローチャート ……………………………………………… 98

第15講 仮説検定3 〜検定の多重性 ………………………………………………… 103

第16講 サブグループ解析と交互作用の検定 ……………………………………… 108

第17講 サンプルサイズの計算 ……………………………………………………… 112

第18講 臨床試験の結果の報告 ……………………………………………………… 119

第19講 臨床試験と規制 ……………………………………………………………… 124

第20講 データの流れと品質管理・品質保証 ……………………………………… 128

◆ 演習問題 ……………………………………………………………………………… 132

知っとこ！

- ◆ エンドポイントの分類 ……………………… 86
- ◆ 代替エンドポイントと医薬品の承認審査 ……… 87
- ◆ 代替エンドポイントの事例 ………………… 87
- ◆ 交絡に関するFisherの論争 ………………… 93
- ◆ ランダム化が許容されるとき ……………… 94
- ◆ モデルベースとランダム化ベース ………… 94

- ◆ アレルゲン食品の介入遵守率とITT・PPS解析 …………………………………………………… 102
- ◆ 中間解析とα消費関数 ……………………… 106
- ◆ 中間解析とデータモニタリング委員会 ……… 107
- ◆ 公表バイアスと臨床試験登録 ……………… 122
- ◆ さまざまな「相対リスク」 …………………… 123
- ◆ 医薬品の臨床開発 …………………………… 126

理解を深めるための計算

- 1. 最小化法 ……………………………………… 94
- 2. ランダム化に基づく統計的推測 …………… 95
- 3. 連続データのサンプルサイズの公式 ……… 114

- 4. 2値データのサンプルサイズの公式 ……… 115
- 5. 生存時間解析のサンプルサイズの公式 ……… 117

Ⅲ 費用効果分析
血糖自己測定は費用対効果がよいか

課題論文3 Simon J, et al：BMJ, 2008［血糖自己測定費用効果分析］
課題論文4 Ross EL, et al：JAMA Ophthalmology, 2016［抗VEGF薬費用効果分析］

第21講	費用効果分析のアウトカム	136
第22講	費用	140
第23講	QOL質問票と効用値	146
第24講	質調整生存年（QALY）	155
第25講	増分費用効果比（ICER）	161
第26講	モデル分析	166
◆ 演習問題		175

知っとこ！

◆ 不確実な費用	144
◆ 現在と将来の価値付け	144
◆ 誰がどうやって高いか安いかを判断しているか？その1	144
◆ 誰がどうやって高いか安いかを判断しているか？その2	145
◆ タイムトレードオフ法	150

◆ スタンダードギャンブル法	151
◆ 臨床試験ベースの分析とモデル分析	158
◆ 感度分析	159
◆ 費用対効果の分析の種類	164
◆ 決定樹モデルの作成	168
◆ 糖尿病医療経済モデル	171

◆ オオサンショウウオ先生からのご挨拶	178
◆ 索 引	179

別冊　課題論文 & 演習問題の解答

著者プロフィール

田中司朗　Shiro Tanaka

京都大学大学院医学研究科臨床統計学 特定教授，博士（保健学），日本計量生物学会 責任試験統計家．京都大学医学部附属病院特定助教，同大学医学研究科特定講師および准教授を経て，2017年2月より現職．

糖尿病，小児血液がん，骨粗鬆症などの疾患領域にて臨床試験に参画．京都大学大学院では，「臨床試験」，「臨床試験の統計的方法」の講義を担当し，2014年度ベストティーチャー賞を受賞．医師向けのテキストとして「短期集中！オオサンショウウオ先生の医療統計セミナー 論文読解レベルアップ30」（羊土社，2016）を執筆．震災後に，放射線生物学から疫学までの科学的根拠をまとめた「放射線必須データ32」（創元社，2016）を編集．

耒海美穂　Miho Kimachi

北海道大学医学部卒業，北海道各地で腎臓内科・総合内科医として勤務．2009年より北海道大学大学院医学研究科（内科Ⅱ・腎臓グループ）で糖尿病腎症の基礎研究に従事．2012年より京都大学大学院医学研究科社会健康医学系専攻博士課程に入学し，臨床研究を開始．2015年より特定助教として，病院に勤務する医師を対象とした臨床研究遠隔学習プログラムの配信を担当．

清水さやか　Sayaka Shimizu

NPO法人 健康医療評価研究機構研究事業部，京都大学大学院医学研究科地域医療システム学講座 特任助教．医学部卒業後，臨床医として7年間勤務．臨床研究を志し，2013年京都大学大学院医学研究科社会健康医学系専攻後期博士課程に入学．2015年より特定助教として，病院に勤務する医師を対象とした臨床研究遠隔学習プログラムの配信を担当．2019年4月より現職．

オオサンショウウオ先生プロフィール
臨床試験や疫学研究など，統計関連の業務や教育に従事しています．このような生物統計の専門家は，日本ではオオサンショウウオのような天然記念物と言われています．著者が属する京都大学は，数少ない生物統計家の生息地です．

I

コホート研究
糖尿病網膜症により心血管疾患の予測精度は改善するか

課題論文1　Kawasaki R, et al：Ophthalmology, 2013［2型糖尿病コホート研究］
▶別冊　2～11ページ

I コホート研究

課題論文1　Kawasaki R, et al：Ophthalmology, 2013

第1講　抄録の読み方とPECO

本講のテーマ

別冊
2～11ページ：
課題論文1

最初のケーススタディは，日本で行われた2型糖尿病患者を対象としたコホート研究です．まずは抄録（図1）を読んでみましょう．

図1　日本人2型糖尿病患者を対象としたコホート研究の抄録
（課題論文1より引用）

---

keyword

クリニカルクエスチョン，PECO，p値，95％信頼区間

PECOを読み取ろう

　研究仮説をわかりやすく人に伝えるために，クリニカルクエスチョンという「問いかけ」の形がよく用いられます．この論文の場合は，Objective（目的）に示されているとおり，"whether mild-stage DR is associated with risk of coronary heart disease (CHD) and stroke in type 2 diabetic patients" がまさにクリニカルクエスチョンです．コホート研究❶では，クリニカルクエスチョンの基本形は「どんな集団が（Population），どのような曝露を受けると（Exposure），何と比べて（Comparison），どうなるか（Outcomes）」という形式になります．ここで出てくる4つの要素，

❶第2講で解説します．

- Population（集団）
- Exposure（曝露）
- Comparison（比較対照）
- Outcomes（アウトカム，エンドポイント）

を"PECO"とよんでいます❷．この研究のPECOは，Populationはベースライン時点で心血管疾患を有さない日本人2型糖尿病患者，Exposureは糖尿病網膜症とその重症度，Comparisonは糖尿病網膜症なし，Outcomesは冠動脈疾患と脳卒中の発症です．

抄録には，ExposureとOutcomesの測定方法についても書かれています．糖尿病網膜症は，国際的な重症度スケール（international clinical diabetic retinopathy and diabetic macular edema disease severity scales）に従って，医師の臨床診断と画像診断によって評価されました．また，冠動脈疾患と脳卒中について，8年の間，毎年追跡調査がなされたと書かれています．

❷臨床試験ではE（曝露）ではなくI（介入）を用います．詳しくは第12講で解説します．

3ページ，抄録のMethods

臨床研究の基本はグループ間の比較

抄録の結果（Results）には

「古典的な心血管リスク因子を調整した後でも，軽度～中程度の非増殖性糖尿病網膜症を有する者は，冠動脈疾患（ハザード比1.69，95％信頼区間1.17～2.97）と脳卒中（ハザード比2.69，95％信頼区間1.03～4.86）のリスクが高かった」

と書かれています．これが結論（Conclusions）に書かれている"Type 2 diabetic patients with even a mild stage of DR are already at higher risk of CHD and stroke"という結論の根拠です．このように，臨床研究では，**PECO・解析結果・結論は一対一に対応する**ように論理を組み立てて，データに基づいて結論が出されます．

また，**ハザード比**はアウトカムをグループ間で比較するための指標の一種です．ハザード比が1より大きいということは，軽度～中程度の非増殖性糖尿病網膜症があったグループでは，糖尿病網膜症がなかったグループに比べ，冠動脈疾患と脳卒中の発生が多かったことを意味しています．

ここまでで質問はありますか？

Results（結果）には，関連があった（was associated）とか関連がなかった（was not associated）とか書かれていますが，どうやって関連ありなしを線引きするのでしょう？

関連のありなしを考えるとき，**統計学的な判断と臨床的な判断**の2つの見方があります．

統計学的な判断とは，例えば糖尿病網膜症と冠動脈疾患発生に関連があったとしても，もしかしたらランダム誤差のせいでたまたま関連が生じたのかもしれない，というものです．逆に，ランダム誤差とは考えられないほど強い関連があることを，統計学的に有意（statistically significant）といいます．統計学的に有意かどうかを判断するための道具が，**p値**❸です．

❸第6講で解説します．

 p＝0.06とかp＝0.66とか書かれているのがp値ですか？

そうです．詳しくいうと，p値は**仮説検定**（hypothesis test）という統計手法の結果として示される数値です．仮説検定とは，「糖尿病網膜症を有する患者は，糖尿病網膜症のない患者に比べ，冠動脈疾患発生率が高い」のか「高くない」のか，二者択一の判断をするための統計手法です．

仮説検定にはものすごくたくさんの種類があり，Fisher（フィッシャー），Wilcoxon（ウィルコクソン），McNemar（マクネマー）など，発明した統計学者の名前がつけられています．多くの臨床研究でp値が0.05より小さいかどうかで有意性を判断します．

 p＝0.06でも有意といえないって厳しいですね．抄録のp値はどれも0.05より大きいけど，有意なのは一つもないのでしょうか？

いえ，抄録では字数制限のためp値は示されていませんが，眼底所見の多くは，冠動脈疾患や脳卒中の発生と，有意に関連していました．有意かどうかはハザード比の**95％信頼区間**から読み取ることができます．この場合，95％信頼区間の下限が1よりも大きければ有意です．

❹ハザード比については第5講で解説します．

 じゃあ，もう一方の臨床的な判断って何ですか？

これはさまざまな判断材料があるのですが，結果を読み取るときに気をつけてほしいのは，関連の強さに臨床的な意味があるかどうかです．

軽度〜中程度の非増殖性糖尿病網膜症を有する患者では，脳卒中発生率が，ハザード比で2.69倍になったと報告されています❹．仮に，ハザード比が1.1倍だったらどうでしょうか．仮に統計学的に有意だったとしても，ハザード比2.69倍と1.1倍では，意味が違いますよね❺．論文を読むときにはp値だ

❺脳卒中の患者が1.1倍になるのと2.69倍になるリスク因子では，臨床的な重要性がかなり違います．

けに注目してしまいがちですが，ハザード比のような「関連の大きさ」を読み取ることも大切です．

本講のエッセンス

☐ 抄録では，Population, Exposure, Comparison, Outcomes（PECO）を読み取ることが重要です．臨床研究の論文では，データに基づいた客観的な記載が求められます．PECO・解析結果・結論は一対一に対応するように論理構成されていますし，曝露とアウトカムに関連があったかどうかは，統計学的かつ臨床的に判断がなされます．

☐ 統計学的観点からランダム誤差とはいえないほど強い関連かどうかを判断するための道具が，p値と95％信頼区間です．

第2講 研究デザイン

本講のテーマ

　臨床研究の概要は，PECOという4つの要素に要約できますが，その研究がどのくらい質が高いものなのか，どのくらい結果が確からしいのかを論文から読み取るには，それだけでは十分ではありません．大切なのは，どのような方法で研究がなされたのかを分類した「研究デザイン」です．

　2型糖尿病コホート研究の抄録には，研究デザインは"Design: Prospective cohort study"と書かれています．臨床研究で，どのような研究デザインが用いられるのかを整理しましょう．

keyword

ランダム化臨床試験，コホート研究，ケース・コントロール研究，横断研究

コホート研究とランダム化臨床試験

　論文のPatients and Methods（対象患者と方法）を読むと，この研究はもともとJapan Diabetes Complications Study（JDCS）という生活習慣介入の有効性を調べた多施設オープンランダム化試験（a multicenter, open-labeled, randomized trial）だったと書かれています．JDCSでは，2型糖尿病患者を対象に，生活習慣介入と従来どおりの糖尿病治療をランダムに割り付け，冠動脈疾患や脳卒中などの糖尿病合併症発生が調べられました．この論文は，もともとランダム化臨床試験として集められたデータを用いた副次的解析です．

　抄録の"Design: Prospective cohort study"つまり「前向きコホート研究」とは，簡単にいうとコホート（cohort）とよばれる特定の集団を設定し，ある要因に曝露したグループと曝露していないグループに分け，疾患の発生を調べる研究です．

コホート研究の手順

　典型的なコホート研究の手順は以下のとおりです．

①コホートを設定し，時間原点（ベースライン時点）を決める
②ベースライン時点の曝露情報（例えば糖尿病網膜症の有無）などを調査する
③対象者を追跡し，疾患発生状況を調査する
④曝露グループと非曝露グループを比較する

ランダム化のよさ

　広い意味では，ランダム化臨床試験もコホート研究に含まれますが，多くの場合，コホート研究という言葉はランダム化を行わない疫学研究のことを指します．
　ランダム化を行わないコホート研究とランダム化臨床試験の違いは何でしょうか．それは，コホート研究では，曝露したグループと曝露していないグループで，必ずしも条件がそろわないことです．一方のランダム化臨床試験では，ランダムに割り付けた要因以外の条件は，グループ間で同じように分布するはずです．臨床研究の結果には不確実性が伴います．研究結果がどれくらい質の高いものかを考えるうえで，**コホート研究とランダム化臨床試験を区別することは重要**です．

ここまでで質問はありますか？

前向きコホート研究の「前向き」って何ですか？ 後ろ向きってのもあるのでしょうか？

前向き（prospective）・後ろ向き（retrospective）という用語は，臨床研究の文脈ではいろいろな定義があるので，説明を避けていました．しばしば用いられる定義は，対象集団の特定が研究追跡の前に行われている場合は前向き研究，追跡完了後になる場合は後ろ向き研究とよぶ，というものです．

　コホート研究を前向き研究，ケース・コントロール研究を後ろ向き研究とよんでいる古い文献もありますが，最近では既存試料・情報を用いた「後ろ向きコホート研究」もあるので注意が必要です．

既存試料・情報って何ですか？

人を対象とする医学系研究に関する倫理指針によると，既存試料・情報は，
①研究計画書が作成されるまでにすでに存在する試料・情報
②取得の時点においては当該研究計画書の研究に用いられることを目的としていなかったもの

と規定されています．具体的には，電子カルテ，診療報酬請求情報（レセプト），疾患レジストリなどのデータベースを研究利用することがあります．こ

表1 研究デザインの特徴

	横断研究	ケース・コントロール研究	コホート研究	ランダム化臨床試験
例	同一時点での糖尿病網膜症と冠動脈疾患・脳卒中の有病率を調査	冠動脈疾患・脳卒中の有無に基づきケースとコントロールを設定し，曝露状況を比較	糖尿病患者を登録して冠動脈疾患・脳卒中発生を追跡	糖尿病患者を2群にランダムに分け，異なる介入を行う
介入	なし	なし	なし	あり
時間的順序	不明	後ろ向き	前向き	前向き
長所	短期間で大きな調査が可能	希少疾患でも研究しやすい	思い出しバイアスがない	比較可能性が高い

れらのデータベースが既存試料・情報に該当するのかどうかは，個人情報への倫理的配慮にかかわるので大切です．

 コホート研究にはどういう特徴があるのでしょうか？

研究デザインを分類するとき重要な視点は，**時間の観点からデータをどのように集めているか**，という点です（表1）．

コホート研究では，ベースライン時点で曝露情報を調査した後に，データを縦断的に収集することで，疾患の発生を特定することができます．課題論文1でいえば，心血管疾患をもっていない患者を縦断的に観察しており，糖尿病網膜症ありのグループとなしのグループの間で，冠動脈疾患・脳卒中の発生状況を比較することができます．

コホート研究と対比されるのが，データを一時点で横断的に収集した横断研究（断面研究，cross-sectional study）です．横断研究の例をあげると，ある時点で対象者に糖尿病網膜症があるかどうかを調べると同時に，冠動脈疾患・脳卒中の既往を調査します．このような研究デザインでは，糖尿病網膜症の有無と冠動脈疾患・脳卒中の有無の関連を，原因と結果の区別なく調べることになります．

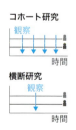

 原因と結果の区別なくってどういうことですか？

例えば横断研究を行って，糖尿病網膜症ありのグループの冠動脈疾患・脳卒中の有病割合が，なしのグループに比べて高かった場合，これは何を意味しているでしょうか．

糖尿病網膜症になっている人ほど，冠動脈疾患・脳卒中になりやすいってことですよね？

そうとも限りません．横断研究では，一時点しか観察が行われていませんから，糖尿病網膜症発生と冠動脈疾患・脳卒中発生の時間の前後関係がわかりません．すなわち，冠動脈疾患・脳卒中の患者ほど糖尿病網膜症になりやすい，という仮説も同時に考えられるのです．

この例に限らず，横断研究を行ったとしても，因果関係について結論にたどり着くことは難しいとされています．

なるほど．じゃあコホート研究の場合は，糖尿病網膜症になっている人ほど，冠動脈疾患・脳卒中になりやすいっていえるのでしょうか？

コホート研究では，糖尿病網膜症になっていることは冠動脈疾患・脳卒中の発生と相関があるとはいえるかもしれません．コホート研究では，これらの疾患が発生するときの前後関係が明らかだからです．

しかし，ここで注意が必要な点は，先にも説明したとおり，（ランダム化を行わない）コホート研究では，関心のある要因以外の条件が曝露グループと非曝露グループの間でそろっておらず，別の要因による見かけの関係を観察している可能性を捨てきれません．

それでは，横断研究が好まれる場合もあるのですか？ ここまでの説明ではあまりメリットを感じませんでした

研究デザインの比較では，研究に必要なコストも重要な視点です．2型糖尿病のコホート研究では，数百・数千人の対象者を数年にわたって追跡しなければ，糖尿病合併症の発生を調べることはできません．そのため横断研究や既存試料・情報を用いる研究に比べて，多くのコストがかかります．ですから，より低コストで行える横断研究によって探索的な検討を行うことにも意味があります．

本講のエッセンス

□ 研究デザインは，時間の観点からデータをどのように集めているかに注目すると，整理して理解できます．

□ 研究デザインには，ランダム化臨床試験，コホート研究，ケース・コントロール研究，横断研究，があります．コホート研究は，対象集団の特定が研究追跡の前に行われているという意味で，前向き研究とよばれます．一方，対象集団の特定が追跡完了後のものを後ろ向き研究とよび，ケース・コントロール研究や既存試料・情報を用いたデータベース研究がこれに該当します．横断研究は，データを一時点で横断的に収集した研究です．

第3講 連続データの記述

課題論文1　Kawasaki R, et al：Ophthalmology, 2013

I　コホート研究

　本講のテーマ

　2型糖尿病コホート研究のResults（結果）には，2型糖尿病患者1620人のデータを解析した結果が，Table 1〜4とFigure 1，2に示されています．この研究のハイライトはTable 4なので，そこに目が行きがちです．しかし，主たる結果を読み解く前に，データを記述するための指標を使って，データの特徴を把握することが大切です．

別冊 4, 5, 7, 8ページ

keyword
算術平均，幾何平均，標準偏差，パーセント点，標準誤差，95％信頼区間

ベースラインデータの特徴の記述

　この論文は，JDCSというランダム化臨床試験で集められたデータを用いた副次的解析でした❶．JDCSの対象集団全体は2033人で，この論文の解析対象集団は1620人です．Patients and Methods（対象患者と方法）には，対象集団全体とこの論文の解析対象集団の違いについて書かれていて，日本語訳は以下のようになります．

　「ランダム化臨床試験で対象となった2033人の2型糖尿病患者（HbA1c 6.5％以上）のうち，心血管疾患の既往者，コレステロール血症の家族歴，ベースライン時点の糖尿病網膜症の検査がない者を除いた1620人が解析の対象となった．本研究の解析対象集団は除かれた集団に比較し，若く，糖尿病罹病期間が短く，収縮期血圧が低く，中性脂肪レベルが低かった．」

　Table 1は，この記載に関連して，解析対象集団1620人と除かれた集団413人のベースラインデータの特徴を記述したものです．

　Table 1の列を左から読むと，データ項目名，解析対象集団の平均・標準偏差，除かれた集団の平均・標準偏差，p値❷が示されていることがわかります．ただし，Table 1で用いられている指標は，平均・標準偏差だけではありません．性

❶第2講を参照ください．

別冊 5ページ

別冊 4ページ

❷第1講で触れたとおり，2つの集団間で統計学的に有意な差があるかどうかを示す指標でしたね．詳しくは第6講で解説します．

別や喫煙状況については"Women（%）""Current smoker（%）"と書かれていること，中性脂肪（Triglyceride）については"Geometric mean"（幾何平均）という注釈があることに注意してください．

つまり，Table 1では，年齢や身長などの連続データは平均・幾何平均・標準偏差が，性別や喫煙状況などの分類データは割合（%）が，データの記述に用いられていました．2集団間の記述統計の指標を比較することで，解析対象集団1620人がJDCS対象集団全体を反映しているかどうか検討したわけです．

連続データを記述するための指標

連続データを記述するための指標を整理すると，**平均，幾何平均，標準偏差**の他に，**最大値，最小値やパーセント点（中央値，25％分位点，75％分位点）**がよく用いられます．

平均と標準偏差の2つの指標でデータが要約できるのは，年齢のような単純な状況に限られていて，データの分布が左右対称な山の形をしている場合です．このとき，平均は山の中心の位置を表していて，平均±標準偏差の範囲にデータのおよそ2/3が集中しています（図1A）．より一般的な方法として，50歳代，60歳代，70歳代のように，年齢を10歳刻みの分類データとして扱って，年代別の割合を示したり，年代別の割合を縦軸にとったヒストグラムを描いたりすることもあります．

また，中性脂肪は，200 mg/dLを大きく超えた値をとる患者がいます．このようなデータのヒストグラムを描くと，右に裾を引いた，左右非対称の形になります．そのため，Table 1では，平均（算術平均）に代えて幾何平均が示されています．これ以外に左右非対称なデータを記述するための指標として，最大値，最小値やパーセント点（中央値，25％分位点，75％分位点）が使われます．

左右非対称な
ヒストグラムの例

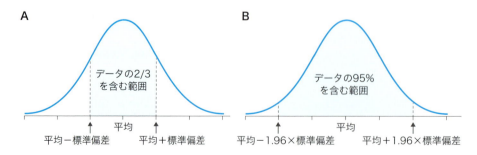

図1　正規分布と平均±標準偏差（A）および平均±1.96×標準偏差（B）

データの型

　データの型は4種類に分類されます．すなわち，連続データ（例：年齢），分類データ（例：性別），計数データ（例：脳卒中発生率），生存時間データ（例：脳卒中発生までの期間）です．データの型によって，正規分布や二項分布など確率分布が異なるので，データを記述するときやp値を用いて仮説検定を行うときには，それぞれ別の手法が用いられます．

 算術平均と幾何平均

　算術平均と幾何平均は，どちらもデータの分布の中心がどこにあるかを表す位置の指標です．一般に用いられている平均値は，算術平均のほうです．幾何平均は，データの分布が歪んでいるときに，データのスケールを対数スケールに変換して，人為的に左右対称に近づけるという操作を行ったものです．データの個数をn，i番目のデータをx_iで表すと，算術平均と幾何平均の計算式は，以下のようになります．

$$算術平均 = \frac{\sum_{i=1}^{n} x_i}{n}$$

$$幾何平均 = \sqrt[n]{x_1 \times x_2 \times \cdots \times x_n}$$
$$= \exp\frac{\sum_{i=1}^{n} \log(x_i)}{n}$$

データのバラツキと推定値のバラツキ★

　抄録には，「ハザード比1.69，95％信頼区間1.17～2.97」と，ハザード比に加えて95％信頼区間という別のバラツキの指標が示されていました．ここで重要なのは，**データのバラツキと推定値のバラツキの区別**です．

　データのバラツキまたは推定値のバラツキを表す区間として，以下の4つが用いられます．

- 平均±標準偏差（standard deviation）
- パーセント点（percentile）
- 推定値±標準誤差（standard error）
- 95％信頼区間（confidence interval）

平均±標準偏差とパーセント点は「データのバラツキ」を，推定値±標準誤差と95％信頼区間は「推定値のバラツキ」を反映しています．

データのバラツキ

平均±標準偏差

　前に述べたとおり，平均±標準偏差は，直感的にはおおよそデータの2/3が含まれる範囲と考えて間違いはありません．平均±1.96×標準偏差だと，おおよそデータの95％が含まれます（図1B）（臨床検査の正常範囲は，健常人の95％が

含まれる区間ですよね)．これらの目安は，データが正規分布に従うときにはかなり正確です．

● パーセント点

しかし，中性脂肪や尿アルブミンなどは，飛びぬけて高い値（外れ値）をとる患者がいますよね．外れ値があるデータは，正規分布の当てはまりが悪いので，平均±標準偏差ではなく，25％点から75％点までの範囲（四分位範囲）を示すことがあります．25％点や75％点は，データを順に並べたときの上位25％と上位75％に対応する値のことで，パーセント点の一種です．中央値もパーセント点です❸．

データのバラツキを表すために，最大値，75％点，中央値，25％点，最小値を「箱」と「ひげ」で表した箱ひげ図もよく用いられます（図2）．

❸ パーセント点は外れ値の影響を受けにくいという特徴があります．

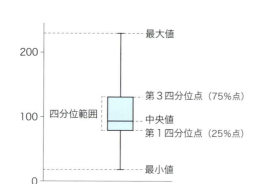

図2　箱ひげ図の例
中央値と四分位範囲の代わりに平均±標準偏差を示すこともあります．

推定値のバラツキ

● 推定値±標準誤差

標準誤差は，標準偏差と名前はよく似ていますが，平均値などの推定値のバラツキを示す指標です．平均値の標準誤差は「標準偏差/データの個数（サンプルサイズ）の平方根」として計算され，サンプルサイズが大きくなるほど小さくなります．

● 95％信頼区間

95％信頼区間は，臨床研究で最もよく用いられるバラツキの指標です．統計学では，母集団のある値を推定するとき，95％以上の確率でその真の値を含む区間を推定する方法を，95％信頼区間と定義しています．95％信頼区間の計算方法

はいくつかあるのですが，最も広く用いられる方法は「推定値±1.96×標準誤差」というものです．

 分散，標準偏差，標準誤差

標準偏差，標準誤差は分散[4]から求めることができます．データの個数をn，i番目のデータをx_iで表すと，分散，標準偏差，標準誤差の計算式は，以下のようになります．

$$分散 = \frac{\sum_{i=1}^{n}(x_i - 平均)^2}{n-1}$$

$$標準偏差 = \sqrt{分散}$$

$$標準誤差 = \frac{標準偏差}{\sqrt{n}}$$

[4] 分散はデータのバラツキを示す指標の一つです．

 ここまでで質問はありますか？

データのバラツキと推定値のバラツキの違いは何ですか？ nが4だと平均±標準偏差と95％信頼区間は同じくらいで，それよりnが大きくなると，平均±標準偏差，95％信頼区間，平均±標準誤差の順に狭くなることくらいはわかるのですが……

 一番大きな違いは，前者ではくり返し測定されたデータの変動のことなのに対して，推定値は一度しか計算されないことです．つまり，推定値のバラツキとは，一度しか計算されない推定値に，どのくらい誤差があるかを意味しています．

統計学では，ここで仮想的反復という考え方を用います．この考え方は，同じような研究を仮想的にくり返したとき，反復間でどのくらい研究ごとの計算結果がばらつくかを「推定値のバラツキ」とみなす，というものです．

 どういうことですか？

 図を使って直感的な説明をしましょう．図3は，JDCSと同様の研究を，仮想的に20回くり返したイメージ（研究1〜研究20）です．研究ごとにハザード比とその95％信頼区間が計算されていて，その結果は95％信頼区間を意味するエラーバーで図示されています．個々のハザード比の値は，真実の値である2.0（仮想的な設定値です）を中心にばらつきます．

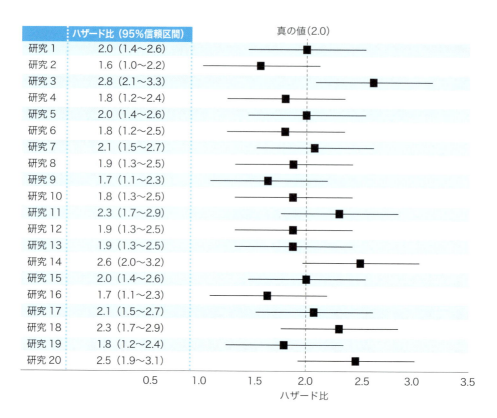

図3　仮想的に反復した20のコホート研究による95％信頼区間のシミュレーション

　一方で95％信頼区間は，多くは2.0を含んでいますが，2.0を含んでいないものが1つあります（研究3）．これは20回に19回（95％）は真の値を含むことを表しています．

　実際には真の値はわからないし，研究は1回しか行われていません．研究1からわかることは，ハザード比2.0（95％信頼区間は1.4～2.6）という結果だけです．しかし，図3のように考えることで，同じ研究をくり返したとき，どの程度ばらつくのかを想像することができます．

本講のエッセンス

☐ 連続データのバラツキを表す指標として，標準偏差，パーセント点が用いられます．中央値，25％点，75％点などのパーセント点は，外れ値の影響を受けにくいという特徴があります．

☐ 一方で，推定値のバラツキを表す指標として，標準誤差，95％信頼区間があります．これらのバラツキの指標のうち，臨床研究で最もよく用いられるのは95％信頼区間です．

第4講 分類データ・計数データの記述

本講のテーマ

別冊
5ページ

　第3講では，2型糖尿病コホート研究のTable 1を題材に，バラツキの指標について解説しました．次にTable 4に注目すると，1000人年あたりの粗発生率（Crude Incidence Rate per 1000 Person-Years）とハザード比（Hazard Ratio）という指標が示されています．データの型には，

- 連続データ
- 分類データ
- 計数データ
- 生存時間データ

❶ 連続データは第3講，生存時間データは第5講を参照ください．

の4種類があり，それぞれ異なる指標が用いられます．発生率は計数データの，ハザード比は生存時間データの指標です．今回は，分類データと計数データの記述について解説します❶．

keyword

有病割合，リスク，オッズ，発生率

分類データ・計数データと指標

　分類データと計数データは，糖尿病網膜症は何人いるか，冠動脈疾患は何人いるか，といった，ともに頻度を表すデータです．ここで重要になるのは，似たような指標や用語を整理することです．

指標の計算

　まず，Table 4の1000人年あたりの冠動脈疾患粗発生率（糖尿病網膜症なし7.54，軽度の非増殖性糖尿病網膜症12.46，中程度の非増殖性糖尿病網膜症13.61）が，どのように計算されたかを説明しましょう．

❷ 観察された追跡期間の合計のこと．「人数×年」で計算します．

　発生率とは，人年法を用いて「疾患発生件数/観察人年❷」と計算される指標です．表1は，解析対象集団1620人における，冠動脈疾患発生状況をまとめたも

表1 2型糖尿病コホート研究における解析対象者数, 観察人年, 冠動脈疾患発生人数

	解析対象者数	観察人年	冠動脈疾患発生人数
糖尿病網膜症なし	1141	7826	59
軽度の非増殖性糖尿病網膜症	412	2809	35
中程度の非増殖性糖尿病網膜症	67	441	6
全体	1620	11076	100

(課題論文1をもとに作成)

のです. 糖尿病網膜症なしグループにおいて, 冠動脈疾患は59人で発生し, 観察された年数を合計すると7826人年でした. ここから発生率を計算すると, 59/7826＝0.00754となります.

次に, 冠動脈疾患を発生した患者と糖尿病網膜症ありグループの患者が, それぞれ1620人のうち何割を占めるかを考えてみましょう. 前者は100/1620＝0.0617です. 後者は軽度・中程度の2グループを足す必要があるので, (412＋67)/1620＝0.296です.

計算した指標の整理

ここで計算した0.00754, 0.0617, 0.296は, 計算は似ていても, 明らかに意味が異なります. 統計用語でいうと, それぞれ

- 冠動脈疾患発生率 (incidence rate)
- 冠動脈疾患リスク (risk)
- 糖尿病網膜症有病割合 (prevalence)

とよばれる指標に対応します.

リスクと有病割合の違い

糖尿病網膜症有病割合は, ベースライン時点で糖尿病網膜症を合併した患者がどれくらい存在しているかを表しています (「疾患が存在する数/全体の人数」). 一方で, 冠動脈疾患リスクは, およそ8年間追跡したとき, どのくらい新しく冠動脈疾患が発生したのかを表しています (「疾患発生人数/全体の人数」).

両者は, ともにデータを分類データ (2値データ) として扱っており, 同じように割合として計算されます. しかし, 存在と発生では意味が異なるため, それを区別するために有病割合とリスクという別の用語が用いられるのです. 前者は, 特定時点で観察がなされたという意味で横断研究の指標, 後者はコホート研究の指標といえるかもしれません.

リスクと発生率の特徴

また, 疾患の発生は, 2値データと計数データの両方で扱うことが可能です. そこでリスクと発生率の特徴について考えてみましょう.

リスクは，術後1年死亡割合のように，特定の時期までに疾患や死亡が発生したものの割合のことです．このとき術後1年における生死だけが意味をもちますから，どの時点で死亡するのかには興味がないという状況で用いられます．

　一方，発生率の特徴は，単位時間あたりの疾患発生のスピードを表している点です．ここで重要なのは，人年法の計算では対象者や時間を通じて発生率が一定であることが想定されていることです．例えば，骨折の発生率が10人年あたり3件だったとしましょう．このとき，1人を10年間観察したとき3回骨折するという意味かもしれませんし，10人を1年間観察すると3回骨折が生じるともとれます．

＊　　＊　　＊

　まとめると，2値データと計数データを扱うときに重要になるのが，**存在の指標・発生の指標を区別する**ことと，**割合・率**の違いです．

割合，率，比

　ここまで有病割合，リスク，発生率，ハザード比などの指標が出てきました．ここで注意したいのは割合（proportion），率（rate），比（ratio）の区別です．この3つはどれも分数の形で表されますが，正確な意味は異なります．

　割合は，分母と分子は同じ単位をもち，分子の要素は分母に含まれます．分母の要素のうち，分子の要素が占める程度を表し，0～1の値をとります．打率，内閣支持率，乗車率などは割合に該当します．

　率は，分母と分子の単位が異なっていてもよく，分母が1単位増加したときに分子の表す量がどれだけ増加するかを表します．時速や為替レートは率に該当します．

　比は，分母と分子は同じ単位をもちますが，分子の要素は分母に含まれません．割合と比の違いを確認するために，10人中，男性が7人という状況を考えてみましょう．このとき男性の割合は7/10＝70％，男女比は3/7となります．

ここまでで質問はありますか？

発生率が時間を通じて一定でないときはどうするのでしょう？

そのようなときには発生率が時間の関数になるので，発生率を1つの数値に要約することが難しくなります．そこで用いられるのが，Kaplan-Meier法やハザードという概念❸です．ここで詳しく説明はしませんが，ハザード比（hazard ratio）とは生存時間データを2グループ間で比較するための指標です．

❸第5講で解説します．

オッズ比っていう指標もみたことがあります

コホート研究やケース・コントロール研究では，オッズとは，「オッズ＝リスク/(1−リスク)」として計算される指標です．リスクを2グループ間で比較するとき，リスクの差（リスク差：risk difference）や比（リスク比：risk ratio），オッズの比（オッズ比：odds ratio）を示すのが一般的です．オッズ比は，ケース・コントロール研究やロジスティック回帰で用いられます[4]．

[4] ケース・コントロール研究については姉妹書「医療統計セミナー 論文読解レベルアップ30」第26講で，ロジスティック回帰については本書第9講で解説しています．

本講のエッセンス

- ☐ 2値データと計数データを扱うときに重要になるのが，存在の指標・発生の指標を区別することと，割合・率の違いです．
- ☐ 有病割合は「疾患が存在する数/全体の人数」，リスクは「疾患発生人数/全体の人数」，発生率は「疾患発生件数/観察人年」，オッズは「リスク/(1−リスク)」として計算されます．

| **I** コホート研究 | 課題論文1　Kawasaki R, et al：Ophthalmology, 2013 |

第5講　生存時間データの記述

本講のテーマ

5ページ

　発生率が時間を通じて一定でないとき（発生率が時間の関数になるとき），発生率を1つの数値に要約することが難しくなります．そこで用いられるのが，生存時間解析という一連の統計手法です．図1は，2型糖尿病コホート研究のデータから，Kaplan-Meier法を用いて冠動脈疾患の発生確率をプロットしたものです．このようなグラフを描くことで，どの時期にどのくらい冠動脈疾患が起きているのかを記述することができます．Table 4 で用いられたハザード比とCox回帰も，生存時間解析の一種です．

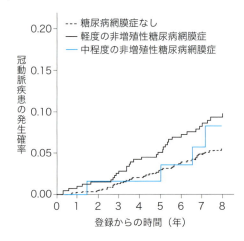

図1　2型糖尿病コホート研究においてKaplan-Meier法で求めた冠動脈疾患の発生確率
（課題論文1をもとに作成）

🔑 keyword

Kaplan-Meier法，アットリスク数，打ち切り，脱落バイアス，ハザード比，Cox回帰

生存時間データの特徴

　生存時間解析は，文字どおり生存時間データを扱うための統計手法です．生存

時間データとは，冠動脈疾患発生や死亡といった何らかのイベントまでの時間を測定したデータのことです．生存時間データの特徴は，イベントが起きる前に研究が終了したり，追跡不能になったりして，イベントまでの時間が必ずしも定まらないことです．これを**打ち切り**（censoring）といいます．

仮に打ち切りがなければ，冠動脈疾患発生までの期間はただの連続データですから，平均を比べるだけで十分なのですが，打ち切りがあると平均が計算できません．また，冠動脈疾患の有無（2値データ）として解析すると，発生が早期に起きるかどうかという情報が反映されません．生存時間解析は，打ち切りに対処するための方法ともいえます．

生存関数とハザード関数

生存時間解析では，発生率が時間を通じて一定であることを想定していません．発生率に代えて，イベントが発生するスピードを表すために用いられるのが，**生存関数**（survival function）と**ハザード関数**（hazard function）という数学的概念です．これらは，リスク（正確には「1－リスク」）と発生率を，それぞれ時間の関数として表したものです．統計学でこれらを「関数」とよぶのは，時間とともに変化することを強調するためです❶．また，生存関数とハザード関数は数学的に一対一に対応しており，相互に変換することができます．

生存関数とハザード関数の例をあげましょう．図2は，日本の人口動態統計から推定した，年齢ごとに生き残っている割合（生存関数）とそれに対応するハザード関数です．出生後数年で死亡するハザード関数は，10歳代に比べるとほんのわずかに高く，その後最低になり，60歳以降に急速に上昇します．同時に生存関数は低下し，100歳まで存命する日本人は数％です．このように，生存関数よりハ

❶医学では，生存関数のことを生存曲線や生存確率というほうが一般的です．

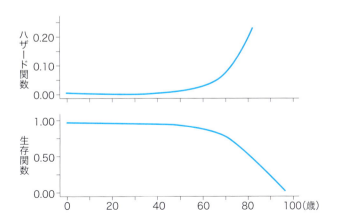

図2　日本人のハザード関数と生存関数

ザード関数のほうが，健康状態の変化を鋭敏に反映します．

Kaplan-Meier法は打ち切りへの対処法

　２型糖尿病コホート研究では打ち切りがあるため，生存関数の推定に**Kaplan-Meier法**が用いられています．図1は，Kaplan-Meier法により冠動脈疾患の生存関数（時点ごとに冠動脈疾患を起こしていない確率）を計算し，生存関数の縦軸を逆にとったものです．

　第4講では，「疾患発生人数／全体の人数」によって冠動脈疾患リスクを計算しました．Kaplan-Meier法も特定時点のリスク（正確には「1−リスク」）を求める方法です．しかし，打ち切りがある場合に限って，「疾患発生人数／全体の人数」とKaplan-Meier法の推定結果は異なります（表1）．

表1　２型糖尿病コホート研究において計算方法により異なるリスク

	冠動脈疾患発生人数／解析対象者数	冠動脈疾患リスク	Kaplan-Meier法による8年時点の冠動脈疾患リスク
糖尿病網膜症なし	59/1141	5.2 %	5.5 %
軽度の非増殖性糖尿病網膜症	35/412	8.5 %	9.3 %
中程度の非増殖性糖尿病網膜症	6/67	9.0 %	8.3 %

（課題論文1をもとに作成）

生存時間解析の指標

❷第4講を参照ください．

　リスクを比較する指標として，リスク差・リスク比を紹介しました❷．打ち切りがある場合にも，Kaplan-Meier法で計算された生存関数を参照することで，特定時点のリスク差・リスク比を求めることができます．

❸生存関数はハザード関数に変換できるのでした．

　一方で，特定時点ではなく，観察期間を通じた生存関数の比較を行いたいことがあります．そのときに用いられる検定が**ログランク検定**，比較の指標が**ハザード比**です．ハザード比は，その名のとおりハザード関数❸がグループ間で何倍になるかを推定したものです．ここで重要なのは，ハザード関数がグループ間で比例関係にあるという前提が成り立たないと，ハザード比の解釈が難しくなるということです．Table 4には，**Cox回帰**という手法で推定されたハザード比が示されています❹．

❹回帰モデルについては第8〜10講で解説します．

＊　　　＊　　　＊

　Kaplan-Meier法，ログランク検定，Cox回帰は，「**生存時間解析三種の神器**」といわれています．

ここまでで質問はありますか？

図1の中程度の非増殖性糖尿病網膜症グループの曲線（moderate）は，階段みたい

Kaplan–Meier法で推定した生存関数は，イベントが起きた時点のみ下がる[5]階段状のグラフになります．このグループのイベント数は6件しかないため，曲線が粗いのです．

[5] 図1は生存関数の縦軸を逆にとっているので，上がっています．

イベントって何でしたっけ

うっかりしていましたが，生存時間解析が用いられた論文を読むときは，イベントと打ち切りの定義を確認することは重要です．

図1のイベントは冠動脈疾患です．Patients and Methodsに書かれているとおり，この研究における冠動脈疾患の定義は，心筋梗塞（WHOの定義による），狭心症，冠動脈再建術からなります．この研究では脳卒中もイベントとして評価されていますが，こちらもWHOの定義によるもので，脳梗塞，脳出血，一過性脳虚血発作，分類不能の脳卒中を含みます．

打ち切りについては論文に詳しく書かれていませんが，追跡調査票が毎年送付されており，回収された最終時点を打ち切り時点としています．

別冊
6ページ，
2～3段落目

イベントが6件ってことはほとんど打ち切りってことでしょうか？

そのとおりです．生存時間解析において，最も気をつけなければならないことがあります．それは，生存時間解析はすべて，打ち切りがランダムであることを前提にしているということです．

打ち切りになった理由はいくつかあって，8年間の追跡終了時点でイベントを起こしていないケースもあれば，転院など患者側の都合で追跡不能になったケースや，死亡によって冠動脈疾患や脳卒中の観察が打ち切られるケースもあります．一般に，疾患の悪化に関係して打ち切りが生じた場合はランダムとは考えられませんので，**脱落バイアス**（attrition bias）が生じます．

また，追跡率を確認することも重要です．2型糖尿病コホート研究では，この論文とは別に，研究対象者全体の2033人のうち，8年追跡完了1305人，同意撤回80人，死亡97人で，追跡率は73％と報告されていました．

Kaplan-Meier法★

図3は,仮想的な生存時間データです.図3左では4人の患者が毎年死亡しており,図3右は3人の患者が死亡し,1人の患者が2年目で打ち切りになっています.おのおののデータから,Kaplan-Meier法を用いた生存関数の描き方をみてみましょう.

Kaplan-Meier法のポイントは以下の4つです.

・時点ごとに順番に計算する
・イベント時点では生存関数が下がる
・打ち切り時点では生存関数は下がらない
・打ち切りの人数を分母(アットリスク数)から除く

「時点ごとに計算する」とは,図3でいうと,イベントまたは打ち切りが起きている1, 2, 3, 4年目だけを考えるという意味です.そこで出てくる概念が**アットリスク数(number at risk)**です.アットリスク数とは,各時点で,観察が継続している(イベントも打ち切りも起きていない)人数のことです.

図3左では,1年目は4人中1人が死亡しています.したがって,生存関数が何倍に下がるかというと,1から死亡割合を引いた「1−1/4」倍になります.このように,Kaplan-Meier法では,「1−イベント数/アットリスク数」という計算を時点ごとに行います.

2年目以降は,条件付き確率を考えます.つまり「1−イベント数/アットリスク数」は,直前まで生き残っているという条件の下での生存確率です.2年目の直前まで生き残っている確率(生存関数の値そのものです)は1−1/4=3/4です.また,2年目の死亡確率は1/3(3人中で1人が死亡)です.2年目の生存関数は,「1−イベント数/アットリスク数」の掛け算で計算され,

$$(1-1/4)\times(1-1/3)=1/2$$

まで低下します.同様に,3年目は

$$(1-1/4)\times(1-1/3)\times(1-1/2)=1/4$$

4年目は

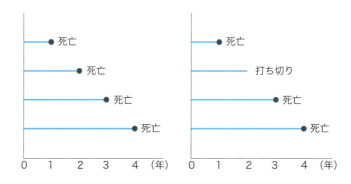

図3 仮想的な生存時間データ

$$(1-1/4)\times(1-1/3)\times(1-1/2)\times(1-1/1)=0$$

まで生存関数が下がります．結果として，図4左のような階段状のグラフになります．

図3右でも，打ち切りが発生する2年目までの計算は同じです．2年目は打ち切りなので，生存関数は下がりません．その代わり，3年目の「1－イベント数/アットリスク数」を計算するときに，打ち切りの1人をアットリスク数から除きます．したがって，3年目の生存関数は，

$$(1-1/4)\times(1-1/2)=3/8$$

です．4年目の生存関数は，

$$(1-1/4)\times(1-1/2)\times(1-1/1)=0$$

です．仮に，打ち切りが何度出てきても，同じように分母から除く操作をして，時点ごとに順番に「1－イベント数/アットリスク数」を掛けていけばよいのです．

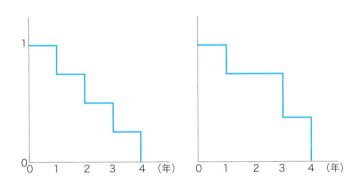

図4 仮想的な生存時間データから推定されたKaplan-Meier曲線

Kaplan-Meier法の公式★

より一般的に，Kaplan-Meier法を数式で表してみましょう．i番目の時点のイベント数をd_i，アットリスク数をn_iで表します．x年生存確率は，「$1-d_i/n_i$」をx年に達するまで掛けた

$$x\text{年生存確率}=\left(1-\frac{d_1}{n_1}\right)\times\left(1-\frac{1-d_2}{n_2}\right)\times\cdots$$

で計算されます．

比例ハザード性が成り立たないとき★

ハザード比は，2グループ間のハザード関数の比ですが，必ずしもすべての状況で比例関係が成立するわけではありません．図5は，未治療でステージⅢB～Ⅳの肺がん患者1217人を対象に，ゲフィチニブ単独とカルボプラチン＋パクリタキセル併用療法を比較したランダム化臨床試験の結果です[1]．主要エンドポイン

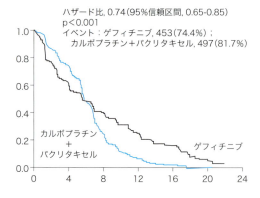 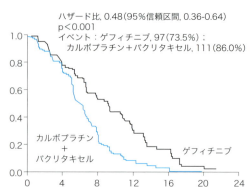

図5 比例ハザード性が成り立たない生存関数の例
（文献1より抜粋して引用）

トは，腫瘍増悪または死亡までの期間（無増悪生存期間）です．図5左では，**無増悪生存関数がクロス**していて，6ヶ月まではゲフィチニブ群で無増悪生存確率が低く，それ以降は高くなっています．このような場合，時点によってハザード比が1より大きくなったり1より小さくなったりしていて，2グループは比例関係にありません．ハザード関数の比例関係のことを比例ハザード性とよんでいますが，**比例ハザード性が満たされない場合，ハザード比により生存関数の違いを要約することはできません**．逆にいうと，Cox回帰でハザード比を求める前に比例ハザード性を確認する必要があります．これは，生存関数をグラフにすれば判断できます．

　なぜ図5のような現象が起きたのでしょうか？　この研究では，ゲフィチニブはEpidermal Growth Factor Receptor（EGFR）遺伝子突然変異が陽性の患者に，特に有効だったためと考察されました．図5右は，EGFR陽性の261人における無増悪生存関数を描いたものです．このサブグループでは，ゲフィチニブの無増悪生存関数が全期間を通じて上回っていることがわかります．EGFR陰性の集団では，逆にゲフィチニブのほうが下回っていました．つまり，図5左の解釈は，6ヶ月あたりからEGFR陽性患者が増悪しないまま生き残っていることが，曲線に表われてきた，ということになります．

　ちなみにこの試験の結論は，ゲフィチニブはカルボプラチン＋パクリタキセル併用療法に比べ，有効であるというものでした．

本講のエッセンス

☐ 打ち切りに対処するための統計手法として，「生存時間解析三種の神器」といわれるKaplan-Meier法，ログランク検定，Cox回帰が用いられます．これらはすべて，打ち切りがランダムであること（脱落バイアスがないこと）を前提にしています．

☐ Cox回帰でハザード比を求めるには，これに加え比例ハザード性が成り立っている必要があります．

文献

1) Mok TS, et al : Gefitinib or carboplatin-paclitaxel in pulmonary adenocarcinoma. The New England Journal of Medicine, 361: 947-957, 2009

第6講 仮説検定1 〜t検定

本講のテーマ

Table 1では，解析対象集団1620人と除かれた集団413人のベースラインデータの特徴を比較することで，解析対象集団がJDCS対象集団全体を反映しているかどうか検討しています．例えば平均年齢では，解析対象集団のほうが1.2歳若いという結果でした．この違いが，ランダム誤差を越えた意味のある差（有意差）かどうかを調べるための指標がp値です．

keyword

p値，仮説検定，帰無仮説，対立仮説，正規分布，平均，分散，t分布，自由度，t統計量

p値と仮説検定

p値と**仮説検定**（hypothesis test）は，研究仮説が正しいかどうかについて，二者択一の判断をするための統計手法です．Table 1では，連続データにはt検定，2値データにはχ^2検定が用いられています．まずはt検定について，Body Mass Index（BMI）を例に解説します．

仮説検定の手続き

仮説検定は，3段階の手続きからなります．

段階1：仮設の設定

まず，仮説を設定します．Table 1では，真実は「解析対象集団と除外された集団の間で，BMIの平均に差がない」と「差がある」の2通りがありえます．仮説検定では，「差がない」という仮説に注目して，こちらを**帰無仮説**（null hypothesis）とよびます．また，もう一つの「差がある」という仮説を**対立仮説**（alternative hypothesis）とよびます．

段階2：確率分布の仮定

次に，帰無仮説のもとでデータがどのように分布するかを調べます．そのために，t検定ではデータが正規分布に従うと仮定します．具体的には，解析対象集団1620人と除外された集団413人のBMIは，平均μ，分散σ^2の正規分布に従うと考えます．

何のために帰無仮説のもとでの確率分布を調べるのでしょうか．仮に，帰無仮説のもとでの確率分布と比べて，観察されたデータが極端に外れていたとしたら，観察されたデータが帰無仮説と矛盾する証拠になります．つまり，解析対象集団と除外された集団のどちらも平均μ，分散σ^2の正規分布に従うという仮定がもっともらしいかどうか，データから判断したいのです．

段階3：p値の計算

最後に，平均μ，分散σ^2の正規分布からp値を計算します．p値とは，帰無仮説が正しいという仮定のもとで，得られたデータよりも極端な差が観察される確率のことです．p値が大きいということは，当たり前のことが起きたという意味です．逆にp値が小さいと，極端なことが起きた，という意味です．そうすると，こんな極端なことはありそうもないから，「BMIの平均に差がない」という仮定は間違いだ，という判断になるわけです．

 イカサマコインとp値 その1★

コイン投げをして，6回連続で表が出たとします．このコインは，イカサマコイン（表が出る確率が1/2でない）でしょうか？

仮説検定では次のように考えます．「表が出る確率は1/2（このコインはイカサマコインではない）」という仮説のもとで，6回連続で表の確率は$(1/2)^6$で0.0156です．6回連続で裏の確率は同じく0.0156です．すなわち，このような極端なデータが得られる確率は，表だけ考えると0.0156，両面を考えるとp＝0.0312ときわめて低いことがわかります．

このような極端なデータが得られるのはおかしくはありませんか？したがって，このコインにはイカサマがある，というのが，p値を用いて仮説（表が出る確率は1/2＝このコインはイカサマコインではない）を否定するときのロジックです．

 t検定の対立仮説

t検定では帰無仮説のもとでデータがどのように分布するかを調べるといいました．一方で，対立仮説のもとでの確率分布は何でしょうか．

これは，平均だけ異なり，分散は共通な正規分布です．すなわち，対立仮説のもとでは，解析対象集団1620人のBMIの確率分布は，平均μ_1，分散σ^2の正規分布と考えます．また，除かれた集団413人のBMIは，平均μ_2，分散σ^2の正規分布と考えます．これは，平均μ_1とμ_2だけが異なり，分散σ^2は共通という仮定

を表しています.

ここまでで質問はありますか？

仮説検定の手続きがすんなり頭に入ってきません

先ほど述べたのはロジックの組み立てなので，具体的な説明が必要ですよね．まず，実際にデータを扱うのは，最後の段階（p値の計算）だけです．また，p値の計算もちょっと複雑で，以下のように段階に分けて行われます．
①2グループ間の平均の差を計算
②2グループのデータの個数と標準偏差から，「平均の差の標準誤差」を計算
③平均の差をその標準誤差で割ることにより，「t統計量」を計算
④2グループのデータの個数から2を引くことにより，「自由度」を計算
⑤その自由度をもつt分布において，t統計量よりも極端な値をとる確率がp値になる

計算が複雑なのが，平均の差の標準誤差，t統計量，自由度です．具体的には以下の公式を用います．ここでnとmは各群のデータの個数です．

$$平均の差の標準誤差 = 標準偏差 \times \sqrt{\frac{1}{m} + \frac{1}{n}}$$

$$t統計量 = \frac{平均の差}{平均の差の標準誤差}$$

$$自由度 = m + n - 2$$

さらに難しくなっちゃいました．実際に計算したらどうなるのでしょう？

Table 1のBMIの場合には，平均の差は0.3，標準偏差は3，データの個数は1620と413です．これを公式に代入して，

$$平均の差の標準誤差 = 3 \times \sqrt{\frac{1}{1620} + \frac{1}{413}} = 0.165$$

$$t統計量 = \frac{0.3}{0.165} = 1.82$$

自由度 = 1620 + 413 - 2 = 2031

という計算結果になります．

ここからp値はどう計算するのでしょう？

自由度2031のt分布において，t統計量の値である1.82を超える確率を求め

ることになります．これは，図1❶のような t 分布の曲線下面積を計算することと同じです．この確率計算には，手計算では難しいのでコンピュータを用います．

❶後述する「知っとこ！」内47ページにあります．

計算の意味についてですが，t 統計量っていうのがでてきたのはなぜ？

t 検定のポイントは，標準化（推定値を標準誤差で割る）という操作によって，データの測定単位やバラツキの影響をなくし，標準正規分布や t 分布を参照できるようにしている点です．

　Table 1 の年齢とBMIをみてください．解析対象集団と除外された集団において，年齢の平均（標準偏差）は 58.3（7.0）と 59.5（6.8）で，平均の差は 1.2 です．一方，BMIの平均（標準偏差）は，23.0（3.0）と 23.3（3.0）で，平均の差は 0.3 です．測定単位が異なるため，1.2 と 0.3 のどちらの差のほうが大きいのか直接比べられません．そこで t 統計量という指標を使うのです．

じゃあ t 分布と自由度って何ですか？

t 検定では，データが正規分布に従うと仮定していました．しかし，データから t 統計量を計算するとき，標準誤差で割っているので，ここで正規分布から少しずれるのです．標準誤差はデータから計算した値（確率変数）なので，そのバラツキの影響で，正規分布より少し裾が広がった分布（t 分布）に従うようになります．

　自由度は，t 分布の裾がどれくらい広がるかを決める値です．自由度が大きいほど（データの個数が大きいほど），t 分布は標準正規分布の形状に近づきます．

でも t 統計量は1つしか計算されないんだから，分布しない気がします

その疑問は，「データのバラツキ」と「推定値のバラツキ」に関係しています❷．
　推定値の誤差を考えるときには，データから計算された値がどのくらい精確かを問題にしています．計算は一度しかできないので，統計学では仮想的反復という考え方を用います．これは，同じような研究を仮想的にくり返したとき，反復間でどのくらい推定値がばらつくかを「推定値のバラツキ」とみなす，というものです．BMIでいうと，JDCSと同じ2033人を対象とした

❷第3講で出てきましたね．

研究をくり返したとき，t統計量は自由度2031のt分布に従う，と考えるのです．95％信頼区間も同じ仮想的反復を想定しています．

データは正規分布，t統計量はt分布ってわけですか？

そうです．

じゃあデータが正規分布に従っていなかったらどうするのでしょう？

実践的なのは，正規分布に近くなるようにデータを変換する方法です．臨床研究でよく用いられていて，この論文でも採用されているのは，対数変換です．データのヒストグラムを描いて，右に裾を引いた左右対称な分布をしているとき，個々のデータの自然対数〔$\log_e(x)$〕をとり，横軸のスケールを変えることで，正規分布に近くなることがあります．

データの変換をしてしまったら，データの値の解釈がよくわからなくなっちゃいます．変換して正規分布になったとして，その分布の中心にどういう意味があるのでしょう？

4ページ，Table 1のTriglyceride（中性脂肪）を参照

確かに変換後の分布の中心は，もとのデータの平均とは一致しません．その場合は幾何平均（geometric mean）とよばれます．

正規分布を仮定しない方法もありますか？

データを順位（数値が小さいほうから並べて何番目か）に変換する統計手法もあります．順位を用いた仮説検定のうち，t検定に対応するものをWilcoxon順位和検定（Wilcoxon rank-sum test）とよんでいます．

　Wilcoxon順位和検定では，2グループのデータを合わせて小さいほうから並べて，2グループを通じた順位を与えます．そして，もとの2グループに戻って，各グループで順位の合計を求めます．こうして計算された順位和は，「2グループ間で分布に差はない」という帰無仮説のもとでは，順位をランダムに2グループに振り分けたときの確率分布に従うはずです．Wilcoxon順位和検定では，この確率分布に基づいてp値を計算します．

正規分布とt分布

　正規分布（normal distribution）とt分布（t distribution）は，連続データを

図1 平均0，標準偏差1の正規分布と，自由度1，2，5のt分布の確率密度関数

表す代表的な確率分布です．図1は，平均0，標準偏差1の正規分布（標準正規分布）と自由度1，2，5のt分布の確率密度関数を示したものです．確率分布の形状を決める数値をパラメータといい，正規分布のパラメータは平均と分散，t分布のパラメータは自由度です．図1を見ると，どちらも左右対称で，平均の周りに確率密度が集中していることがわかりますが，t分布は，より裾が広がった形状をしています．また，自由度が大きくなると，t分布は正規分布に収束します．

 プールした標準偏差

Table 1のBMIの標準偏差は2グループともに3でしたが，標準偏差の数値は2グループ間で異なることが普通です．その場合には，グループごとの分散から，2グループで共通の標準偏差（これを「プールした標準偏差」といいます）を求めます．片方のグループの分散をu，データの個数をm，もう片方のグループの分散をv，データの個数をnで表すと，プールした標準偏差は，以下のように計算されます．

$$\text{プールした標準偏差} = \sqrt{\frac{(m-1)u+(n-1)v}{m+n-1}}$$

 中心極限定理と正規分布

統計学の研究テーマの一つは，仮想的反復を想定したときに平均などの推定値がどのような誤差分布に従うのか，ということです．一般に，誤差分布はサンプルサイズ（症例数など）が小さいときと大きいときで分けて検討されます．なぜなら，サンプルサイズが大きいとき，かなり一般的な状況で，誤差分布は正規分布に収束するためです．よく知られている中心極限定理は，「独立同一な確率変数から平均を計算したとき，サンプルサイズが大きいと，もとの確率変数がどんな

確率分布であっても，その誤差は近似的に正規分布に従う」ということを示したものです．

❸第8〜10講で解説します．

また，回帰モデル❸の回帰係数の推定値〔最尤推定（maximum likelihood estimation）といいます〕も，サンプルサイズが大きければ誤差は正規分布に従います．ここで注意してほしいのは，実際に測定された値ひとつひとつが正規分布に従うということは仮定されていないということです．つまり最尤推定は，分類データ，計数データ，生存時間データなど，正規分布以外の分布であっても使うことができる汎用性の高い方法です．

本講のエッセンス

☐ 仮説検定は，①帰無仮説と対立仮説を設定する，②帰無仮説のもとでデータがどのように分布するかを調べる，③その分布からp値（得られたデータよりも極端な差が観察される確率）を計算する，という3段階の手続きからなります．

☐ t検定の帰無仮説は「2グループのデータはともに平均μ，分散σ^2の正規分布に従う」です．この帰無仮説が正しければ，「仮想的反復」を想定したとき，t統計量がt分布に従うはずです．逆に，帰無仮説のもとでの確率分布（t分布）と比べて，観察されたデータが極端に外れていたとしたらどうでしょう．2グループ間で平均に差はないという仮定を棄却するための証拠になります．

| I | コホート研究　　　　　　課題論文1　Kawasaki R, et al：Ophthalmology, 2013

第7講 仮説検定2
～αエラーとβエラー

本講のテーマ

第6講では，t 検定で p 値をどのように計算するかについて解説しました．p 値は有意差を判定するための便利な道具ですが，本質的なのは，p 値を用いた判断に，どのような合理性があるのか，ということです．今回は，仮説検定の2つの誤り（αエラーとβエラー）を考えることで，p 値の解釈について掘り下げていきます．

keyword

p値，仮説検定，帰無仮説，対立仮説，片側検定，両側検定，有意水準，αエラー，βエラー，検出力，サンプルサイズ

仮説検定の2つの誤り：αエラーとβエラー*

　Table 1のBMIの検定では，真実は「解析対象集団と除外された集団の間で，BMIの平均に差がない」と「差がある」の2通りがあるといいました❶．前者を帰無仮説，後者を対立仮説とよびます．一方で，t 検定の結果も p<0.05 と p≧0.05 の2通りです．これらの組み合わせは 2×2 の4通りがあります（表1）．

　このうち，判断を誤ってしまうケースは2つです．つまり，平均に差があるのに p≧0.05 になってしまうケースと，差がないのに（帰無仮説が正しいのに）p<0.05 になってしまうケースです．仮説検定では，前者を **βエラー**（beta error），

❶第6講を参照ください．

表1　仮説検定における2種類の判断の誤り（αエラーとβエラー）

検定の結果	真実	
	差がある	差がない
p≧0.05（有意差なし）	βエラー（1－検出力）（生産者リスク）	正しく判断できた
p<0.05（有意差あり）	正しく判断できた	αエラー（消費者リスク）

後者を**αエラー**（alpha error）とよんでいます．また，1からβエラーを引いたものを**検出力**（power）とよんでいます❷．

❷「βエラー＝1－検出力」とも表せます．

αエラーと有意水準

αエラーとβエラーが生じる確率を考えてみましょう．理論的に考えると，サンプルサイズが大きくなるほど，ランダム誤差は小さくなります．αエラーとβエラーも同じで，サンプルサイズが大きいほど小さくなる（判断を誤りにくくなる）性質があります．しかし，2つのエラーはトレードオフの関係にあります．サンプルサイズが一定だと，両方同時に小さくすることはできません．

そこで通常は，αエラーの発生防止を優先して，事前に決めた水準よりも小さく保たれるような判定方式を用います．これが仮説検定であり，水準のことを**有意水準**（significance level）とよびます．実は，$p<0.05$で判定することと有意水準を5％と設定することは，同じ意味です．解析対象集団と除外された集団の間で，BMIの平均に差があるかどうか$p<0.05$で判定すると，真に差がなくても，100回に4〜6回は差があると判断することになります．

ここまでで質問はありますか？

いきなりαとかβとか確率とかいわれても，さっぱり意味がわかりません

たくさんの統計用語が登場しましたが，まずは一つひとつの言葉をきちんと理解しましょう．

p値，有意水準，αエラーは，すべて0.05という値と関連して用いられるので混乱しやすいのですが，これらの区別は概念を明確に整理するために不可欠です．
- p値はデータから計算される値
- 有意水準は研究者が設定する値
- αエラーは判断を誤る確率

です．

違うってことくらいはわかるけど，もう少しイメージが湧く説明はありませんか

仮説検定による判断が重視される状況として，医薬品の承認審査があります．医薬品の有効性の根拠になる第Ⅲ相臨床試験❸において，αエラーとβエラー

❸第19講で解説します．

が起きた結果，何が起きるかを想像してみましょう．

　第Ⅲ相臨床試験では，αエラーは無効な薬が市販されてしまうことにつながります．いわば，「αエラー＝消費者リスク」といえます．一方で，βエラーは，製薬企業にとって本当は有効なのに開発を中止してしまうことを意味するため「βエラー＝生産者リスク」といわれています．医療の立場から気になるのは，やっぱりαエラーのほうですよね．

　一方で，安全性を調べるための調査や臨床試験も行われていますが，このような状況では逆に，「βエラー＝副作用を見過ごす消費者リスク」になります．

製薬企業が第Ⅲ相臨床試験を行うとき，大きな費用がかかるはずだけど，サンプルサイズを減らして費用を抑えると，βエラーが起きやすくなってしまうってこと？

そうです．

Table 1では，解析対象集団のほうが，除外された集団よりBMIが高くても低くても，有意と判断するのはわかります．でも第Ⅲ相臨床試験では，新薬をプラセボと比べることがあります．新薬のほうが治療成績が良いときに有意というのはわかるけど，プラセボのほうが良いときにも，有意と判断するのでしょうか？

そこは大切なところです．仮説検定には，**片側（one-sided）検定**と**両側（two-sided）検定**の2種類があります．

　2型糖尿病コホート研究のPatients and Methodsを読んでみましょう．"All P values were 2 sided. A P value less than 0.05 was considered statistically significant."と書かれています🔖．つまり，この研究はすべて両側検定で，解析対象集団のほうがBMIが高いときと低いときのどちらも有意と判定します．

別冊 7ページ，左段，10〜11行目

　臨床試験でいうと，片側検定では，新薬のほうが治療成績が良いときのみ有意と判定します．ただし，臨床試験であっても，非劣性（non-inferiority）試験❹という特殊な状況以外は，両側検定を用いることのほうが多いです．

　また，標準正規分布やt分布など，左右対称の確率分布からp値を計算するときには，両側p値は片側p値の2倍になります．

❹非劣勢試験については姉妹書「医療統計セミナー 論文読解レベルアップ30」第12講で解説しています．

Table 1のBMIだったら差がないでよさそうだけど，例えば実薬AとBを比較する臨床試験だったとして，AとBの効果は同等と結論に書いていいの

かな？

それはルール違反です．「有意差がないこと」と「同等」は厳密に区別されています．「同等」や「劣らない」という結論を出すには，同等性（equivalence）試験や非劣性試験を組まなければなりません．

知っとこ！ イカサマコインとp値 その2

イカサマコインの例を使って，用語の復習をしましょう．「表が出る確率は1/2」という仮説は，帰無仮説と対立仮説のどちらでしょうか．

正解は前者で，帰無仮説は「表が出る確率＝1/2」，対立仮説は「表が出る確率≠1/2」です．ここで計算されている確率はp値そのもので，片側p値＝$(1/2)^6$＝0.0156，両側p値＝0.0156＋0.0156＝0.0312です．実際にイカサマコインかどうかを実験するときには，コインを何回投げるか，何回表だったら（同じことですがp値がいくつより小さかったら）イカサマと判断するか，を設定しなければなりません．コインを投げる回数がサンプルサイズで，p値と比較する判断基準が有意水準に相当します．

本講のエッセンス

- □ p値と仮説検定は，二者択一の判断において，αエラー（差がないのに差があると判断する誤り）を有意水準以下に制御するための方法です．多くの臨床研究ではp<0.05で有意差を判定しますが，これは有意水準を5％と設定することと同じ意味です．
- □ 見落としがちなのが片側検定と両側検定の違いです．左右対称の確率分布からp値を計算するときには，両側p値は片側p値の2倍になります．
- □ また，「有意差がないこと」と「同等」は厳密に区別されています．

回帰分析

第8〜10講では回帰モデルとよばれる統計手法を解説します．回帰モデルの用途の一つに，予測式の構築があります．臨床で用いられている予測式の例として，推定糸球体濾過率（eGFR）があります．クレアチニンは腎臓の糸球体で濾過され，尿細管での再吸収はほとんどなく，尿に排泄されます．ある患者で，血漿クレアチニン濃度を測ったところ2 mg/dLだったとしましょう．どのような解析を行えば，この値から，糸球体濾過率を推定できるでしょうか．

keyword

回帰分析，予測式，回帰係数，最小二乗法，残差

回帰分析による予測

Brochner-Mortensenらは，男性180人と女性200人を対象に，血漿クレアチニン濃度と糸球体濾過率の関係を調べました[1]．表1は，ランダムに選ばれた対象者31人のデータであり，図1はこのデータから描いた散布図です．図1のように，血漿クレアチニン濃度（x）と糸球体濾過率（y）の間には，単調な関係がみられています．

予測式

xからyを予測する数式として，最も単純なのは一次関数です．ただし，すべてのデータ（xとyの組）を通る直線を引くことはできません．そこで回帰分析では，yを結果変数とよんで確率的に変動すると考え，yの変動のうち直線で説明できない部分を，期待値ゼロの誤差εと表します．これは，結果変数yと説明変数xの関係に，

$$y=\beta_0+\beta_1 x+\varepsilon$$

という一次関数を当てはめることを意味します．この式は，yを確率変数と考えたときの平均を，説明変数xの関数として表したものです．したがって，xに値

表1 対象者31人における糸球体濾過率，慢性腎臓病（CKD）診断，血漿クレアチニン濃度のデータセット

ID	糸球体濾過率 (mL/min/1.73 m²)	CKD診断*	血漿クレアチニン濃度 (mg/dL)
1	90	60以上	0.85
2	45	60未満	0.99
3	103	60以上	1.13
4	100	60以上	1.13
5	93	60以上	1.13
6	90	60以上	1.13
7	70	60以上	1.13
8	77	60以上	1.27
9	47	60未満	1.41
10	45	60未満	1.47
11	60	60以上	1.47
12	53	60未満	1.56
13	35	60未満	1.69
14	63	60以上	1.70
15	55	60未満	1.75
16	35	60未満	1.75
17	38	60未満	1.83
18	47	60未満	1.98
19	45	60未満	2.03
20	40	60未満	2.09
21	27	60未満	2.77
22	37	60未満	2.96
23	25	60未満	3.11
24	15	60未満	3.96
25	15	60未満	4.69
26	20	60未満	4.80
27	10	60未満	5.93
28	5	60未満	5.93
29	5	60未満	5.93
30	10	60未満	7.79
31	12	60未満	11.02

* 糸球体濾過率が60 mL/min/1.73 m²未満かどうかで診断する．
（文献1より引用）

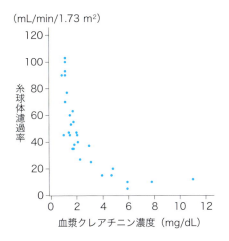

図1 対象者31人における糸球体濾過率と血漿クレアチニン濃度の散布図
（文献1より引用）

を代入すれば，yの平均がいくつになるか計算することができます．これが最も素朴な予測式です．

回帰係数の推定

図1のようなデータから，**回帰係数（regression coefficient）** β_0とβ_1をどのように推定すればよいでしょうか．直感的に，データ（xとyの組）との距離が近くなるような直線が好ましいのは明らかです．

第3講で，データのバラツキの指標として分散が出てきました．分散は，データと平均との差の2乗を合計して，「データの個数－1」で割ったものでした．回帰分析で用いられる**最小二乗法（least square method）**も，同じ考え方に基づいています．yの観測値と直線との縦方向の距離を**残差（residual）**とよびますが，最小二乗法では，すべての残差を2乗した合計（残差平方和）が最小になるように，回帰係数を求めます．

　ここまでで質問はありますか？

　回帰分析っていっても，直線を引くだけなら難しくなさそうです

　そう思いがちですが，回帰分析を誤用してしまわないように注意が必要です．表2は，4つの仮想的なデータセットを示したものです．これに回帰直線を当てはめるとどうなると思いますか？

表2 11組の x と y からなる仮想的な4つのデータセット

ID	x	y	ID	x	y	ID	x	y	ID	x	y
1	10	8.04	1	10	9.14	1	10	7.46	1	8	6.58
2	8	6.95	2	8	8.14	2	8	6.77	2	8	5.76
3	13	7.58	3	13	8.74	3	13	12.74	3	8	7.71
4	9	8.81	4	9	8.77	4	9	7.11	4	8	8.84
5	11	8.33	5	11	9.26	5	11	7.81	5	8	8.47
6	14	9.96	6	14	8.1	6	14	8.84	6	8	7.04
7	6	7.24	7	6	6.13	7	6	6.08	7	8	5.25
8	4	4.26	8	4	3.1	8	4	5.39	8	19	12.5
9	12	10.84	9	12	9.13	9	12	8.15	9	8	5.56
10	7	4.82	10	7	7.26	10	7	6.42	10	8	7.91
11	5	5.68	11	5	4.74	11	5	5.73	11	8	6.89

そんなのデータを見ただけではわかりません

それでは図2を見てください．これは，表2のデータから，最小二乗法を用いて回帰直線を求めたものです．

同じです

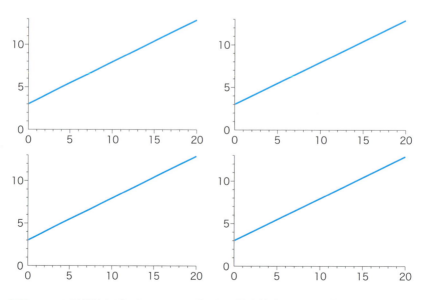

図2 4つの仮想的なデータセットから求めた回帰直線（$y=3+0.5x$）

そのとおり，すべてのデータセットで $y = 3 + 0.5x$ という直線が推定されます．それでは，表2のデータを散布図にした図3はどうでしょう．

あれ？ 直線は同じだけど点はぜんぜん違います

そのとおりです．表2のデータは統計学者のAnscombeが示した有名な事例です[2)]．y と x の関係はそれぞれ異なっていて，図3左上はきれいな散布図ですが，右上は二次関数，左下は外れ値が1つあり，右下は外れ値の極端なケースで，1点だけで回帰直線の傾きが完全に決定されます．右上，左下，右下の図に一次関数を当てはめても，データの特徴を反映しているとはいえません．しかし，最小二乗法で回帰直線を引くと，全く同じになるのです．

このように，データの真の傾向とは異なるモデルを当てはめてしまうことを，**モデルの誤特定**といいます．モデルの誤特定を回避するためには，残差❶を計算して x に対してプロットすれば，系統的な偏りを検出できます．

❶ y の観測値と直線との縦方向の距離でしたね．

じゃあ糸球体濾過率のデータではどうなるのでしょう

図1に直線を当てはめて予測式を構築すると，$y = 71 - 9x$ となります．つまり，血漿クレアチニン濃度が2 mgだと，この式に $x = 2$ を代入して，糸球体濾過率は53 mLと計算されます．

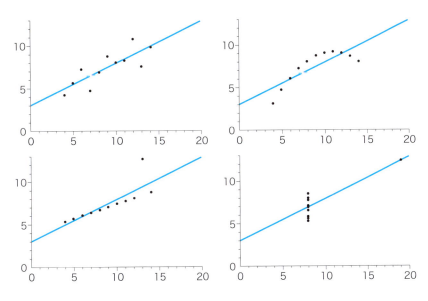

図3　4つの仮想的なデータセットの散布図と回帰直線

一方で，この予測式の残差プロットは図4です．よくみると，残差と血漿クレアチニン濃度の関係にU字型の傾向が見つかります．じつは，生理学的に考えると，両者の関係は一次関数ではありません．糸球体濾過率が半分になると，血漿クレアチニン濃度は2倍になります．つまり，糸球体濾過率は，血漿クレアチニン濃度の逆数と直線関係にあるはずです（$y = \beta_0 + \beta_1/x + \varepsilon$）．このモデルを当てはめるには，血漿クレアチニン濃度の逆数を計算して，それを説明変数xとした最小二乗法を行えばよいのです．

最終的に得られた予測式は，$y = -3 + 89/x$で，グラフにすると図5（散布図と回帰直線）と図6（残差プロット）のようになります．グラフからは，直線への当てはまりが改善していることがわかります．

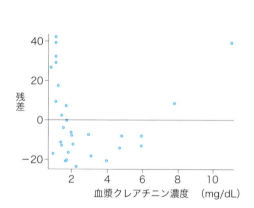

図4　対象者31人における残差と血漿クレアチニン濃度の散布図（残差プロット）

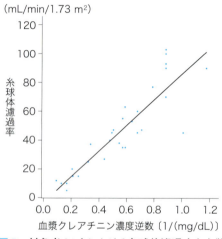

図5　対象者31人における糸球体濾過率と血漿クレアチニン濃度逆数の散布図

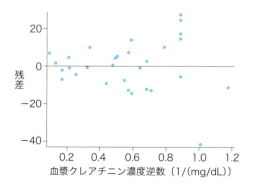

図6　対象者31人における残差と血漿クレアチニン濃度逆数の散布図（残差プロット）

でも，これは説明変数xの一次関数じゃないから，回帰「直線」とはいえないのでは？

いえ，説明変数xや結果変数yの変換を行った後に，回帰直線を当てはめるのはよくあることです．一般に，説明変数ベクトルX，回帰係数ベクトルβを用いて，$y = X\beta + \varepsilon$と表される確率分布のことを，**線型モデル**といいます．統計学における線型モデルとは，右辺の誤差εを除いた部分がβの線型結合になっているものを意味します．必ずしもデータに一次関数を当てはめることを意味しているわけではありません．

例えば，yとx（スカラー）が二次関数の関係だったとします．この関係は$y = \beta_0 + \beta_1 x + \beta_2 x^2 + \varepsilon$と表される．しかし，ベクトルを用いて$X = (1, x, x^2)$と置けば$y = X\beta + \varepsilon$と書けるため，これは線型モデルの一種です．

つまり，yとxを適切に変換することができるので，$y = X\beta + \varepsilon$という数式は，見た目よりも一般的な関係性を表しているのです．

回帰モデルの歴史：最小二乗法の起源

回帰モデルは，図1のような散布図への直線の当てはめが起源です．ただ，直線の当てはめは，あまりにも素朴すぎて，いつ頃から行われるようになったのかは明らかではありません．

《最小二乗法の発見》

現代の統計学に近い形になったのは，Legendre（ルジャンドル；1752～1833年）とGauss（ガウス；1777～1855年）による最小二乗法の発見まで遡ることができます．Gaussの功績は，最小二乗法に，数学的にある種の最適性があることを証明した点です．例えばGauss–Markov（ガウス・マルコフ）の定理は，誤差εが観測値間で無相関かつ分散が均一であるとき，最小二乗法による推定量が，偏りのない線型推定量のなかで分散が最も小さいことを主張するものです．

最小二乗法の最初の応用例は，フランスの測量データを用いたメートルの（同じことですが地球の大きさの）決定です[3]．図7は，1795年にダンケルク，パリ，エヴォー，カルカソンヌ，バルセロナの各地点間の距離，角度，中央地点の緯度を測定したものです．ゲッチンゲン大学の天文台長だったGaussとパリ天文台の測地にかかわっていたLegendreは，最小二乗法を用いて別々にこのデータからメートルを計算しました．最小二乗法そのものは，1805年にLegendreによる「Nouvelles méthodes pour la détermination des orbites des comètes（彗星の軌道決定のための新しい方法）」で先に公表され，その後1809年にGaussによる「Theoria motus corporum celestium（天体の運行に関する理論）」が出版されました．

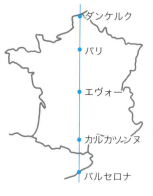

区間	距離	角度	中央地点の緯度
ダンケルク〜パリ間	62472.59	2.18910	49°56'30"
パリ〜エヴォー間	76145.74	2.66868	47°30'46"
エヴォー〜カルカソンヌ間	84424.55	2.96336	44°41'48"
カルカソンヌ〜バルセロナ間	52749.48	1.85266	42°17'20"

図7　最小二乗法の最初の応用例

《回帰分析の登場》

　回帰分析（regression analysis）という言葉を最初に使ったのは，生物学者Galton（ゴルトン；1822〜1911年）です[4]．Galtonは，子どもの身長y，親の身長xについて，$y = \beta_0 + \beta_1 x + \varepsilon$という数式を当てはめました．回帰分析の由来である平均への回帰とは，例えば親が平均から外れて高身長・低身長であったとしても，子どもはより平均値に近い身長になるという傾向のことです．

　Galtonの回帰分析は，数学的にはLegendre・Gaussの最小二乗法と同じかもしれませんが，本質的な違いがあります．天文学では，直線性を仮定したモデルが理論的に正しいことを前提として，天体の大きさを求めたり軌道を予測したりするために予測式を求めます．一方の生物学では，子どもと親の身長に厳密な直線関係があることに関心があるわけではなく，相関関係があるかどうかを調べるための作業モデルとして，直線性を想定しているのです．

 モデル選択の方法とそのための指針

　正しいモデルがわからないとき，いくつかの候補からモデルを選択することになります．一次関数$y = \beta_0 + \beta_1 x + \varepsilon$と二次関数$y = \beta_0 + \beta_1 x + \beta_2 x^2 + \varepsilon$のうち，どちらが正しいのか，といった選択です．モデル選択の問題についての考え方は，統計学者によってさまざまですし，データの特徴や証明したい研究仮説によっても違います．

《単純なモデルを選ぶ》

　実践的な指針として有名なのは，科学者にとっては単純で示唆に富むモデルのほうが優れている，という主張です．統計学者Box（1919〜2013年）は，科学における統計モデルの役割について論じた論文で，「すべてのモデルは間違ってい

るのだから，科学者は苦労しても正しいモデルに至ることはできない．逆に William of Occam（オッカムのウィリアム）❷に従って，自然現象を無駄なく記述するように努めるべきである」と述べました[5]．統計学において無駄のないモデルとは，未知パラメータの数が少ないことを意味します．一次関数 $y = \beta_0 + \beta_1 x + \varepsilon$ は，二次関数 $y = \beta_0 + \beta_1 x + \beta_2 x^2 + \varepsilon$ よりもパラメータ（回帰係数）の数が1つ少ないため，無駄がなく単純です．したがってこの主張に従えば，データへの当てはまりが同じくらいよいのであれば，一次関数を選ぶことになります．

❷イングランド，オッカム村出身の神学者，哲学者．現象を説明するためには不要な要因を増やすべきでないと主張したとされます．

《複雑なモデルが選ばれる場合》

　もう一つの重要な性質は，単純なモデルと複雑なモデルの選択は，非対称的だということです．最小二乗法の発想は，データによりよく当てはまるようにモデルを当てはめる，というものです．ところが，一次関数 $y = \beta_0 + \beta_1 x + \varepsilon$ と二次関数 $y = \beta_0 + \beta_1 x + \beta_2 x^2 + \varepsilon$ の選択では，どちらが正しかったとしても，残差平方和は必ず二次関数のほうが小さくなります．二次関数は一次関数を含んでおり，しかもパラメータが1つ多いことにより，真の関係性が直線だったとしても，そのパラメータが動くことで残差平方和を小さくする余地があるためです．また，β_2 が0かどうかの仮説検定を行って，p値が小さければ二次関数が選ばれることもあります．

　しかし，サンプルサイズが十分に大きくないと，検出力が低いため $\beta_2 = 0$ という帰無仮説を棄却できません．そのような場合，今度は最小二乗法の発想とは逆に，一次関数が選ばれやすいという傾向が生じます．

《赤池情報量基準》

　そこで提案されたのが**赤池情報量基準**です．これは，真のモデルと当てはめたモデルの違いがどれくらいあるのかを測る尺度の一つです．統計解析の現場では，赤池情報量基準などデータへの当てはまりのよさの指標と，残差のプロットなどの回帰診断の手法を組み合わせて，モデルを選択することが広く行われます．

回帰係数と単位の変換

　LDL コレステロールの単位には，mmol/L と mg/dL の2つがよく用いられます．それでは，$y = \beta_0 + \beta_1 \times \mathrm{LDL}(\mathrm{mg/dL}) + \varepsilon$ というモデルを当てはめたとき，1 mg/dL 増加当たりの回帰係数 β_1 を，1 mmol/L 増加当たりに変換するにはどうすればよいのでしょうか．

　一般に，$\mathrm{LDL}(\mathrm{mmol/L}) = \mathrm{LDL}(\mathrm{mg/dL}) \times 0.02586$ という関係が知られています．y と LDL コレステロールの関係は単位によらず一定ですから，単位が換わって LDL コレステロールの値が x 倍になると，回帰係数 β_1 は $1/x$ 倍にならないとおかしいですよね．そう考えると，1 mg/dL 増加当たりの回帰係数 β_1 を 1 mmol/L 増加当たりに変換するには，0.02586 で割ればよいのです．

本講のエッセンス

☐ 回帰分析では，y を結果変数とよんで確率的に変動すると考え，y の変動のうち直線で説明できない部分を，期待値ゼロの誤差 ε と表します．これは，結果変数 y と説明変数 x の関係に，$y = \beta_0 + \beta_1 x + \varepsilon$ という一次関数を当てはめることを意味します．この式は，y を確率変数と考えたときの平均を，説明変数 x の関数として表したものです．

☐ データから回帰係数 β_0 と β_1 を推定するために，すべての残差を二乗した合計（残差平方和）を最小にする最小二乗法が用いられます．

文献

1) Brochner-Mortensen J, et al : Assessment of renal function from plasma creatinine in adult patients. Scandinavian Journal of Urology, 11 : 263-270, 1977

2) Anscombe FJ : Graphs in Statistical Analysis. The American Statistician, 27 : 17-21, 1973

3) Stigler SM : Gauss and the invention of least squares. Annals of Statistics, 9 : 465-474, 1981

4) Galton F : Regression towards mediocrity in hereditary stature. The Journal of the Anthropological Institute of Great Britain and Ireland, 15 : 246-263, 1886

5) Box GEP : Science and statistics. Journal of the American Statistical Association, 71 : 791-799, 1976

| I | コホート研究 | 課題論文1　Kawasaki R, et al：Ophthalmology, 2013 |

第9講　ロジスティック回帰

本講のテーマ

前回に引き続き，糸球体濾過率データの解析を考えます．第8講 表1には，糸球体濾過率による慢性腎臓病（CKD）診断が示されています．このような2値データの場合も，ロジスティック回帰（図1B）を用いれば，血漿クレアチニン濃度からCKDの有病確率を計算することができます．

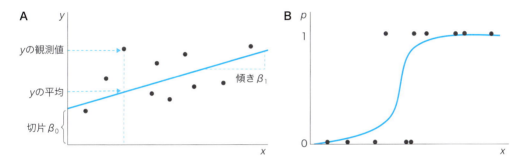

図1　連続データ（左）と2値データ（右）への回帰モデルの当てはめ

keyword

ロジスティック回帰，予測式，オッズ比，感度，特異度，ROC曲線，C統計量

オッズ比とロジスティック回帰の関係

まず，オッズ比とロジスティック回帰の関係から説明します．表1は，仮想的

表1　検査結果の2×2表

	検査結果	
	陰性	陽性
確定診断なし	a	b
確定診断あり	c	d

な横断研究における検査陽性・陰性と確定診断の有無（ともに2値データ）の関係を表す2×2表です．表の記号a, b, c, dは，各カテゴリーの人数を表しています．横断研究においてオッズは，有病確率をpで表すと，

$$\text{オッズ} = \frac{p}{1-p}$$

と定義されます．表1のようなデータが得られたとすると，検査陰性における疾患の頻度は，

$$p = \frac{c}{a+c}, \quad \text{オッズ} = \frac{\dfrac{c}{a+c}}{1 - \dfrac{c}{a+c}}$$

と表されます．オッズ比は，検査陽性と陰性のオッズの比をとったものです．これを計算すると，

$$\text{オッズ比} = \frac{a \times d}{b \times c}$$

となります．この式は，表の対角線の掛け算（a×dとb×c）の比と考えると覚えやすいといわれます．

　回帰分析のように，結果変数（確定診断の有無）と説明変数（検査陽性・陰性）の関係を，$y = \beta_0 + \beta_1 x$のような数式で表したものがロジスティック回帰です．ロジスティック回帰の特徴は，対数オッズを結果変数とする点です．有病確率p，検査陰性を$x=0$，陽性を$x=1$で表すと，ロジスティック回帰の数式は

$$\log \frac{p}{1-p} = \beta_0 + \beta_1 x$$

となります．この数式のうち，関心があるパラメータはβ_1です．なぜなら$\beta_1=0$だと，検査結果と確定診断の結果の関連はないことになるからです．実際，数式を変形すると，オッズ比$= \exp(\beta_1)$であることが示されます．つまり，β_1とは2×2表のオッズ比の対数をとったものと等しくなります．実際，2×2表におけるχ^2検定は，ロジスティック回帰における$\beta_1=0$の検定と一致します．

回帰分析とロジスティック回帰の比較

　さて，回帰分析とロジスティック回帰を比べてみましょう．

回帰分析

　図1Aは，説明変数が連続データで1つしかないときの回帰分析の例です．回帰分析ではこのように，結果変数yと説明変数xの関係に，$y = \beta_0 + \beta_1 x + \varepsilon$という一次関数を当てはめます❶．両者の関連は傾きが大きいほど強いことになり

❶ εは直線で説明できない部分を表す誤差でしたね（第8講参照）．

ますから，回帰係数（regression coefficient）β_1は関連の強さを表していると
いえます．この回帰直線は，yを確率変数と考えたときの平均を，説明変数xの
関数として表したものです．

ロジスティック回帰

2値データの場合はどうでしょうか？ yは0または1の値しかとりません．その
場合，直線は不自然ですよね．そこで，yが1になる確率pに，S字型の曲線を当
てはめることになります．これがロジスティック回帰です（図1B）．ロジスティッ
ク回帰で当てはめる数式は，

$$\log \frac{p}{1-p} = \beta_0 + \beta_1 x$$

でした．ここで回帰係数β_1は，xが大きくなるにつれ，曲線の変化が急になるか
どうかを表す係数になっています．これは，対数オッズ比（β_1）が大きくなるほ
ど確率（p）が高いことと同じ意味です．予測式をpについて解けば，確率pを計
算する数式を，

$$p = \frac{1}{1+\exp(-\beta_0 - \beta_1 x)}$$

と導くことができます．個人の有病確率やリスクpを計算するためには，その個
人の説明変数xを測定し，数式にxを代入することになります．これが，ロジス
ティック回帰を用いた予測式です．

つまり，ロジスティック回帰を用いれば，**検査結果から確定診断結果の予測が
可能**なのです．ここでは，説明変数xが陽性・陰性のときで説明しましたが，連
続データであってもかまいませんし，複数の検査結果を組み合わせた予測式をつ
くることも可能です．

感度・特異度

ロジスティック回帰においてオッズ比や回帰係数は，結果変数が2値データの
とき，説明変数との関連の強さを表す指標です．しかし，検査の診断精度を調べ
る研究では，検査値によって，疾患のある集団と疾患のない集団を，高い精度で
分類できるかどうかに関心があります．この能力は**判別能力**（discrimination）
とよばれ，誤った分類をしてしまう確率〔**感度**（sensitivity）・**特異度**（speci-
ficity）〕で評価されます．

検査結果が，陽性と陰性の2水準しかとらないとき，表1でいうと

$$\text{感度} = \frac{d}{c+d}, \quad \text{特異度} = \frac{a}{a+b}$$

と計算されます．ここで注意してほしいのは，**どちらも分母は真の状態**（確定診断ありまたは確定診断なしの人数）であって，検査結果（陽性者数・陰性者数）ではないということです．

ROC曲線〜最適なカットオフ値の探索

　検査結果が連続値のとき，感度・特異度はカットオフ値（診断基準）に依存して変化します．そのとき用いられる**receiver-operating-characteristics（ROC）曲線**は，カットオフ値の変化に伴って生じた感度と1－特異度を，それぞれ縦軸と横軸にプロットしたものです．

　図2は，糸球体濾過率（連続データ）によってCKDを予測するときのROC曲線です．ROC曲線は，45度の直線から離れるほど（図の左上に近づくほど），感度・特異度が高いことを意味します．ROC曲線の曲線下面積は**area under curve（AUC）**または**C統計量**とよばれ，AUC＝1は検査が完全に正しいとき（感度・特異度100％が達成できたとき），AUC＝0.5は対象者をランダムに分類したときに対応します．

　また，感度・特異度はカットオフ値に依存しますが，トレードオフの関係があって両方を同時に高くすることはできません．例えば，カットオフ値を最低値にすると（全員を疾患ありと診断することで），感度は100％にできますが，特異度は低くなります．カットオフ値を上昇させることで特異度を高められますが，一方で感度は減少します．このような関係があるため，ROC曲線を描いて感度・特異度を両方同時に調べることで，最適なカットオフ値を探します．

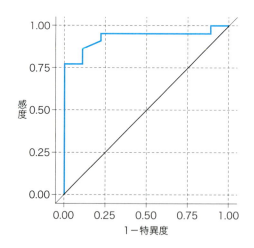

図2　推定糸球体濾過率データにおける慢性腎臓病（CKD）診断のROC曲線

ここまでで質問はありますか？

2型糖尿病コホート研究の論文でも，ROC曲線が使われているみたいです

Figure 1ですね．冠動脈疾患や脳卒中の予測のために用いられるUKPDSリスクエンジンという予測式があり，これを用いています❷．2型糖尿病コホート研究では，UKPDSリスクエンジンで用いられたリスク因子に，糖尿病網膜症を追加して予測式を構築したとき，どのくらい予測精度が向上するかを調べています．

Figure 1は，予測式から計算された冠動脈疾患（または脳卒中）リスクの値を用いて，実際の冠動脈疾患発生（または脳卒中発生）を予測したときのROC曲線です．破線（UKPDSリスク因子のみ）に比べて，実線（UKPDSリスク因子＋糖尿病網膜症）のほうが，感度・特異度が若干改善することがわかります．

別冊 7ページ

❷リスクエンジンについては第11講で解説します．

ROC曲線の計算

表2は，31人の推定糸球体濾過率（eGFR，血漿クレアチニン濃度から計算）データを大きい順に並べたときの，CKD確定診断ありとなしの人数を示したものです．一番上の対象者のeGFRは102で，CKD確定診断はありません．eGFRの基準値（カットオフ値）を102にすると，CKDありの22人のうち全員がカットオフ値未満，つまり陽性判定になります．したがって，感度は100％です．一方でCKDなしの9人のうち，カットオフ値以上はいませんから，特異度は0％です．カットオフ値を102から下げると感度は100％から下がり，特異度は0％から高くなります．感度・特異度がともに80％を越えるのは，CKDをeGFR 54未満で判定するときと，eGFR 50未満で判定するときです．

このように計算した感度・特異度をプロットすると，図2のようなROC曲線が描かれます．この図のAUCは0.93です．

オッズ比とROC曲線の関係

図3は，1 SD❸あたりのオッズ比が1〜200倍までの値に対応するROC曲線を示したものです．図からは，AUCが0.9を越えるのは，オッズ比が20倍のときであることがわかります（ちなみに，このときAUC＝0.93）．これは，確定診断あり群と確定診断なし群の平均の差が1.46 SDである状況に相当します．慢性疾患の疫学研究では，オッズ比1.2〜3倍程度のリスク因子が集積することにより，将来の疾患が生じるという多重リスク因子疾患を対象としています（例えば2型糖尿病コホート研究では1.6〜2.7倍）．それに比べ20倍というオッズ比は途方もな

❸SD＝標準偏差

表2 糸球体濾過率データにおける慢性腎臓病(CKD)診断のROC曲線の計算

eGFR*	人数		カットオフ値を102から48に変化させた結果	
	確定診断なし	確定診断あり	感度	特異度
102	0	1	0/9=0%	22/22=100%
87	1	0	1/9=11%	22/22=100%
76	0	1	1/9=11%	21/22=95%
76	0	1	2/9=22%	21/22=95%
76	0	1	3/9=33%	21/22=95%
76	0	1	4/9=44%	21/22=95%
76	0	1	5/9=56%	21/22=95%
67	0	1	6/9=67%	21/22=95%
60	1	0	7/9=78%	21/22=95%
58	1	0	7/9=78%	20/22=91%
58	0	1	7/9=78%	19/22=86%
54	1	0	8/9=89%	19/22=86%
50	1	0	8/9=89%	18/22=82%
49	0	1	8/9=89%	17/22=77%
≦48	17	0	9/9=100%	17/22=77%
計	22	9		

＊血漿クレアチニン濃度から計算．

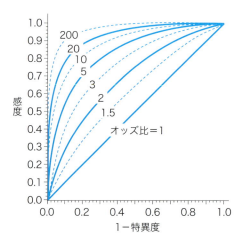

図3 1 SDあたりのオッズ比が1から200倍の8種類の検査の診断精度に対応するROC曲線

い値で，喫煙と肺がんよりもずっと強いものです．

　推定糸球体濾過率データは，疾患がすでに存在しているかどうかを判定する「診断」です．一方で2型糖尿病コホート研究は，将来の疾患発生を予測する「リスク評価」に関心があります．図2，図3が示しているのは，診断に比べ，遠い未来を予測するリスク評価ではより大きな誤差が伴うため，一般に判別能力は高くない，ということです．

 ロジスティック回帰と Cox 回帰の推定方法

　統計学では，さまざまな推定方法が用いられます．ただし，そのほとんどは，未知数 β の関数 $f(\beta)$ を最小にする β を求める問題（最適化問題）として，定式化することができます．最小二乗法は，最適化問題のひとつです．詳しくは述べませんが，ロジスティック回帰では尤度関数を $f(\beta)$ として用いる最尤法，Cox 回帰[4]では部分尤度関数を $f(\beta)$ として用いる部分尤度法を用いて，回帰係数を求めます．いずれも，$f(\beta)$ を最小にする p が回帰係数の推定値です．

[4] Cox 回帰は第10講で解説します．

本講のエッセンス

- ロジスティック回帰の特徴は，対数オッズを結果変数とする点です．確率を p，説明変数を x とすると，ロジスティック回帰の数式は $\log\{p/(1-p)\} = \beta_0 + \beta_1 x$ となります．回帰係数のうち，特に関心があるのは β_1 で，オッズ比 $= \exp(\beta_1)$ という関係が成り立ちます．

- 回帰係数やオッズ比は，結果変数と説明変数との関連の強さを表す指標です．しかし，検査の診断精度を調べる研究では，検査値によって，疾患のある集団と疾患のない集団を，高い精度で分類できるかどうかに関心があります．この能力は判別能力とよばれ，感度・特異度・ROC 曲線で評価されます．

- ROC 曲線の曲線下面積は area under curve（AUC）または C 統計量とよばれ，AUC = 1 は感度・特異度100％が達成できたとき，AUC = 0.5 は対象者をランダムに分類したときに対応します．

第10講 Cox回帰

本講のテーマ

糖尿病治療の目標の一つは心血管疾患の予防ですが、適切な治療を行うためには、個々の患者がどのくらいの確率で心血管疾患を発症するのかを知っておく必要があります。代表的な心血管疾患として冠動脈疾患と脳卒中がありますが、どちらも患者の特徴によってリスクが異なります。

表1は、健常人集団における冠動脈疾患（虚血性心疾患）のリスク因子です[1]。血圧、喫煙、コレステロールが冠動脈疾患の三大リスク因子としていわれていますが、これまでのコホート研究からはそれ以外にさまざまなリスク因子が報告され

表1 コホート研究における虚血性心疾患のリスク因子

	福岡（久山）		広島/長崎		新潟（新発田）	NIPPON DATA	共同研究1	共同研究2		JACC		Honolulu（日系人）	Framingham		ARIC study	
	男	女	男	女	男女	男女	男	男	女	男	女	男	女	男	女
年齢	＋	＋	＋	＋		＋	－			＋	＋	＋			
血圧	＋	＋	＋	＋	＋	＋	＋			＋	＋	＋	＋	＋	＋
喫煙	＋	＋	＋	＋	＋	＋	＋	＋	＋	＋	＋	＋	＋	＋	＋
血性コレステロール	＋	－	＋	＋	－	＋	＋			＋	＋	＋	＋	＋	＋
HDLコレステロール						－	＋*			＋*	＋*	＋*	＋*	＋*	＋*
中性脂肪								＋	＋		＋	－	＋	－	＋
耐糖能異常	＋	－	－	－	－	＋	＋			＋	＋	＋	＋	＋	＋
肥満	－	＋			－		－			＋	＋	＋	＋	＋	
心電図異常	－	＋	－	－	－							＋	＋		
飲酒	－	－			－		＋*			＋*	＋*	＋*			
フィブリノーゲン							＋*				＋	＋	＋	＋	＋

＋正の有意な危険因子，＋*負の有意な危険因子，－有意でない危険因子，＋†男女込みでの解析
共同研究1：大阪現業を中心とした研究
共同研究2：井川町（秋田県），協和町（茨城県），野市町（高知県），八尾市（大阪府）の住民による共同研究
NIPPON DATA：National Integrated Project for Prospective Observation of Noncommunicable Disease and Its Trends in the Aged
JACC：Japan collaborative cohort study for evaluation of cancer risk sponsored by monbusho
ARIC：The Atherosclerosis Risk in Communities
日本循環器学会：虚血性心疾患の一次予防ガイドライン（2012年改訂版），http://www.j-circ.or.jp/guideline/pdf/JCS2012_shimamoto_h.pdf（2018年11月閲覧）

ています．それでは，もともとリスクの高い2型糖尿病患者集団において，糖尿病網膜症とその重症度は心血管疾患リスクと関連しているのでしょうか？

keyword

線型モデル，ロジスティック回帰，Poisson回帰，Cox回帰，ハザード比

リスク因子の探索

　コホート研究におけるリスク因子の探索には，回帰モデルが用いられます．回帰モデルは，結果変数yと説明変数xの関係に数式を当てはめる統計手法です．
　2型糖尿病コホート研究では，回帰モデルによる解析の結果は論文のTable 3に示されています（表2）．これは回帰モデルの一種であるCox回帰を用いて，冠動脈疾患とそのリスク因子〔年齢，性別，HbA1c，罹病期間，BMI，収縮期血圧，LDLコレステロール，HDLコレステロール，中性脂肪，アルブミンクレアチニン比（ACR），喫煙，糖尿病網膜症〕との関連を調べたものです．表に示されているハザード比，95％信頼区間，p値は，リスク因子の影響の程度を表しています．

5ページ

表2　2型糖尿病患者1620人における糖尿病網膜症と冠動脈疾患に関するCox回帰の結果

	冠動脈疾患		
	ハザード比	95%信頼区間	P値
年齢（+1年）	1.03	1.00-1.07	0.08
女性（対 男性）	0.60	0.37-0.96	0.03
HbA1c（+1%）	1.10	0.93-1.30	0.27
罹患期間（+1年）	1.02	0.99-1.05	0.12
BMI（+1 kg/m²）	1.03	0.95-1.12	0.48
収縮期血圧（+1 mmHg）	1.02	1.00-1.03	0.04
LDLコレステロール（+0.025 mmol/l）	1.01	1.01-1.02	<0.01
HDLコレステロール（+0.025 mmol/l）	1.00	0.99-1.02	0.61
対数中性脂肪（+1単位）	2.41	1.52-3.83	<0.01
対数ACR（+1単位）	0.97	0.80-1.16	0.72
喫煙経験あり（対 喫煙経験なし）	1.86	1.17-2.97	0.01
糖尿病網膜症あり	1.69	1.09-2.63	0.02

（課題論文1よりTable 3を一部抜粋して引用）

表3 データの型と回帰モデル

データの型	モデル	数式	指標
連続データ	線型モデル	平均=$\beta_0+\beta_1 x$	回帰係数=β_1
2値データ	ロジスティック回帰	オッズ=$\exp(\beta_0+\beta_1 x)$	オッズ比=$\exp(\beta_1)$
計数データ	Poisson回帰	発生率=$\exp(\beta_0+\beta_1 x)$	発生率比=$\exp(\beta_1)$
生存時間データ	Cox回帰	ハザード=ベースラインハザード×$\exp(\beta_1 x)$	ハザード比=$\exp(\beta_1)$
反復測定データ	変量効果モデル	平均=$\beta_0+\beta_1 x+$変量効果	回帰係数=β_1

回帰モデルの種類

回帰モデルはさまざまなものがあり，アウトカムの型によって使い分けられます（表3）．特によく用いられるのは，**線型モデル**（linear model，血圧などの連続データ），**ロジスティック回帰**（logistic regression，甲状腺がんの有無などの2値データ），**Poisson（ポアソン）回帰**（骨折発生率などの計数データ），**Cox（コックス）回帰**（再発までの期間などの生存時間データ），**変量効果モデル**（random effects model，反復測定データ）の5つです．

表2で用いられたCox回帰は，ハザード関数❶の回帰モデルで，基準となるある関数（ベースラインハザード）の定数倍〔$\exp(\beta, x)$倍〕という特徴があります．これを比例ハザード性というのでした．

❶ハザード関数や比例ハザード性については第5講で解説しました．

ここまでで質問はありますか？

回帰モデルは回帰係数βを推定するんですよね．でも表2にはハザード比しかありません

線型モデルと変量効果モデルでは，結果変数yと説明変数xの関係の強さを表す指標として，回帰係数β_1が使われます（表3）．一方で，一次関数ではないロジスティック回帰，Poisson回帰，Cox回帰では，解釈しやすくするため，回帰係数をそれぞれオッズ比，発生率比，ハザード比に変換します．

じゃあ"年齢（+1年）"って何のことですか？

それはハザード比の単位を示しています．年齢のハザード比は1.03ですが，これは年齢が1歳高くなると冠動脈疾患のハザードが1.03倍になるという意味です．

じゃあ "対数中性脂肪（+1単位）" は？

中性脂肪は対数変換してからCox回帰に投入しています．中性脂肪のもともとの単位（mg/dLやmmol/Lなど）であればハザード比の単位を示す意味があるのですが，対数変換すると解釈できなくなってしまうので，+1単位とだけ書いてあります．

また，対数変換したのは，中性脂肪はとびぬけて高い値になることがあるため，このような外れ値の影響を減らしたかったのでしょう．

じゃあ，ハザード比は12あるからCox解析の説明変数は12（x_1, x_2, …, x_{12}）あるってこと？

そのとおりです．普通は，回帰係数（ハザード比）の数と説明変数の数は同じなのですが，二次の項（x^2）や交互作用項を含めると，その項に対応する回帰係数が推定されます．

交互作用項って何ですか？

交互作用項とは，掛け算の項のことです．説明変数をx_1とx_2とすると，交互作用を含むモデルは$y = \beta_0 + \beta_1 x_1 + \beta_2 x_2 + \beta_3 x_1 x_2$のような形で書きます．臨床試験のサブグループ解析では，**交互作用（interaction）**の検定が用いられるのですが，これは回帰モデルでいうと$\beta_3 = 0$の検定に相当します．一方で，$\beta_1 x_1$や$\beta_2 x_2$は交互作用と区別するために主効果とよばれることがあります．

交互作用があるとどうなるの？

説明変数x_1とx_2の効果が，$\beta_1 x_1 + \beta_2 x_2$のような足し算でなくなります．中性脂肪（$x_1$）の影響が，年齢（$x_2$）が高くなるほど強くなる，というのが一例です．

数式がデータに当てはまっていなかったらどうなるのでしょう？二次関数を当てはめたのに，データは一次関数だった，とか

仮定した回帰モデルがデータに当てはまっていないとき（モデルを誤特定したとき）には，ハザード比にバイアスが生じたり，p値が妥当でなかったり，

❷モデルの誤特定の例は第8講を参照ください.

といった困ったことが生じます❷.

95％信頼区間は必ず対称性か

回帰係数の95％信頼区間は,「回帰係数±1.96×標準誤差」で計算することが一般的です.これは回帰係数が正規分布に近似できることを利用したものです.そうするとしかし,オッズ比,発生率比,ハザード比の95％信頼区間は,「exp（回帰係数±1.96×標準誤差）」という計算になり,上下対称になりません.論文を読んでいて,比の指標の95％信頼区間が上下対称だったら,間違いを疑うべきかもしれません.

回帰モデルでも95％信頼区間とp値を報告すべき

回帰モデルによるp値として,回帰係数がゼロかどうかの検定〔Wald（ワルド）検定〕のものを報告することが一般的です.ロジスティック回帰では,このp値はオッズ比が1かどうかの検定結果として用いられることがあります（同じ意味ですよね）.回帰モデルを用いた解析でも,どのくらい誤差があるのかを示すために95％信頼区間とp値を報告することは必須です.

本講のエッセンス

☐ よく用いられる回帰モデルは,線型モデル（連続データ）,ロジスティック回帰（2値データ）,Poisson回帰（計数データ）,Cox回帰（生存時間データ）,変量効果モデル（反復測定データ）の5つです.

☐ これらの回帰モデルは,データの型と「比のモデルかどうか」が主な違いです.ロジスティック回帰,Poisson回帰,Cox回帰は比のモデルで,回帰係数の指数をとることで,それぞれオッズ比,発生率比,ハザード比が計算されます.

文献
1）「虚血性心疾患の一次予防ガイドライン（2012年改訂版）」（日本循環器学会,他）
（http://www.j-circ.or.jp/guideline/pdf/JCS2012_shimamoto_h.pdf）

I コホート研究

課題論文1　Kawasaki R, et al：Ophthalmology, 2013

第11講　リスクエンジン

本講のテーマ

2型糖尿病コホート研究のFigure 1と2は，UKPDSリスクエンジンに含まれるリスク因子による予測と，リスク因子として糖尿病網膜症を加えたときの予測を比較しています．リスクエンジンとは，回帰モデル❶を用いて疾患リスクを計算するためのアルゴリズムのことです．リスクエンジンは，臨床上は患者個人の疾患リスクを評価し，層別するために用いられます．また，最近になって，研究者・製薬企業・行政による医薬品評価において，費用対効果のモデル分析に組み込まれることが増えてきました．

別冊
7, 8ページ

❶第8～10講を参照ください．

keyword

疾患リスク，リスクエンジン，リスク因子，ロジスティック回帰

リスクエンジンと疾患リスクの計算

リスクエンジンは，個人がどのようなリスク因子をもっているかという情報を入力することで，その個人の疾患リスクを計算します．例えばUKPDSリスクエンジンは，年齢，性，人種，喫煙，HbA1c，収縮期血圧，総コレステロール/HDLコレステロール比といったリスク因子から，冠動脈疾患のリスクを求めるものです[1]．

形式の種類

リスクエンジンはさまざまなインターフェースを用いて実装されますが，代表的なのはチャート形式とWebアプリケーション形式です．

● チャート形式

虚血性心疾患の一次予防ガイドライン[2]は，冠動脈疾患のリスク因子の解説に加えて，冠動脈疾患リスクの評価チャートを男女別に掲載しています❷．リスク因子の組み合わせによりチャートを参照することで，10年間の冠動脈疾患による死亡リスクがどれくらいか読み取ることができます．

❷Web上で閲覧できます（文献2）．

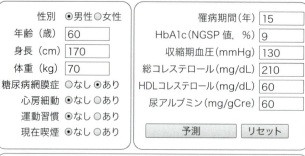

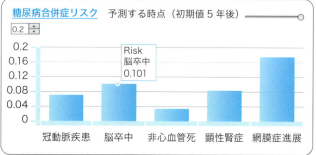

図1 JJリスクエンジンのWebアプリケーション
（文献3を参考に作成）

● Webアプリケーション形式

　Webアプリケーションの一例は，2型糖尿病コホート研究から報告されたJJリスクエンジン[3]です（図1）．JJリスクエンジンの入力項目は，性，年齢，身長，体重，糖尿病網膜症，心房細動，運動習慣，現在喫煙，罹病期間，HbA1c，収縮期血圧，総コレステロール，HDLコレステロール，尿アルブミンです．これらのリスク因子をWebアプリケーションに入力することにより，日本人2型糖尿病患者の冠動脈疾患・脳卒中・顕性腎症発症と，糖尿病網膜症進展，非心血管死の絶対リスクを計算します．

ここまでで質問はありますか？

チャートやWebアプリケーションの内部では，何らかの計算をしているはずですが，イメージが湧きません

計算アルゴリズムはリスクエンジンによって異なりますし，一次関数やロジスティック回帰の関数[3]よりも複雑ですが，回帰モデルを当てはめていることは共通しています．UKPDSリスクエンジンはWeibull回帰，冠動脈疾患による死亡リスクの評価チャートはCox回帰，JJリスクエンジンはマルチステートモデルとよばれる回帰モデルです．回帰モデルとは要するに数式のことです．

[3] 第9講図1を参照ください．

回帰式の回帰係数のように，数式には未知数がありますよね？ 未知数はデータに回帰モデルを当てはめて推定したってことでしょうか

そのとおりです．UKPDSリスクエンジン，冠動脈疾患による死亡リスクの評価チャート，JJリスクエンジンは，いずれもコホート研究のデータ（それぞれ2型糖尿病のある英国人4540人[1]，日本人9638人[4]，2型糖尿病のある日本人1748人[3]）に回帰モデルを当てはめることで構築されました．

　したがって，計算された疾患リスクがその個人の値として妥当かどうかは，どのような特徴をもった集団のデータなのかによります．例えば，英国の2型糖尿病患者の冠動脈疾患リスクは，日本の患者よりも高いといわれています．このように，人種差がある場合には，日本人には日本のコホート研究から得られたリスクエンジンを使ったほうがよさそうです．モデルの妥当性にはいくつかの種類がありますが，これを**外的妥当性**（external validity）といいます[4]．

[4] 第26講 表2を参照ください．

マルチステートモデル

　一般に，リスクエンジンの計算に用いられる未知数は，回帰モデルをデータに当てはめることにより推定されます．UKPDSリスクエンジン[1]で用いられたのはWeibull回帰ですが，複数のイベントを取り扱うことはできないという限界があります．例えば，UKPDSリスクエンジンは，10年以内に冠動脈疾患と脳卒中を発症する確率をそれぞれ計算することができます．しかし，この2つの確率を合計することは，イベントが独立ではないため厳密にはできません．細小血管合併症を考慮した包括的なリスクエンジンが皆無なのは，このような技術的課題があるためです．

　そこでJJリスクエンジンでは，7つの状態間の推移を表すマルチステートモデルが用いられました[3]．マルチステートモデルは，「合併症なし」という状態から，6つの状態（糖尿病網膜症発生，糖尿病網膜症増悪，冠動脈疾患，脳卒中，顕性腎症，非心血管死）に推移する確率を表しています．具体的には，状態jからkへの推移率に，$\lambda_{ijk}(t) = \lambda_{0jk}(t)\exp(X_i\beta_{jk})$という数式が仮定されました．ここで，$\lambda_{0jk}(t)$はベースラインハザード関数，$X_i$は共変量ベクトル，$\beta_{jk}$はハザード比の

対数です．

 リスクエンジンの使い方

図1には，仮想的な2型糖尿病患者についてJJリスクエンジンを用いた結果が示されています．この患者は，単純網膜症を合併した運動習慣のない60歳男性です（その他の特徴は図1のとおり）．この患者の冠動脈疾患10年リスクは7.1％，脳卒中10年リスクは10.1％，非心血管死10年リスクは3.3％，顕性腎症10年リスクは8.3％，糖尿病網膜症進展10年リスクは17.5％です．この患者が，仮に運動習慣があったとしたらどうなるでしょうか？ 冠動脈疾患10年リスクは7.4％，脳卒中10年リスクは5.6％，非心血管死10年リスクは1.9％，顕性腎症10年リスクは8.8％，糖尿病網膜症進展10年リスクは18.2％と計算されます．

さて，他のリスクエンジンを用いるとどうなるでしょうか？ UKPDSリスクエンジンにより同様の特徴をもつ白人患者のリスクを計算すると，冠動脈疾患10年リスクは20.9％，脳卒中10年リスクは8.4％となり，冠動脈疾患リスクはかなり大きくなります．

また，非空腹時血糖値200 mg/dL以上で図1と同様の特徴をもつ個人を想定して，冠動脈疾患リスクの評価チャート❺を参照してみましょう．冠動脈疾患10年死亡率は2〜5％と，JJリスクエンジンよりリスクは低く見積もられます．

❺Web上で閲覧できます（文献2）．

本講のエッセンス

☐ 個人がどのようなリスク因子をもっているかという情報を入力することで，その個人の疾患リスクを計算するツールを，リスクエンジンや疾患リスクの評価チャートといっています．

☐ リスクを計算する計算アルゴリズムは，リスクエンジンによって異なりますし，一次関数やロジスティック回帰の関数より複雑なものも用いられますが，基本的にコホート研究などのデータに回帰モデルを当てはめることで構築されます．また，別の集団のデータを用いて外的妥当性を確認することが大切です．

文献

1) Stevens RJ, et al：The UKPDS risk engine: a model for the risk of coronary heart disease in Type Ⅱ diabetes (UKPDS 56). Clinical Science, 101：671–679, 2001

2) 「虚血性心疾患の一次予防ガイドライン（2012年改訂版）」（日本循環器学会，他）（http://www.j–circ.or.jp/guideline/pdf/JCS2012_shimamoto_h.pdf）（2019年5月閲覧）

3) Tanaka S, et al：Predicting macro– and microvascular complications in type 2 diabetes: The Japan Diabetes Complications Study/the Japanese Elderly Diabetes Intervention Trial risk engine. Diabetes Care, 36：1193–1199, 2013

4) NIPPON DATA80 Research Group：Risk assessment chart for death from cardiovascular disease based on a 19–year follow–up study of a Japanese representative population. Circulation Journal, 70：1249–1255, 2006

次は演習問題です

Ⅰ コホート研究

演習問題

問題1 課題論文3（Simon J, et al：BMJ, 2008）を読んで，以下の問いに答えなさい．

22～29ページ

1 抄録を読んで，この論文のPICOを読み取りなさい．IはIntervention（介入）です．

2 Table 2のかっこ内の数値について正しいのは，次のうちどの組み合わせでしょうか？

　ⓐ 標準誤差と95％信頼区間
　ⓑ 標準偏差と95％信頼区間
　ⓒ 平均と標準偏差
　ⓓ ⓐ, ⓑ, ⓒすべて誤り

3 Table 2の変化量（change）の列についての問題です．アスタリスク（＊）はp＜0.05を表しています．正しいのは，次のうちどれでしょうか？

　ⓐ 変化量の95％信頼区間の下限がマイナスの介入内容には，すべてアスタリスクがついている
　ⓑ アスタリスクがついている介入内容では，12カ月前からベースラインの間に比べて，有意にコストが増えた
　ⓒ アスタリスクがついている介入内容では，通常ケア群に比べて，有意にコストが増えた
　ⓓ ⓐ, ⓑ, ⓒすべて誤り

4 Table 3のかっこ内の数値について正しいのは，次のうちどの組み合わせでしょうか？

　ⓐ 標準誤差と95％信頼区間
　ⓑ 標準偏差と95％信頼区間
　ⓒ 平均と標準偏差
　ⓓ ⓐ, ⓑ, ⓒすべて誤り

問題2　以下の問いに答えなさい．

1 野球選手の打率は，次のうちどれに分類されるでしょうか？

　ⓐ 割合
　ⓑ 率
　ⓒ ⓐとⓑどちらにも分類できる
　ⓓ ⓐとⓑどちらにも分類できない

2 糸球体濾過率は，次のうちどれに分類されるでしょうか？

　ⓐ 割合
　ⓑ 率
　ⓒ ⓐとⓑどちらにも分類できる
　ⓓ ⓐとⓑどちらにも分類できない

3 生存曲線（Kaplan-Meier曲線）の縦軸は，次のうちどれに分類されるでしょうか？

　ⓐ 割合
　ⓑ 率
　ⓒ ⓐとⓑどちらにも分類できる
　ⓓ ⓐとⓑどちらにも分類できない

4 Kaplan-Meier法が妥当なのは，どのようなときでしょうか？

　ⓐ 追跡期間が正規分布するとき
　ⓑ 追跡不能の理由が疾患の悪化によらないとき
　ⓒ 追跡期間が長いとき
　ⓓ 試験治療群とコントロール群の間で比例ハザード性が成り立つとき

解答▼
別冊
40ページ

ランダム化臨床試験
血糖自己測定は有効か

課題論文2　Farmer A, et al：BMJ, 2007 ［血糖自己測定臨床試験］
▶別冊　12〜20ページ

II ランダム化臨床試験
課題論文2　Farmer A, et al：BMJ, 2007

第12講　臨床試験のアウトカム

別冊
12〜20ページ：
課題論文2

　2つ目のケーススタディとして，血糖自己測定の有効性を評価した臨床試験を取り上げます．臨床試験では，PECOの代わりに，Patients（患者），Intervention（介入），Comparison（比較対照），Outcomes（アウトカム，エンドポイント）の"PICO"を用います．Abstract（抄録）によると，血糖自己測定臨床試験では，Patientsはインスリン非依存性2型糖尿病患者，Interventionは血糖自己測定（単独または検査結果を自己ケアへ反映するように指示），ComparisonはHbA1cを3ヶ月ごとに測定する標準的な通常ケア，Outcomesは12ヶ月時点のHbA1cです．まずは，12ヶ月時点のHbA1cというエンドポイント❶の意義について考えてみましょう．

❶エンドポイント，評価項目，アウトカムはほとんど同じ意味で，治療や介入の結果のことです．臨床試験ではエンドポイントとよぶことが多いようです．

keyword

エンドポイント，コプライマリーエンドポイント，代替エンドポイント，複合エンドポイント，臨床エンドポイント，PICO

良いエンドポイントとは

　臨床試験で評価したい医薬品や治療法の特性は，有効性，安全性，費用対効果などさまざまです．そのため，臨床試験の計画で重要なのは，目的に応じた適切なエンドポイントを選択することです．例えば，糖尿病治療の短期的な目標は血糖コントロールですが，将来の糖尿病合併症の予防につながる治療でなければ，真の意味で有効とはいえません．

　一般論でいうと，良いエンドポイントの条件として，
- 測定が容易であること
- 感度がよいこと
- 臨床的に意義があること

の3つがあります．12ヶ月時点のHbA1cは，測定が容易で，血糖自己測定を導入したことへの感度が高いエンドポイントですが，臨床的意義は限定的です．一

方で，冠動脈疾患・脳卒中発症などの糖尿病合併症をエンドポイントにすると，血糖自己測定によって患者がどれくらいの利益を得るかを，直接測ることができます．その代わり，糖尿病合併症をエンドポイントにすると，2型糖尿病コホート研究のように，数〜数十年の追跡が必要になります．このように，測定の簡便性と臨床的意義は，しばしばトレードオフの関係にあります．

臨床エンドポイントと代替エンドポイント

患者の利益を直接反映するエンドポイントを，**臨床エンドポイント（clinical endpoint）**とよび，その代替指標として用いられるエンドポイントを**代替エンドポイント（surrogate endpoint）**といいます．医薬品や治療を低コストかつ短期間で評価するために，12ヶ月時点のHbA1cのような代替エンドポイントが用いられるわけです．

ここまでで質問はありますか？

HbA1cしか調べていないのですか？

抄録には主要エンドポイントのHbA1cしか示されていませんが，Methods（方法）のアウトカム指標（Outcome measures）を読んで，すべてのエンドポイントを確認することは大切です．

14ページ

この試験では副次エンドポイントとして，血圧，体重，総コレステロール，総コレステロール/HDLコレステロール比，BMIが設定されていました．また，課題論文3と4で取り上げる費用効果分析❷では，生活の質（QOL）・質調整生存年（QALY）・費用が，有効性以外のエンドポイントとして調べられています．

❷第21講で解説します．

主要エンドポイントと副次エンドポイントって？

有効性を検証する臨床試験では，最も関心のある結果を1つだけ設定して**主要（primary）エンドポイント**とよび，その結果から有効性を判定します．それ以外は**副次（secondary）エンドポイント**です．

仮に，有効性に関する主要エンドポイントと副次エンドポイントがあって，それぞれでp＝0.06とp＜0.05だったらどうなりますか？

その場合，有効性を結論することはできません．これは，大学入試の合格基

準を操作してはならないのと同じで，公平に判定するための一種のルールです．それを許してしまうと，「いいとこどり」ができてしまうでしょう？

例えば，この試験のエンドポイントは6つあります．主要エンドポイントが1つのとき，誤って有意と判定してしまう確率❸は5％ですが，6つのうち1つでも有意かどうかをみる「いいとこどり」をすると，αエラーは5％から26％に増えてしまうことが知られています（$1-0.95^6=0.26$）．これは検定の多重性の一種です❹．

❸第7講で述べたαエラーですね．

❹第15講で解説します．

主要エンドポイントが1つ，というルールに例外はないんですか？

あります．例えばアルツハイマー病治療薬の臨床試験では，認知機能と実行機能（または全般的認知）の両方を主要エンドポイントにすることが普通です．これを**コプライマリーエンドポイント（co-primary endpoints）**といいます．ただし，コプライマリーエンドポイントを設定するときは「いいとこどり」を防ぐために専用の統計手法が必要になります．

別の例として，2型糖尿病コホート研究の心血管疾患発症（Any Cardiovascular Diseaseと表記されています）のように，冠動脈疾患と脳卒中の2つのエンドポイントに関心があり，その2つを組み合わせることもあります．心血管疾患発症は，冠動脈疾患と脳卒中のどちらか早いほうを採用すると定義されました．これを**複合エンドポイント（composite endpoint）**といいます．

別冊 5ページ，Table 3；6ページ，Table

 ### エンドポイントの分類

米国国立衛生研究所（National Institute of Health）は，エンドポイントを以下の3つに分類しています[1]．

- バイオマーカー（biological marker or biomarker）：
正常な生物学的プロセス，病態形成プロセスあるいは治療的介入に対する薬理学的反応の指標として，客観的に測定および評価されるある特性．
- 臨床エンドポイント（clinical endpoint）：
患者がどのように感じ，あるいは機能し，どのくらい生存しているかを反映する特性あるいは変数．
- 代替エンドポイント（surrogate endpoint）：
バイオマーカーのうち，臨床エンドポイントの代わりになることが意図されたもので，疫学，治療学，病態生理学または他の科学的根拠に基づき，臨床上の便益・害の有無を予測することが期待されるもの．

代替エンドポイントと医薬品の承認審査

　致死的疾患のための医薬品開発では，代替エンドポイントを用いた臨床試験の結果をもとに承認審査が行われ，臨床エンドポイントによる有効性・安全性の評価は承認後になされることが国際的に許されています．例えば米国食品医薬品局（FDA）の加速承認制度（Accelerated Approval）には，代替エンドポイントの利用条件などが規定されています．

　このような制度は，AIDS問題に端を発して，90年代に緊急性の高い医薬品を早期開発するために導入されました．ただし，代替エンドポイントの利用が誤った医薬品評価につながった事例（下記）も経験されました．

 ## 代替エンドポイントの事例

　表1，図1は，代替エンドポイントの利用が誤った医薬品評価につながった事例をまとめたものです[2]．循環器疾患，がん，HIV感染/AIDS，骨粗鬆症，慢性肉芽腫症といったさまざまな疾患で，代替エンドポイントが用いられていますが（表1），疾患・治療介入・臨床エンドポイント・代替エンドポイントの関係はさまざまです（図1，図2）．

　図2は，介入効果が，完全に代替エンドポイントへの効果を介して臨床エンドポイントに伝わっており，代替指標として理想的です．しかし，それ以外に，図1A～Dのような複雑なメカニズムを想定すべき状況もあります．このうち，最も考慮しなければならないのは，想定外のメカニズムの存在です（図1D）．例えば，骨粗鬆症性骨折が生じるメカニズムには量的要因（骨量）と質的要因（骨質）があるといわれており，量的要因は骨密度により評価されます．しかしながら，骨密度を増加させる作用をもつフッ化ナトリウムの骨折予防効果を調べたプラセボ対照ランダム化臨床試験では，骨密度の増加がみられたにもかかわらず，非椎体骨折がプラセボに比して多いという予想外の結果でした．この事例は，図1Dに該当するものと考えられ，骨密度のみの測定では骨質への治療の影響を評価できないことを示しています．

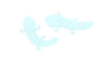

表1　代替エンドポイントが不適切な医薬品評価につながった事例

疾患と治療	エンドポイント		メカニズム（図1参照）			
	代替	臨床	A	B	C	D
循環器疾患						
・不整脈						
エンカイニド，フレカイニド	心室性不整脈	生存		+		++
キニジン，リドカイン	心房細動	生存		+		++
・うっ血性心不全						
ミルリノン，フロセキナン	心拍出量，左室駆出分画	生存		+		++
・高脂質血症						
フィブラート，ホルモン，食事，ロバスタチン	コレステロール	生存		+		++
・高血圧						
Ca拮抗薬	血圧	心筋梗塞，生存		+		++
がん						
・予防						
フィナルテリド	前立腺生検	臨床兆候，生存	++			
・進行後						
フルオロウラシル＋ロイコボリン	腫瘍縮小	生存	+			++
その他						
HIV感染/AIDS						
抗レトロウイルス薬	CD4数，ウイルス力価	AIDSイベント，生存		+	+	+
骨粗鬆症						
フッ化ナトリウム	骨密度	骨折				+
慢性肉芽腫症						
インターフェロンγ	殺菌，O_2^-生成	感染				++

（文献2よりTable 1を引用）

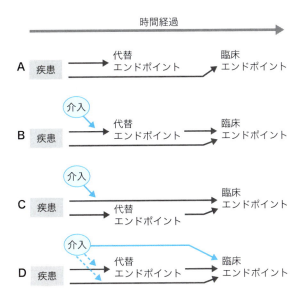

図1 代替エンドポイントが不適切な医薬品評価につながった原因を表す概念図（文献2よりFigure 1を引用）

A）代替エンドポイントが因果経路上にないとき．B）複数の因果経路が存在し，介入はそのうちの代替エンドポイントを介した経路にのみ作用するとき．C）代替エンドポイントが介入効果の経路にないとき．D）介入が代替エンドポイントを介す経路と介さない経路の両方に作用し，臨床エンドポイントにも直接作用するとき．

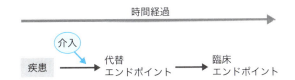

図2 介入効果が，完全に代替エンドポイントへの効果を介して，臨床エンドポイントに伝わるという理想的な状況
（文献2よりFigure 2を引用）

本講のエッセンス

☐ 良いエンドポイントの条件として,測定が容易であること,感度がよいこと,臨床的に意義があることの3つがあります.

☐ 測定の簡便性と臨床的意義は,しばしばトレードオフの関係にあり,エンドポイントの選択が悩ましいことがあります.このようなとき,医薬品や治療を低コストかつ短期間で評価するために,代替エンドポイントという概念が提唱されました.

☐ 患者の利益を直接反映するエンドポイントを,臨床エンドポイントとよび,その代替指標として用いられるエンドポイントを代替エンドポイントといいます.

文献

1) Biomarkers Definitions Working Group：Biomarkers and surrogate endpoints: preferred definitions and conceptual framework. Clinical Pharmacology & Therapeutics, 69：89-95, 2001

2) Fleming TR, DeMets DL：Surrogate end points in clinical trials: are we being misled? Annals of Internal Medicine, 125：605-613, 1996

II ランダム化臨床試験

課題論文2　Farmer A, et al：BMJ, 2007

第13講　ランダム化*

　ランダム化の考え方は，1920年頃に統計学者Fisher（図1）により開発された実験計画法まで遡ります．ここでいう実験とは，誤差を制御できる物理実験や化学実験のことではありません．制御できない誤差の存在下で行わざるを得ない，技術評価のための実験（農事試験や臨床試験など）のことです．Fisherの実験計画法は，以下の3つの原則にまとめられます．
- 反復し，平均をとることにより誤差を相対的に小さくする（**くり返し：replication**）
- 実験単位内で，均質性を保つようにする（**局所管理：local control**）
- 実験処理や介入は，ランダムに割り付けるべき（**ランダム化：randomization**）

ランダム化は，交絡という深刻なバイアスを防ぐための最善の方法です．また，ランダム化は人工的な確率分布を生じさせるため，そこからp値を正確に計算することができます（Fisherの正確検定はその例）．

　Fisherは，実験計画法を農事試験に応用し，畑を小区画に分け，列ごとに異なる肥料をランダムに与えるよう指示しました．臨床試験ではランダム化はどのように実践されているのでしょうか．

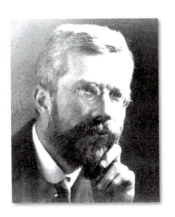

図1　20世紀最大の統計学者R.A. Fisher（1890～1962年）

---

keyword

実験計画法，ランダム化，交絡，調整因子，最小化法，モデルベースとランダム化ベース

ランダム化で実験条件をそろえる

コホート研究やケース・コントロール研究では，ランダム化臨床試験のように実験条件がそろえられず，グループ間で対象者の特徴が異なることがほとんどです．このような状況で生じる**交絡（confounding）**[1]とは，原因と結果の関係を，対象者の特徴などの第三の因子がゆがめる現象のことです．

[1] 交絡については，姉妹書『医療統計セミナー 論文読解レベルアップ30』第27〜29講で解説しています．

4ページ，Table 2

2型糖尿病コホート研究と血糖自己測定臨床試験の，ベースラインのHbA1c平均値を比べてみましょう．2型糖尿病コホート研究では，7.8％（糖尿病網膜症なし），8.0％（軽度の非増殖性糖尿病網膜症），8.2％（中程度の非増殖性糖尿病網膜症）と，比較したグループ間で差があります（p＜0.01）．一方，血糖自己測定臨床試験では，7.49％（コントロール群），7.41％（消極的血糖自己測定群），7.53％（積極的血糖自己測定群）と差がありません．このようにランダム化臨床試験では，治療をはじめる前の対象者の特徴は，グループ間で平均的に等しくなります．

15ページ，Table 1

偏りを抑える最小化法

このようにランダム化は**比較するグループ間で実験条件をそろえるための手法**ですが，乱数を使うのでまれにたまたま偏りが生じてしまうことがあります．これを避けるため，血糖自己測定臨床試験では，**最小化法（minimization）**というアルゴリズムを使って，3つの**調整因子（adjustment factors）**が偏らないように工夫しています．Methods（方法）に

14ページ，右段，"Randomisation" 1〜8行目

"We used computerised randomisation (Minim, www.sghms.ac.uk/depts/phs/guide/randser.htm) incorporating a partial minimisation procedure to adjust the randomisation probabilities between groups to balance three important covariates collected at baseline: duration of diabetes, HbA1c level, and current treatment (diet, oral monotherapy, or oral combination therapy)."

と書かれていることを確認してください．

3つの重要な共変量（covariates）をバランスさせたと書かれているので，これらが調整因子です．Minimとは，ランダム化のためのソフトウェアの一つです．最近の臨床試験では，各医療機関とは別に中央事務局をおき，WebシステムやFAX・ソフトウェアの併用で，対象者の登録・ランダム化を行うのが一般的です．臨床試験専用のWebシステムのアウトソーシングを請け負う企業や団体もあります[2]．

[2] 例えば，東大はINDICEというシステムを提供（http://indice.umin.ac.jp/）しています．

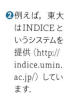

ここまでで質問はありますか？

調整因子っていくつくらいにすればいいんですか？

調整因子が多すぎると，患者の数に比べて水準の数が多すぎて，最小化法がうまく機能しません．そのため，試験の規模にもよりますが，10因子以上の数を調整因子として用いることはほとんどありません．

また，調整因子には，「比較するグループ間で偏ったら困る変数」を選ぶと考えてください．つまり，疾患の重症度や予後に関係する因子が優先されます．

最小化法以外の方法もあるんですか？

人数が偏ったら，
- 不均衡が小さくなる方向に割り付け確率を小さくするバイアスコイン法
- 調整因子で層をつくって，層ごとに割り付ける層別ランダム化
- 2～6人単位の割り付け結果（ブロック）をランダムに並び替える置換ブロック法

などがあります．

そういう方法を使って偏りなくランダム化すれば，バイアスがないんでしょう？

バイアスの懸念が小さいのは確かですが，正確には違います．例えば，ランダム化後に生じた計画からの逸脱（例えば治療中止）は，群間で偏っている可能性があります．

せっかくランダムに治療を割り付けたのだから，両群で実験条件がそろうように「ランダム化された全患者を，割り付け群のとおりに解析する」というのが，次講解説する Intention-To-Treat の原則です．

交絡に関するFisherの論争

ランダム化を提唱した統計学者Fisherは，1950年代に相次いで報告された喫煙と肺がんに関するケース・コントロール研究を，激しく批判したことで知られています．Fisherは，Nature誌に投稿したレターで，「いかなる直接的因果関係がなかったとしても，両方の特徴（注：喫煙と肺がん）は，共通の原因により，大きく影響されることがある」と述べています[1]．

共通の原因（**交絡因子**：confounder）としてFisherは遺伝子を指摘していますが，このレターは単に喫煙と肺がんの因果関係を否定するものではありません．Fisherが提唱するランダム化試験（この場合は倫理的に不可能ですが）でなけれ

ば因果関係は証明できないため，結論を保留すべきである，という統計学的視点からの主張なのです．

 ### ランダム化が許容されるとき

研究目的で治療をランダムに割り付けることは，医療行為として倫理的ではない側面があります．ランダム化臨床試験が許容されるのは，試験治療とコントロール治療の間で，均衡（equipoise）が成立しているときだけだといわれています．

 ### モデルベースとランダム化ベース

統計学は演繹的な学問ですから，どのような根拠に基づいて正しい統計的推測が可能になっているのかは，本質的な問題です．統計的推測の基盤は主に2つあり，それぞれモデルベースのアプローチとランダム化ベースのアプローチとよばれています．

《モデルベースのアプローチ》

前者は，現実の状況を（確率分布を用いて）数学的に定式化するものです[3]．データがどのような確率分布に従うのか正しく特定できれば，その確率分布に適した統計手法を導くことはそれほど難しいことではありません．

ここで重要になるのはモデルが正しいかどうかです．t 検定は，2つの正規分布の平均の差が0かどうかの検定ですが[4]，正規分布というモデルが正しいことが前提です．この場合，妥当であるとは，Wald 検定[5]によって α エラーが有意水準以下に保たれるという意味です．ところが，当てはめた回帰式が間違っていると[6]，α エラーがコントロールできるという保証はありません．

《ランダム化ベースのアプローチ》

一方，ランダム化ベースのアプローチの代表例は，並び替え検定[7]やFisherの正確検定です．これらは，ランダム化が人工的な確率分布を生じさせることを利用して，p値を正確に計算するものです．

《モデルベースかランダム化ベースか》

この異なる2種類の統計的推測の基盤のうち，ランダム化ベースのアプローチはランダム化臨床試験では合理的で頑健です．それに比べランダム化を伴わないコホート研究では，推測の基盤としてモデルに頼らざるを得ません．

[3] この定式化を統計学では「モデル」とよびます．

[4] 第6講で学びましたね．

[5] 第10講「知っとこ！」参照．

[6] モデルの誤特定といいます．第8講参照．

[7] 後述「ランダム化に基づく統計的推測」で解説します．

理解を深めるための計算1
最小化法

最小化法の数値例を表1に示しました．現時点で，血糖自己測定群，コントロール群の各群に15人ずつ登録されており，次の患者をどちらに割り付けるか決めたいとします．仮に，次の患者の罹病期間が3年だったとしましょう．罹病期間が

表1 最小化法のアルゴリズム

調整因子	水準	次の患者の特徴	血糖自己測定群の人数（現時点で計15人）	コントロール群の人数（現時点で計15人）
罹病期間	5年未満	○	10	6
	5年以上		5	9
HbA1c	9％未満	○	7	10
	9％以上		8	5
治療	食事療法	○	4	3
	経口剤単剤		6	7
	経口剤併用		5	5

5年未満の患者は，すでに血糖自己測定群で10人，コントロール群で6人登録されています．したがって，偏りを避けるにはコントロール群に割り付けたほうがよさそうですよね．

　このアイデアを発展させて，次の患者を割り付けるために，表1における罹病期間が5年未満，HbA1c 9％未満，食事療養を受けている患者の人数を，合計してみましょう．血糖自己測定群では

　　　10＋7＋4＝21

コントロール群では

　　　6＋10＋3＝19

です．最小化法では，このように，人数の偏りを表すスコアを計算し，偏りが少なくなる群に患者を割り付けます（この場合は21＞19なのでやはりコントロール群に割り付けます）．ただし，これは一番単純なアルゴリズムで，最小化法にもいくつかのバリエーションがあります．

理解を深めるための計算2
ランダム化に基づく統計的推測

　本講の冒頭で，ランダム化に基づいてp値を正確に計算することができる，と述べました．このことを，6人の患者に試験治療Aとコントロール治療Bを割り付ける臨床試験を例にして，説明しましょう．

　コントロール治療B下の6人の患者のエンドポイントの値は，−5，−3，−1，1，3，5という値をとるとします．また，治療Aを行うとコントロール治療Bに比べて＋10されるとします（表2）．これらの治療の比較は，A群のエンドポイントの平均とB群のエンドポイントの平均の差によって行うとします．

　治療法を，前から順にA，A，A，B，B，Bという系統的なパターンに従って割付けたとしましょう．そうすると，

表2 ランダム化ベースのアプローチを説明するための数値例

	6人の患者の潜在的なエンドポイントの値					
	①	②	③	④	⑤	⑥
試験治療Aだったとき	5	7	9	11	13	15
コントロール治療Bだったとき	-5	-3	-1	1	3	5

平均の差＝(5+7+9)/3－(1+3+5)/3＝4

です．治療Aの効果は＋10でしたから，平均の差を過小評価していることになります．これは，エンドポイントの値が小さい患者ばかり，Aに割り付けたことによるバイアスです．

次に，Aに3人，Bに3人が割り付けられるように，6人から3人を選ぶ20通りの割り付けパターンをランダムに発生させたとしましょう．計算してみると，割り付けパターンの確率分布は，以下のようになります[8]．

❽この確率分布は $_6C_3=20$ 通りのすべての割り付けパターンを数え上げたものです．

平均の差＝10－18/3　　出現確率＝1/20
平均の差＝10－14/3　　出現確率＝1/20
平均の差＝10－10/3　　出現確率＝2/20
平均の差＝10－6/3　　出現確率＝3/20
平均の差＝10－2/3　　出現確率＝3/20
平均の差＝10＋2/3　　出現確率＝3/20
平均の差＝10＋6/3　　出現確率＝3/20
平均の差＝10＋10/3　　出現確率＝2/20
平均の差＝10＋14/3　　出現確率＝1/20
平均の差＝10＋18/3　　出現確率＝1/20

これは，治療Aの効果10を中心として対称な確率分布です（図2）．つまり，系統的なパターンで割り付けたときに生じたバイアスが，ランダム化を通じて偏り

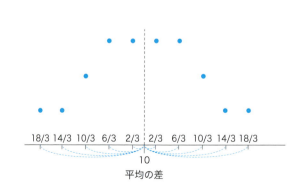

図2　治療法の割り付けパターンの確率分布

のないランダム誤差に転化されているのです．

　ランダム化のもう一つの意義は，人工的な確率分布を生じるため確率計算が可能になるということです．ランダム化を行い，A，A，B，A，B，Bという結果が得られたとしましょう．そうすると，

　　　平均の差＝(5＋7＋11)/3－(－1＋3＋5)/3＝10－14/3

です．ここで，確率変数は20通りの割り付けパターンであり，エンドポイントの値は定数と考えると，平均の差の分布は，前に示した通りです．すなわち，平均の差が10－14/13以下になる割り付けパターンは2通りであり，左側p値は2/20＝0.1です．両側p値はプラスマイナス両方を考えて4通りあるので，4/20＝0.2と計算されます．

本講のエッセンス

- ランダム化は，比較するグループ間で実験条件をそろえるための手法です．ランダム化すれば，ランダム化以前の患者の特徴はグループ間で平均的に等しくなります．
- 一方で，コホート研究やケース・コントロール研究では，ランダム化臨床試験のように実験条件がそろえられず，グループ間で対象者の特徴が異なることがほとんどです．原因と結果の関係を，対象者の特徴などの第三の因子がゆがめる現象を交絡とよんでいます．

文献

1) Fisher RA：Lung cancer and cigarettes. Nature, 182：108, 1958

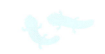

II ランダム化臨床試験

課題論文2 Farmer A, et al：BMJ, 2007

患者取り扱いのフローチャート

p値にばかり目が行きがちですが，それ以前に確認しておくべきことがあります．解析対象となったのは何人でしょうか．

論文の Results（結果）を読むと，冒頭で示されているのは図1です．「全リス

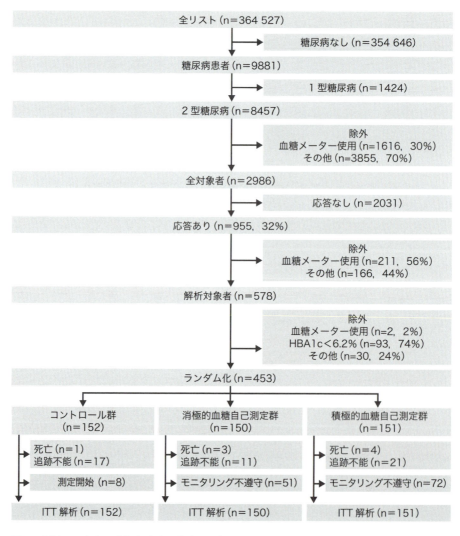

図1 血糖モニタリング臨床試験の患者取り扱いのフローチャート（課題論文2よりFigure 1を引用）

ト（n=364527）」からスタートして，解析対象になったのは「コントロール群（n=152）」，「消極的血糖自己測定群（n=150）」，「積極的血糖自己測定群（n=151）」の453人だったことがわかります．血糖自己測定群の150人と151人のうち，それぞれ51人と72人が，モニタリングを遵守しなかったことも示されています（明らかに偏りがあることに注意！）．

今回の解析対象集団は妥当なのでしょうか？ 例えば，介入を遵守できなかった123人の患者は，計画どおりの治療を受けていないのだから除外するという考えは，間違いなのでしょうか．

keyword

ITTの原則，最大の解析対象集団，プロトコール遵守集団，プロトコール逸脱

患者取り扱いのルール★

臨床試験における患者の取り扱いは，国際的に合意されたルールがあって，**Intention-To-Treat（ITT）の原則**とよばれています．ITTの原則とは，一言でいうと「ランダム化された全患者を，割り付けの結果どおりに解析すべき」というものです．ランダム化後の計画からの逸脱（例えば治療中止）は，群間で偏っている可能性があります．せっかくランダムに治療を割り付けたのだから，両群で実験条件がそろうように扱う，というのがITTの原則です．

ただし，「ランダム化された全患者」というのは厳しすぎる，という意見があり，現在最も一般的なルールは，「割り付けられた治療を一度も受けていない患者」と「データが全くない患者」だけは除外してよい，というものです．これらの患者のみを除外した集団を，**最大の解析対象集団**（Full Analysis Set：FAS）とよんでいます（図2）．これに加えて，**プロトコール逸脱**（protocol deviation）や試験治療不遵守の患者を除いた集団を**プロトコール遵守集団**（Per-Protocol Set：PPS）とよんでいます．

プロトコール逸脱や試験治療不遵守によって，試験の結果がどのような影響を受けるかはよく問題になることですが，ITTの原則に従うFASが統計学的観点からは好まれます．

FASかPPSかを見落とさない

臨床試験の解析結果を読み取るときには，FASとPPSのどちらなのかを見落とさないようにしましょう．

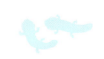

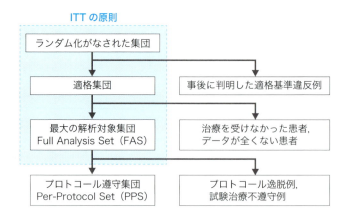

図2　解析対象集団の分類

　血糖自己測定臨床試験ではFASよりも厳しいランダム化集団が解析対象集団として採用されました．すなわち，治療をランダムに割り付けられた453人のうち，死亡，追跡不能，モニタリングを遵守しなかった患者がいましたが，453人すべてが統計解析に含められました．

ここまでで質問はありますか？

例えば死亡の患者では，HbA1cの測定ができずデータがないはずです．その場合，データがないから除外したのでしょうか？

除外することもないとはいえませんが，それは厳密にはITTの原則に反します．判断材料の一つは，**その患者にエンドポイントに関係するデータが全くないか**どうかです．

　血糖モニタリング臨床試験では，HbA1cの直近の値で12ヶ月時点のHbA1cの欠測を補完する方法（last observation carried forward法：LOCF法）が用いられました．ただし，LOCF法は批判が多く，**変量効果モデル（random-effects model）**とよばれる統計手法を用いることが一般的です．

　がん臨床試験のように，死亡などのイベントが起きるまでの期間（生存時間データ）がエンドポイントのときには，ITTの原則に従い，イベントが起きなかった患者も，「打ち切り（censoring）」として解析に含めなければいけません．

ところでプロトコール逸脱って何ですか？★

それでは，日本臨床腫瘍研究グループ（JCOG）が用いているプロトコール逸脱の分類を使って具体的に説明しましょう．このグループでは，
①プロトコール違反
②プロトコール逸脱
③許容範囲の逸脱
の3カテゴリーを用いています．

①のプロトコール違反とは，試験実施計画書（プロトコール）に従って試験を実施しなかったケースのうち，臨床的に不適切で，逸脱の程度が大きいもの（エンドポイントの評価へ影響するものや系統的なものなど複数の基準に該当）です．プロトコール違反は，論文公表する際に原則として個々の違反の内容を記載することになっています．

また，試験ごとに逸脱の許容範囲が設けられており，逸脱の程度が小さいもの（③に該当）についてはモニタリングレポートや論文などに示されません．

②のプロトコール逸脱とは，プロトコール違反にも，許容範囲からの逸脱にも該当しないものです．

 常にITTの原則に従うのが正しいのでしょうか？★

 そういうわけでもありません．ITT解析は，両群に割り付けた治療以外の違いが，可能なかぎり生じないようにする保守的な方法なのです．特に介入遵守率が低いと，ITT解析では群間差がつきにくく，結果の解釈が難しいことがあります．

 じゃあITT解析とPPS解析の両方を行えばよいのでは？★

 それは一理あるのですが，いずれにしてもどちらが主たる解析なのかを事前に決めておく必要があります．これも「いいとこどり」を避けるための知恵です．

 じゃあ，PPS解析のほうが好まれる状況もあるってことですか？★

そのとおりです．そのような状況の一つは，通常とは逆に，差がないことを証明しようとする非劣性試験（non-inferiority trial）です．非劣性試験❶では，ITT解析とPPS解析の両方を行うことが積極的に勧められています．も

❶非劣性試験については姉妹書「医療統計セミナー 論文読解レベルアップ30」第12講で解説しています．

ちろん主たる解析はどちらか一方なのですが.

 ### アレルゲン食品の介入遵守率とITT・PPS解析

英国では，アレルゲン食品（ここではピーナッツ，加熱した鶏卵，牛乳，ゴマ，白身魚，小麦の6品目）を乳児に与えはじめる時期として，生後6ヶ月後が推奨されています．この仮説が正しいかについて，1303人の3ヶ月児を対象に，食物アレルギーを主要エンドポイントとしたランダム化食事介入試験が行われました[1]．

この試験のITT解析において，食物アレルギーは，生後3ヶ月開始群で595人中42人（7.1%），生後6ヶ月開始群で567人中32人（5.6%）であり，有意ではありませんでした（p=0.32）．しかし，生後3ヶ月開始群の半数以上が介入を遵守できませんでした．PPS解析では，生後3ヶ月開始群で208人中5人（2.4%），生後6ヶ月開始群で524人中38人（7.3%）であり，大きな差がみられました（p=0.01）．

このように，介入遵守率が群間で異なると，ITT解析とPPS解析の結果が一貫せず，解釈が難しくなります．

本講のエッセンス

- 解析対象集団がITTの原則に従っているかどうかを見過ごさないようにしましょう．
- 割り付けられた治療を一度も受けていない患者・データが全くない患者を除外した集団を，最大の解析対象集団（FAS）とよびます．これに加えて，プロトコール逸脱・試験治療不遵守を除いた集団を，プロトコール遵守集団（PPS）とよびます．
- プロトコール逸脱や試験治療不遵守によって，試験の結果がどのような影響を受けるかはよく問題になることですが，ITTの原則に従うFASが統計学的観点からは好まれます．

文献

1) Perkin MR, et al ; EAT Study Team : Randomized Trial of Introduction of Allergenic Foods in Breast-Fed Infants. The New England Journal of Medicine, 374 : 1733-1743, 2016

II ランダム化臨床試験

課題論文2 Farmer A, et al：BMJ, 2007

第15講 仮説検定3
～検定の多重性

本講のテーマ

第6講では，2群の平均の差を比べるt検定を学びました．3群以上を比べるとき，統計解析は複雑になります．血糖自己測定臨床試験は3群比較試験ですが，どのような解析が用いられたのでしょうか．方法（Methods）の記載内容（図1）を中心に，統計手法を読み解いていきましょう．

別冊

16ページ，
"Statistical analysis" 2段落目

> We carried out a single intention to treat analysis of the main trial end points at the end of the study using analysis of covariance to compare mean levels of HbA$_{1c}$ at follow-up between the three allocated groups, with the baseline level of HbA$_{1c}$ as a covariate. If no follow-up data were available we imputed values by carrying forward the last available measurement. We specified that in the event of a statistically significant overall result, comparisons of the two self monitoring groups independently with the control group would be carried out using t tests. Levels of HbA$_{1c}$ over the course of the trial were compared between groups using repeated measures analysis of variance. We also estimated the intervention effect in prespecified subgroups defined at baseline as duration of diabetes (above or below median), current management (oral hypoglycaemic drugs or dietary management only), health status (above or below the median EQ-5D score), and presence or absence of diabetes related complications. We tested for effect modification using analysis of covariance.

図1　血糖自己測定臨床試験の主たる解析の記載
（課題論文2より引用）

---

keyword

αエラー，βエラー，検定の多重性，3群比較，中間解析，サブグループ解析，有意水準

検定をくり返すとエラーが増える

❶第7講を参照
してください．

仮説検定には2種類のエラーがあります❶．平均に差があるのにp≧0.05になってしまうβエラーと，差がないのに（帰無仮説が正しいのに）p＜0.05になってしまうαエラーです．一般に，1つの臨床試験で許容されるαエラーは5％とされており，p値が5％を下回っていれば，差があると判断します．言い換えると，治療効果がなくても5％の確率で治療を有効と判断してしまう，ということになります．

ただし，この計算は，検定を1回だけ行ったときのものです．「下手な鉄砲も数撃てば当たる」の原理で，検定を2回以上くり返すと，たまたま有意差が得られる確率は5％より大きくなります．これを**検定の多重性**といいます．臨床試験において，検定の多重性が問題になるのは
- 比較する群が3つ以上あるとき
- 主要エンドポイントが複数時点で測定されたとき
- 主要エンドポイントが複数あるとき
- 中間解析
- サブグループ解析

が典型的です．

検定の多重性の回避

❷第14講を参
照ください．

図1の最初の文章には，いろいろな情報が詰め込まれていて読みにくいのですが，
- ITT解析❷を1回だけ行った
- 主要エンドポイント（main trial endpoint）は，試験終了時のHbA1cとした
- 3群のHbA1cの平均を比較した
- 共分散分析（analysis of covariance）を用いた
- HbA1cベースライン値を共分散分析の共変量（covariate）に用いた

ということが書かれています．つまり，HbA1cは複数時点測定されているが，試験終了時のHbA1cだけが主要エンドポイントであり，共分散分析を1回だけ行ったため，3グループの比較のp値は1つしかないのです．

ここまでで質問はありますか？

共分散分析って何ですか？

これを理解するには，対立仮説を考える必要があります．3群比較試験において，群1の平均をμ_1，群2の平均をμ_2，群3の平均をμ_3で表すと，帰無

表1 3群比較試験の平均 μ_1, μ_2, μ_3 に関する仮説のパターン

仮説	比較する群		
	群1と群2	群2と群3	群3と群1
仮説1	$\mu_1 = \mu_2$	$\mu_2 = \mu_3$	$\mu_3 = \mu_1$
仮説2	$\mu_1 = \mu_2$	$\mu_2 \neq \mu_3$	$\mu_3 \neq \mu_1$
仮説3	$\mu_1 \neq \mu_2$	$\mu_2 = \mu_3$	$\mu_3 \neq \mu_1$
仮説4	$\mu_1 \neq \mu_2$	$\mu_2 \neq \mu_3$	$\mu_3 = \mu_1$
仮説5	$\mu_1 \neq \mu_2$	$\mu_2 \neq \mu_3$	$\mu_3 \neq \mu_1$

仮説は何でしょうか．

差がない仮説でしたっけ？ $\mu_1 = \mu_2 = \mu_3$ ですか？

正解です．しかし，対立仮説は，これ以外の全パターンがありえますから，単純ではありません（表1）．共分散分析は，仮説1を帰無仮説，仮説2～5を対立仮説とした検定です．つまり，3群のどこで差があってもよいのです．

だからp値は1つなんですね？

そうです．

共分散分析以外の検定だとどうなるのでしょう？

例えば，群1と群2，群2と群3，群3と群1の平均を，別々に t 検定で比較したとしましょう．このとき，p値は3つですよね．したがって，検定の多重性が生じるため，特殊な統計手法が必要になります．

そして，群1と群2を比べるp値に対応する帰無仮説は仮説1・2，対立仮説は仮説3・4・5です．3つのp値から，仮説1～5のどれが正しいのか，単純にいえませんよね．このように，p値が複数あると，帰無仮説・対立仮説の関係は複雑になります．

検定の多重性のための特殊な統計手法って何ですか？

この試験では，共分散分析を用いて仮説1が棄却できるか検討した後に，2つの血糖自己測定群とコントロール群を比較する t 検定を行うと規定されて

いました（図1）．最初に共分散分析によって有意かどうかを判定するという手順により，検定の多重性を生じずに，どこに差があったのかを調べることができます．

別の方法としてBonferroni（ボンフェローニ）法が有名です．この方法では，αエラーを5％未満に制御したいとき，5％を検定の回数分で割った値を，一つひとつのp値と比較する有意水準として用います．

じゃあ図1に出てくるサブグループ（subgroups）解析って何ですか？

それは次講解説しましょう．

この試験では，主要エンドポイントは複数ないですし，中間解析[3]もありませんでしたよね

❸後述の「知っとこ！」で解説します．

そのとおりです．この試験では，血圧，体重，総コレステロール，総コレステロール/HDLコレステロール比，BMIもエンドポイントですが，副次エンドポイントなので関係ありません．

中間解析とα消費関数★

臨床試験では，試験の実施途中で群間比較を行う**中間解析**（interim analysis）を行うことがあります．中間解析で注意すべきことの一つは，最終解析に加えて中間解析を行うと，都合のよい結果が出た時点で結果を公表するという「いいとこどり」ができてしまうことです．そのペナルティとして，中間解析では有意水準を，通常の5％よりもずっと小さくします．最近のほとんどの試験では，**α消費関数（α spending function）**という統計手法を用いて有意水準を決めています．

表2は，4回の中間解析を行ったときの数値例です．α消費関数による有意水準の決め方は2種類あります．Pocock（ポコック）という統計学者が考えた，有

表2　α消費関数により計算した中間解析の有意水準の例

中間解析の回数	等間隔型の有意水準 （Pocock型）	非等間隔型の有意水準 （O'Brien and Fleming型）
第1回（予定症例数の20％）	1.5％	0.0001％
第2回（予定症例数の40％）	1.5％	0.08％
第3回（予定症例数の60％）	1.6％	0.7％
第4回（予定症例数の80％）	1.7％	2.2％
最終解析	1.7％	4.2％

意水準を等間隔に決めるPocock型と，最初のほうに行われる中間解析の有意水準を小さく設定するO'Brien and Fleming（オブライエン・フレミング）型です．いずれも5％よりも小さい基準で有意かどうかを判断することになりますが，O'Brien and Fleming型では，第1回中間解析の基準は，p＜0.00001とたいへん厳しくなります．また，中間解析をする場合，最終解析の有意水準も調整する必要があります．Pocock型では1.7％，O'Brien and Fleming型では4.2％です．

中間解析とデータモニタリング委員会

臨床試験は中間解析の結果に基づいて早期中止することがあります．そのときの判断は，p値という統計学的な基準だけではなく，対象者や社会が早期中止によりどのような利益・不利益を受けるのかが考慮されます．そこで，**データモニタリング委員会（または効果安全性評価委員会）**とよばれる第三者的な部門を設けて，研究者に中間解析結果を知らせないまま，客観的判断ができるようにします．

本講のエッセンス

☐ p値と仮説検定は，αエラーとβエラーをコントロールするための方法ですが，検定を2回以上くり返すと，たまたま有意差が得られる確率は5％より大きくなります．これを検定の多重性といいます．

☐ 臨床試験において，検定の多重性が問題になるのは
- 比較する群が3つ以上あるとき
- 主要エンドポイントが複数時点で測定されたとき
- 主要エンドポイントが複数あるとき
- 中間解析
- サブグループ解析

が典型的です．

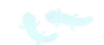

第16講 サブグループ解析と交互作用の検定

課題論文2　Farmer A, et al：BMJ, 2007

本講のテーマ

❶第15講で解説しましたね.

17ページ

　臨床試験において，検定の多重性が問題になるのは，比較する群が3つ以上あるとき，主要エンドポイントが複数時点で測定または複数あるとき，中間解析，そしてサブグループ解析です❶．Table 3は，糖尿病罹病期間，ベースライン治療，健康状態（EQ-5D），糖尿病合併症によって患者を2グループに分けたサブグループ解析の結果を示しています．表1はこのうち糖尿病合併症についての解析を抜粋したものですが，この表はどのように読み取るべきなのでしょうか．

表1　血糖自己測定臨床試験のサブグループ解析〔HbA1cの変化（%）〕

変数	コントロール群* (n=152)	消極的 血糖自己測定群 (n=150)	積極的 血糖自己測定群 (n=151)	交互作用 p値†
糖尿症合併症				
なし：				0.86
ベースライン	7.53（1.11）	7.51（1.09）	7.71（1.19）	
追跡	7.48（1.16）	7.32（0.92）	7.43（1.13）	
差	−0.05（1.02）	−0.19（0.88）	−0.28（0.74）	
あり：				
ベースライン	7.32（1.02）	7.07（0.63）	7.00（0.64）	
追跡	7.52（1.34）	7.12（0.73）	7.16（0.73）	
差	0.20（1.02）	0.05（0.56）	0.16（0.56）	

＊血糖メーター未使用．　†ベースライン値で補正．
（課題論文2よりTable 3から一部抜粋して引用）

keyword

メタアナリシス，サブグループ解析，交互作用の検定

サブグループ解析のポイント

　血糖自己測定臨床試験の主たる解析の結果は，12ヶ月時点においてHbA1cの

3群の差は統計学的に有意ではない，というものでした．それでは仮に，あるサブグループで有意差が出たとしましょう．そのとき，全体の結果とサブグループの結果が食い違うことになります．ここがサブグループ解析のポイントです．サブグループ解析は，**全患者を対象とした解析で有意な場合とそうでない場合**で，解釈が変わります．

①全体で有意な場合

　全患者を対象とした解析で「平均に差はある」ということがわかっているわけです．それなのに，サブグループごとに「平均に差はない」かどうかの検定を行うのは論理が一貫しません．そこで，サブグループ解析では，「平均に差はない」かどうかの検定ではなく，後述する**交互作用の検定**（test for interaction）を用います．

②全体で有意ではない場合

　サブグループで有意差が出ても，何回も検定を行ったことによる偶然の結果かもしれません．したがって，サブグループ解析の結果から，治療が有効とは結論できないのです．ただし，この論文では有効性を主張するためではなく，次の研究の仮説を生成するために，サブグループ解析を行っています．

交互作用の検定

　交互作用（interaction）とは，どこかの**サブグループで効果の向きや大きさが異なること**を意味します．治療（血糖自己測定）の効果のことを主効果（main effect）とよび，治療とサブグループの組み合わせによる効果を交互作用効果（interaction effect）といいます．

　表1の糖尿病合併症のサブグループにおける，コントロール群と積極的血糖自己測定群の比較に注目しましょう．糖尿病合併症なしのサブグループとありのサブグループで，2つの主効果（平均の差）がありますよね．これらを仮に，平均の差A，平均の差Bとよびましょう．主効果の検定と交互作用の検定は，以下の2つの仮説を調べるものです．

- **主効果の検定**：平均の差A＝0（サブグループAの平均の差が0かどうか，サブグループBでもよい）
- **交互作用の検定**：平均の差A＝平均の差B（2つの平均の差が同じかどうか）

交互作用の種類

　交互作用は，効果の向きの違いによって，**量的交互作用**と**質的交互作用**に分類されます．量的交互作用とは，「どのサブグループでも一貫して因果的（または予防的）な効果があるが，効果の大きさは一定していない」ことであり，質的交互作用とは「あるサブグループでは因果的な効果があり，別のサブグループでは予

防的な効果があるように効果の方向が逆転してしまう」ことを意味します．

交互作用の計算

　表1を参照すると，糖尿病合併症なしのサブグループでは，HbA1cの変化は，コントロール群では−0.05％，積極的血糖自己測定群では−0.28％です．つまり，コントロール群と積極的血糖自己測定群の差は−0.23％で，積極的血糖自己測定群のほうが，HbA1cが低下しています（p値を計算するとp＝0.05）．同様の計算を糖尿病合併症ありのサブグループで行うと，コントロール群と積極的血糖自己測定群の差は−0.04％で，HbA1cの低下にほとんど違いはありません（p＝0.83）．この2つの平均の差（−0.23と−0.04）が，主効果です．糖尿病合併症なしのサブグループの主効果は，p＝0.05でぎりぎり有意ではないという結果ですが，この結果を信じて，糖尿病合併症がない患者では血糖自己測定は有効と結論すべきではありません（そもそも全体の解析で，有意ではありませんでしたね）．

　交互作用とは，2つの平均の差の差〔−0.23−（−0.04）＝−0.19〕のことです．表1の平均，標準偏差，人数から交互作用p値（p for interaction）を計算すると，p＝0.39となります（表2）．つまり，糖尿病合併症ありとなしで，効果の向きや大きさが異なるという仮説は棄却できません．Table 3の4つの交互作用p値はすべて0.05より大きいですよね．消極的血糖自己測定・積極的血糖自己測定のどちらも，サブグループ間で一貫して，効果はなさそうです．

ここまでで質問はありますか？

表2　交互作用の検定の数値例

	糖尿病合併症なし		糖尿病合併症あり	
	コントロール群	積極的血糖自己測定群	コントロール群	積極的血糖自己測定群
平均	−0.05	−0.28	0.20	0.16
標準偏差	1.02	0.74	1.02	0.56
平均の差		−0.23		−0.04
平均の差の標準誤差		0.12		0.19
主効果p値		0.05		0.83
交互作用（平均の差の差）				−0.19
交互作用の標準誤差				0.22
交互作用p値				0.39

主効果p値はWald検定によるもので，平均の差／標準誤差＝−0.23/0.12（または−0.04/0.19）から計算した．
交互作用p値も，同様に，交互作用／標準誤差＝−0.19/0.22から求めた．

サブグループをみると，どれも医学的に重要なものばかりで，交互作用はいかにもありそうじゃないですか？ 全体で有意かどうかは気にせず，いきなり交互作用を調べたらどうですか？

その発想は必ずしも間違いとはいえませんが，臨床試験ではそのような考え方は用いられません．臨床試験では，サンプルサイズを事前に計算して，検出力を確保することが求められます．交互作用の検定は，全患者を対象とした主効果の検定に比べて，検出力が低いという特徴があります．

なるほど．それに，交互作用の検定が有意になることもあるかもしれないけど，たくさん検定するわけだから，いいとこどりの問題も起きそうですね？

それはサブグループ解析の重要な側面です．たくさんのサブグループを検討して有意なものだけを報告する，ということができないように，解析するサブグループは，研究実施計画書（プロトコール）に事前に規定しておくことが勧められています．実際，この論文のMethods（方法）では，Table 3の4つのサブグループは事前に決めたと述べられています．

本講のエッセンス

☐ サブグループ解析では，主効果の検定と交互作用の検定を区別することが大切です．サブグループAとBの主効果を，平均の差A，平均の差Bとよびましょう．この2つの検定は，それぞれ以下の仮説を調べるものです．
- 主効果の検定：平均の差A＝0（サブグループAの平均の差が0かどうか，サブグループBでもよい）
- 交互作用の検定：平均の差A＝平均の差B（2つの平均の差が同じかどうか）

☐ 交互作用は，効果の向きの違いによって，量的交互作用と質的交互作用に分類されます．量的交互作用とは，「どのサブグループでも一貫して因果的（または予防的）な効果があるが，効果の大きさは一定していない」ことであり，質的交互作用とは「あるサブグループでは因果的な効果があり，別のサブグループでは予防的な効果があるように効果の方向が逆転してしまう」ことを意味します．

第17講 サンプルサイズの計算

本講のテーマ

別冊
16ページ,
"Statistical
analysis" 1段
落目

よく効く薬の有効性を示すことと，あまり効かない薬の有効性を示すこと，どちらがより簡単でしょうか？ きっと前者ですよね．この直感は理論的に正しくて，効果が大きいかどうかによって，研究に必要なサンプルサイズ（症例数）が違うことは統計学的に示すことができます．図1 は，血糖自己測定臨床試験のサンプルサイズがどう計算されたのかを説明した部分ですが，これによると，血糖自己測定は通常ケアに比べ，HbA1cを0.5％改善すると想定していました．もし改善効果が大きくなると（HbA1cの差が大きくなると），必要なサンプルサイズは小さくなります．サンプルサイズの計算は，医師が研究計画を立てるときに一番苦労するところです．

> **Statistical analysis**
> The trial was designed to have a 90% power to detect a difference of 0.5% in HbA_{1c} levels as the primary end point at a two sided significance level of P<0.05. We estimated the standard deviation of HbA_{1c} levels to be 1.5% based on a previous trial of patients with type 2 diabetes,[16] and assumed a 10% loss to follow-up. We required a total of 630 patients to achieve the specified statistical power. Subsequently we revised the estimated standard deviation for HbA_{1c} levels to 1.25% when it became clear that it had been overestimated. We retained a 10% dropout rate and 90% power and revised the recruitment target to 450 patients.

図1 血糖自己測定臨床試験のサンプルサイズ計算
（課題論文2より引用）

keyword

サンプルサイズ，αエラー，βエラー，有意水準，検出力，検出したい治療効果の大きさ

サンプルサイズはどのような根拠に基づいて計算されるのか★

サンプルサイズ計算には，用いる仮説検定の方法に応じてさまざまな公式が用いられます．それらは，基本的に以下の3つの数字の関係を表すものです．
- 検出力（power）
- 検出したい治療効果の大きさ
- サンプルサイズ

検出力とサンプルサイズ

臨床試験で避けなければならない失敗の一つは，本当は効果がある治療を「効果がない」と判定して開発中止しまうことです❶．開発者または臨床試験を行う研究者にとっては，治療が有効であると考えているのですから，このβエラーは極力抑えたいところです．検出力は，「$1-\beta$」で定義され，本当は効果がある治療が正しく「効果がある」と判定される確率となります．

臨床試験のサンプルサイズは，検出力が高くなるように計算されます．一般に，検出力が高くなるほど，サンプルサイズは大きくなります．ただし，検出力を上げたいからといって，倫理的問題と予算の制限のため，必要以上に患者を登録することは好ましくありません．通常は，検出力は80〜90％に設定されます．

❶これがβエラーでしたね（第7講参照）．

治療効果の大きさとサンプルサイズ

サンプルサイズを計算するためのもう一つの要素は，効果がどの程度大きいのか，ということです．効果が大きいほど有意差を検出しやすくなることから，設定される効果が大きいほど，サンプルサイズは小さくなります．また，連続データでは，効果の大きさは測定単位に依存します❷．そのため，平均の差と標準偏差の両方を考える必要があります．

❷どのくらいの精度で測定したのか（例：gかmgか）ということです．

血糖自己測定臨床試験の場合

血糖自己測定臨床試験のMethods（方法）には，図1のような記載がありますが，HbA1cの標準偏差は1.5％であり，血糖自己測定は通常ケアに比べ，HbA1cを0.5％改善すると想定されていました．仮説検定では「効果がない」という仮説を**帰無仮説（null hypothesis）**，「効果がある」という仮説を**対立仮説（alternative hypothesis）**とよぶと解説してきました．ここで記載されている設定値は，対立仮説に対応します．

ここまでで質問はありますか？

標準偏差の見積もりが甘かったらどうなるのでしょう？

標準偏差が小さすぎるとサンプルサイズを過小評価することになりますし，逆に大きすぎると過大評価してしまいます．実際，この試験では，HbA1cの標準偏差は1.5％ではなく1.25％であることが明らかになり，サンプルサイズは630人から450人に変更されました．

ただし，サンプルサイズが小さすぎると，検出力不足の可能性があるため，サンプルサイズを減らすのは勇気がいるところです．

 実際にはどうやって計算するのですか

臨床試験の現場では公式が組み込まれた専用のソフトウェアを用います．最近は，試験計画が複雑になって，公式ではなくコンピューターシミュレーションを行うことも増えてきました．

理解を深めるための計算3
連続データのサンプルサイズの公式

サンプルサイズ計算には，データの型によって別の公式が用いられます．最も使われることが多い連続データ，2値データ，生存時間データについて紹介しましょう．

2群の平均の差がゼロかどうかを判断するための検定手法は，2標本t検定です[3]．2群の平均の差に関する仮説の値を$δ$，標準偏差を$σ$で表すと，サンプルサイズnを計算するための公式は，検出力80％のとき

[3] 第6講を参照ください．

$$n = \frac{31.4}{(δ/σ)^2} + 1.92$$

検出力90％のとき

$$n = \frac{42.0}{(δ/σ)^2} + 1.92$$

となります．表1～表3に，紹介する公式の計算結果を用意しました．一例として，仮に血糖自己測定臨床試験が2群試験だったときのサンプルサイズを考えてみましょう．HbA1cの平均の差0.5％，標準偏差1.5％とすると，表1からは，検出力90％を達成するためには2群合わせて約350人が必要だということが読み取れます．なお，3群試験だと多重性の問題があって，サンプルサイズの計算は複雑になります．

表1 2群の平均の差に関するt検定のサンプルサイズ

δ / σ	両側 $\alpha = 0.05$	
	検出力 $1-\beta = 0.8$	検出力 $1-\beta = 0.9$
0.15	1398	1870
0.20	788	1054
0.25	506	676
0.30	352	470
0.35	260	346
0.40	200	266
0.45	158	210
0.50	128	172
0.55	106	142
0.60	90	120
0.65	78	102
0.70	66	88
0.75	58	78
0.80	52	68
0.85	46	62
0.90	42	54
0.95	38	50
1.00	34	44
1.10	28	38
1.20	24	32
1.30	22	28
1.40	18	24
1.50	16	22

表の数値はサンプルサイズnを示しており，1群の人数は$n/2$．
δは平均の差を，σは標準偏差を表す．

理解を深めるための計算4
2値データのサンプルサイズの公式

2値データで最も多い状況は，2群の割合π_1とπ_2の比較です．そのための基本的な検定手法はχ^2検定です．χ^2検定の公式は少し複雑です．$\bar{\pi}=(\pi_1+\pi_2)/2$と書くと，検出力80％のときと90％のときで，それぞれ

$$n = \frac{2\{1.96\sqrt{2\,\bar{\pi}(1-\bar{\pi})}+0.84\sqrt{\pi_1(1-\pi_1)+\pi_2(1-\pi_2)}\}^2}{(\pi_1-\pi_2)^2}$$

$$n = \frac{2\{1.96\sqrt{2\,\bar{\pi}(1-\bar{\pi})}+1.28\sqrt{\pi_1(1-\pi_1)+\pi_2(1-\pi_2)}\}^2}{(\pi_1-\pi_2)^2}$$

となります．このときのサンプルサイズの計算結果は，表2のとおりです．表の見方は，2標本t検定と同じです．2群の割合π_1，π_2と検出力の組み合わせで，

表2 2群の割合をχ²検定で比較するためのサンプルサイズ

両側 α＝0.05，検出力 1−β＝0.8

割合 π₁

割合 π₂	0.05	0.10	0.15	0.20	0.25	0.30	0.35	0.40	0.45	0.50	0.55	0.60	0.65	0.70	0.75	0.80	0.85	0.90
0.10	870																	
0.15	282	1372																
0.20	152	398	1812															
0.25	98	200	500	2188														
0.30	72	124	242	588	2502													
0.35	54	86	146	276	658	2754												
0.40	44	64	98	164	304	712	2942											
0.45	36	50	72	108	178	326	712	3068										
0.50	30	40	54	78	116	186	340	776	3130									
0.55	24	32	44	58	82	122	192	346	784	3130								
0.60	22	28	34	46	62	84	124	194	346	776	3068							
0.65	18	22	28	36	48	62	86	124	192	340	752	2942						
0.70	16	20	24	30	38	48	62	84	122	186	326	712	2754					
0.75	14	16	20	24	30	38	48	62	82	116	178	304	658	2502				
0.80	12	14	16	20	24	30	36	46	58	78	108	164	276	588	2188			
0.85	10	12	14	16	20	24	28	34	44	54	72	146	242	500	500	1812		
0.90	8	10	12	14	16	20	22	28	32	40	50	86	124	200	200	398	1372	
0.95	8	8	10	12	14	16	18	22	24	30	36	54	72	98	98	152	282	870

表の数値はサンプルサイズ n を示しており，1群の人数は $n/2$．
π_1 と π_2 は2群それぞれの割合を表す．

両側 α＝0.05，検出力 1−β＝0.9

割合 π₁

割合 π₂	0.05	0.10	0.15	0.20	0.25	0.30	0.35	0.40	0.45	0.50	0.55	0.60	0.65	0.70	0.75	0.80	0.85	0.90
0.10	1164																	
0.15	376	1836																
0.20	202	532	2424															
0.25	130	266	670	2928														
0.30	94	164	322	784	3348													
0.35	72	114	194	370	880	3684												
0.40	56	84	130	218	406	954	3938											
0.45	46	66	94	144	236	434	1006	4106										
0.50	38	52	72	104	154	248	454	1038	4190									
0.55	32	42	56	78	108	162	256	462	1048	4190								
0.60	28	34	46	60	80	112	164	260	462	1038	4106							
0.65	24	30	38	48	62	82	114	164	256	454	1006	3938						
0.70	20	24	30	38	48	62	82	112	162	248	434	954	3684					
0.75	16	20	26	32	38	48	62	80	108	154	236	406	880	3348				
0.80	14	18	22	26	32	38	48	60	78	104	144	218	370	784	2928			
0.85	12	14	18	22	26	30	38	46	56	72	94	130	194	322	670	2424		
0.90	10	12	14	18	20	24	30	34	42	52	66	84	114	164	266	532	1836	
0.95	8	10	12	14	16	20	24	28	32	38	46	56	72	94	130	202	376	1164

表の数値はサンプルサイズ n を示しており，1群の人数は $n/2$．
π_1 と π_2 は2群それぞれの割合を表す．

2群合計のサンプルサイズが決まります．注目してほしいのは，割合π_1とπ_2の差が5％のとき，最低でも1000人近いサンプルサイズが必要ということです．このように，5％の差は，統計的な観点からはかなり小さく，大規模な臨床試験でなければ検出することが難しいのです．

理解を深めるための計算5
生存時間解析のサンプルサイズの公式

2群の生存時間データを比較するためにはログランク検定が用いられます．この検定では，t検定やχ^2検定とは異なり，生存時間が打ち切られることなく観察され，イベントとして確認できた数が重要です．すなわち，検出力を満たすために必要なイベント数がまず決まり，研究期間を考慮したうえで，それを実現するサンプルサイズを計算します．そこで，イベント数の公式とサンプルサイズの公式の2つを用います．まず必要なイベント数dは検出力80％のときと90％のときで，それぞれ

$$d = 7.8 \left(\frac{1+\text{ハザード比}}{1-\text{ハザード比}} \right)^2$$

表3　2群の生存時間データをログランク検定で比較するためのサンプルサイズ

両側$\alpha=0.05$，検出力$1-\beta=0.8$

割合π_2	割合π_1							
	0.1	0.2	0.3	0.4	0.5	0.6	0.7	0.8
0.15	964							
0.20	296							
0.25	156	1826						
0.30	102	506						
0.35	74	246	2486					
0.40	58	152	658					
0.45	48	104	308	2894				
0.50	42	78	182	744				
0.55	36	62	122	340	3034			
0.60	32	52	90	198	764			
0.65	28	42	70	130	342	2900		
0.70	26	38	54	92	194	712		
0.75	24	34	38	70	124	312	2492	
0.80	22	30	38	56	86	174	592	
0.85	22	26	34	46	66	110	254	1818
0.90	20	26	30	38	50	136	136	414

両側$\alpha=0.05$，検出力$1-\beta=0.9$

割合π_2	割合π_1							
	0.1	0.2	0.3	0.4	0.5	0.6	0.7	0.8
0.15	1290							
0.20	396							
0.25	208	2444						
0.30	136	676						
0.35	100	330	3330					
0.40	78	202	880					
0.45	64	138	412	3876				
0.50	54	104	242	996				
0.55	46	82	162	454	4060			
0.60	42	68	120	264	1022			
0.65	38	56	90	172	456	3880		
0.70	34	48	72	124	258	952		
0.75	32	42	60	92	166	416	3336	
0.80	30	40	52	74	116	232	796	
0.85	28	34	46	60	88	146	338	2436
0.90	26	32	38	50	68	100	180	548

表の数値はサンプルサイズnを示しており，1群の人数は$n/2$．π_1とπ_2は2群それぞれの割合を表す．

表の数値はサンプルサイズnを示しており，1群の人数は$n/2$．π_1とπ_2は2群それぞれの割合を表す．

$$d = 10.5 \left(\frac{1 + \text{ハザード比}}{1 - \text{ハザード比}} \right)^2$$

となります．イベント数からサンプルサイズを計算するためには，試験終了までに何人くらいがイベントを発生せず，打ち切りになるか見積もらなければなりません．これは，2群それぞれの生存確率を設定することで行われます．生存確率を π_1 と π_2 と書くと，全体のサンプルサイズ n は，以下のように計算できます．

$$n = \frac{2d}{(1 - \pi_1) + (1 - \pi_2)}$$

2群の生存時間を比較するためのサンプルサイズは，表3のとおりです．もしかしたら，今後サンプルサイズを見積もらなければならないことがあるかもしれませんが，表1～表3だけでも，かなりの状況に対応できるはずです．

本講のエッセンス

☐ 研究計画を立てるときにはサンプルサイズを計算する必要があります．計算に最低限必要な要素は，有意水準（通常5％），検出力（通常80～90％），検出したい治療効果の大きさ（平均の差など）の3つです．

☐ サンプルサイズの計算は，β エラーを制御するための方法ともいえます．

II ランダム化臨床試験

課題論文2　Farmer A, et al：BMJ, 2007

第18講　臨床試験の結果の報告

本講のテーマ

復習を兼ねて，この論文を批判的に吟味してみましょう．表1は，Consolidated Standards of Reporting Trials（CONSORT）チェックリスト[1]とよばれるもので，臨床試験の論文報告を改善し，読者が臨床試験のデザイン，実施，解析，結果の解釈を正しく理解することをサポートするためにつくられました[1]．CONSORTチェックリストは25項目からなり，タイトル・抄録，イントロダクション，方法，結果，考察，他の情報という論文のセクションごとに報告内容を確認できるように設計されています．

[1] http://www.consort-statement.org

表1　CONSORT2010チェックリスト

トピック	番号	チェックリスト項目
タイトル・抄録		
	1a	タイトルにランダム化臨床試験であることを記載
	1b	試験デザイン（trial design），方法（method），結果（result），結論（conclusion）の構造化抄録
イントロダクション		
背景・目的	2a	科学的背景と論拠の説明
	2b	特定の目的または仮説
方法		
試験デザイン	3a	試験デザインの記述（並行群間，要因分析など），割り付け比を含む
	3b	試験開始後の方法上の重要な変更（適格基準など）とその理由
参加者	4a	参加者の適格基準
	4b	データが収集された状況設定と場所
介入	5	再現可能となるように詳しく書かれた各群の介入内容．実際にいつどのように実施されたかを含む
アウトカム	6a	事前に特定され明確に定義された主要・副次的アウトカム評価項目．いつどのように評価されたかを含む
	6b	試験開始後のアウトカムの変更とその理由
症例数	7a	どのように目標症例数が決められたか
	7b	必要に応じて，中間解析と中止基準の説明

（次ページに続く）

表1 CONSORT2010チェックリスト（続き）

トピック	番号	チェックリスト項目
ランダム化：		
乱数列の発生	8a	ランダム化のための乱数列を発生させた方法
	8b	ランダム化のタイプ，制限の詳細（ブロック化，ブロックサイズなど）
割り付けの隠蔵	9	ランダム化の実施に用いられた方法（番号付き封筒など），ランダム化が終了するまで乱数列がどのように隠蔵されていたか
実施	10	誰がランダム化のための乱数列を発生させたか，誰が参加者を組み入れたか，誰が参加者を各群に割り付けたか
ブラインディング	11a	ブラインドがある場合，介入に割り付けた後，誰がどのようにブラインドされていたか（参加者，介入実施者，アウトカムの評価者など）
	11b	必要に応じて介入が類似していたかどうか
統計学的手法	12a	主要・副次的アウトカムの群間比較に用いられた統計学的手法
	12b	サブグループ解析や調整解析のような追加的解析の手法
結果		
参加者の流れ（フローチャートを強く推奨）	13a	各群について，ランダム化された人数，意図された治療を受けた人数，主要アウトカムの解析に用いられた人数の記述
	13b	各群について，追跡不能例とランダム化後の除外例を理由とともに記述
募集	14a	参加者の募集期間と追跡期間を特定する日付
	14b	試験が終了または中止した理由
ベースラインデータ	15	各群のベースラインにおける人口統計学的，臨床的特徴を示す表
解析された人数	16	各群について，各解析における参加者数（分母），解析がもとの割り付け群によるものであるか
アウトカムと推定	17a	主要・副次的アウトカムのそれぞれについて，各群の結果，介入の効果サイズの推定値とその精度（95％信頼区間など）
	17b	2項アウトカムでは，絶対効果サイズ（訳者注：リスク差など）と相対効果サイズ（訳者注：リスク比など）の両方を記載することを推奨
補助的解析	18	サブグループ解析や調整解析など，行われた他の解析の結果．事前に特定された解析と探索的解析を区別する
害	19	各群のすべての重要な害または意図しない効果
考察		
限界	20	試験の限界，可能性のあるバイアスや精度低下の原因，必要に応じて解析の多重性の原因を記載
一般化可能性	21	試験結果の一般化可能性（外的妥当性，適用可能性）
解釈	22	結果の解釈，有益性と有害性のバランス，他の関連するエビデンス
他の情報		
登録	23	登録番号と試験登録名
プロトコール	24	可能であれば，完全なプロトコールの入手方法
資金提供者	25	資金提供者と他の支援者（薬剤の供給者など），資金提供者の役割

（文献1より一部抜粋して引用）

keyword

CONSORTチェックリスト，批判的吟味

CONSORTチェックリストの25項目でこの論文から抜けているものはありましたか？

イントロダクションまでは簡単でした．方法は項目が多くて大変です

この論文は，章立てが細かく分かれていて，参照しやすいほうですね．
　方法については，試験デザイン（3a, 3b）と参加者（4a, 4b）はMethods直後に，介入（5）は"Procedures"～"Delivery of intervention"に，アウトカム（6a, 6b）は"Outcome measures"に，症例数（7a）と統計学的手法（12a, 12b）は"Statistical analysis"に，ランダム化（8a, 8b, 9, 10）は"Randomisation"に書かれています．
　ブラインディング（11a, 11b），中間解析（7b）については，どちらも行っていないので記載されていないようです．

・試験デザインと参加者：13ページ
・介入：14～16ページ
・アウトカム：14ページ
・症例数と統計学的手法：16ページ
・ランダム化：14ページ

結果については，試験が終了または中止した理由（14b）と害（19）以外は書かれていました．補助的解析（18）は，"Further analyses"のことでよいのでしょうか

そうですね．この試験は早期中止していませんし，血糖自己測定の害は，生活の質（QOL）と費用なので，別の論文で報告したのでしょう．Further analysesはこの別の論文のことです．補助的解析（18）といってもよいと思います．

補助的解析：18ページ

22～29ページ：課題論文3

考察だと一般化可能性（21）がわかりませんでした

一般化可能性（generalizability）とは，この試験で得られた結論が，より一般的な状況でも成り立つことを意味します．端的にいうと，血糖自己測定の血糖コントロール改善効果は小さいという結論が，糖尿病診療一般でいえるかということです．
　この論文の"Strengths and weaknesses of the study"では，論文筆者は"However, the participants were representative of well controlled non-

別冊 18ページ, "Strengths and weaknesses of the study"1段落内, 下から3～6行目

❷ 臨床研究法や特定臨床研究については第19講で解説します.

❸ https://jrct.niph.go.jp

❹ http://www.who.int/ictrp/en/

❺ http://www.umin.ac.jp/ctr/index-j.htm

別冊 19ページ, 右段

insulin treated patients with type 2 diabetes in the community" と述べています. すなわち, 今回の対象集団は, 一般的な2型糖尿病患者を代表しているため, 一般化可能性は高いという主張です.

 登録（23），プロトコール（24），資金提供者（25）はどうですか？

登録（23）については，臨床試験を行う前に，公的機関に臨床試験の実施計画を登録することが一般的です．例えば，臨床研究法の特定臨床研究❷にあたる臨床試験では，Japan Registry of Clinical Trials（jRCT）❸への登録が法律で義務付けられています．それ以外に有名なのは，世界保健機関（WHO）の臨床試験登録国際プラットフォーム❹，大学病院医療情報ネットワーク（UMIN）のUMIN臨床試験登録システム❺の2つです．

プロトコール（24）は，トップジャーナルのなかには臨床試験の実施計画書をウェブサプリメントとして公開しているところがあり，そのことです．

資金提供者（25）など，お金のこともみておく必要があります．この論文ではDiscussion（考察）に続いて，Acknowledgement（謝辞），Contributors（関係者），Funding（資金），Competing interests（利益相反），Ethical approval（倫理承認）が書かれています．資金提供者は，国民保健サービス（NHS）と国立健康研究所（National Insitute for Health Research）と報告されています．

 公表バイアスと臨床試験登録★

皆さんは**公表バイアス（publication bias）**という言葉を聞いたことがあるでしょうか？ 臨床試験登録が必要な理由の一つは，公表バイアスを防ぐためです．

公表バイアスをめぐる社会問題として有名なのが，グラクソ・スミスクライン社の抗うつ薬パロキセチンに関する一連の事件です．きっかけはパロキセチン中断による離脱症状や自殺企図について，2001年に患者団体が起こした訴訟だったのですが，その後2004年には，未成年者を対象とした臨床試験データを隠匿したとして，ニューヨーク州検事が訴訟を起こしました．

ある研究者は，1987～2004年に米国食品医薬品局（FDA）に承認された12種類の抗うつ薬の第II相および第III相試験（全74試験）の審査報告書を入手し，論文として公表されたかどうかを検討しました[2]．これによると，FDAが主要エンドポイントにおける有効性についてポジティブと判断した38試験のうち，37試験が公表されていた一方で，FDAがポジティブとはいえないと判断した36試験では，報告書と一貫した結論で公表されたものは3試験に過ぎなかったそうです．

このような研究結果の隠匿の背景には，臨床試験の結果の公表・報道が，マーケティング上の広告の役割を果たしているという，社会的・経済的構造があります．

さまざまな「相対リスク」

　CONSORTチェックリスト17bに「絶対効果サイズと相対効果サイズ」という記載があります．相対効果サイズというのは，相対リスクと同じ意味なのですが，相対リスクとよばれる指標は一つだけではないという点に注意が必要です．具体的には，リスク比，オッズ比，発生率比，ハザード比といった比の指標は，どれも相対リスクとよぶことがあります．ちなみに，絶対効果サイズは，たいていリスク差か発生率差のことです．

本講のエッセンス

- [ ] 臨床試験の結果を隠したり，都合よく偏った報告をしたりする問題がしばしば指摘されています．臨床試験を行う前には，公的機関に臨床試験の実施計画を登録することが一般的です．
- [ ] また，臨床試験の論文を書くときは，タイトル・抄録，イントロダクション，方法，結果，考察などのセクションごとに，必要な情報を報告すべきです．

文献

1) Schulz KF, et al：CONSORT 2010 statement: updated guidelines for reporting parallel group randomised trials. BMJ, 340：c332, 2010
2) Turner EH, et al：Selective publication of antidepressant trials and its influence on apparent efficacy. The New England Journal of Medicine, 358：252-260, 2008

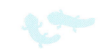

II ランダム化臨床試験

第19講 臨床試験と規制

本講のテーマ

　本講と次講では，論文から少し離れて臨床試験についての理解を深めましょう．
　華岡青洲は，麻酔薬「通仙散」を開発したことで世界的に有名な，江戸時代の外科医です．青洲は，1804年11月14日に世界初の全身麻酔乳がん手術に成功しますが，その前に，実母，於継と，妻，加恵を対象に「臨床試験」を実施しました（図1）．その結果，於継は死亡し加恵は失明したのです．

　これは美談として伝えられていますが，現代ではこのような臨床試験を行うことは考えられません．現代行われている臨床試験の特徴は，①統計学などの科学的方法論が取り入れられ，②同意取得や倫理審査などの被験者保護がなされ，③製薬企業主導でビジネスの一環として行われることがある，という点です．これらはすべて，国による薬事規制と深い関係があります．

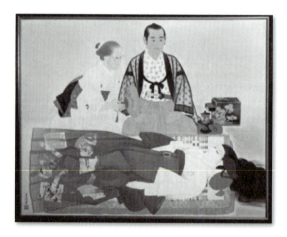

図1　国際外科学会日本部会所蔵の華岡青洲（1760〜1835年）の図

keyword

治験，特定臨床研究，GCP，臨床研究法，倫理指針，プロトコール，モニタリング，監査，品質管理・保証

図2 臨床試験の分類（骨粗鬆症の治療薬を例に）

臨床試験の分類

臨床試験にはさまざまな分類があります（図2）．医薬品が承認され市販される前に，製薬企業は，

- 安全性や臨床薬理を調べる**第Ⅰ相試験**
- 用量設定をしたり有効性を探索したりする**第Ⅱ相試験**
- 有効性を検証する**第Ⅲ相試験**

などを行います．これらの試験の目的は，承認申請資料の根拠となるデータを得ることです．このような試験を，医薬品医療機器等法❶（旧薬事法）では**治験**とよんでいます．製薬企業には，市販前に行われる治験以外に，市販後も医薬品安全対策の一環として**使用成績調査**や**製造販売後臨床試験**が義務付けられています．一方で，**研究者による自主的な臨床試験**も行われています．

このように臨床試験は，臨床開発の相・市販前後・研究者主導かどうかによって分類されます．

❶正式名称は「医薬品，医療機器等の品質，有効性及び安全性の確保等に関する法律」といいます．

ここまでで質問はありますか？

治験とそれ以外の臨床試験はどこが違うんですか？

用いられている科学的方法論や，被験者保護の考え方について本質的な差はありません．一番の違いは，国による規制の厳しさです．じつは治験というのは，日本の医薬品医療機器等法上の言葉で，国際的に用いられる用語ではありません．

臨床試験には，医薬品規制調和国際会議（ICH）という医薬品規制当局・製薬業界による会議において，国際的に合意されたルール（Good Clinical Practice：GCP）があります．例えば，
- 被験者から同意を得ること（インフォームドコンセント）
- 有害事象を国に報告すること
- 試験の内容を試験実施計画書（プロトコール：protocol）として事前に規定すること
- プロトコールは試験審査委員会の審査を受けること
- データの品質管理・保証を行うこと

などが定められています．日本でも省令GCPとよばれる規制を採用しています．

一方で，国内の治験以外の臨床試験は，特定臨床研究とそれ以外に区別されます．前者は**臨床研究法**，後者は**人を対象とする医学系研究に関する倫理指針**によって規制されています．

 特定臨床研究って？

 臨床研究法の用語なのですが，
- 医薬品医療機器等法における未承認・適応外の医薬品等の臨床研究

または
- 製薬企業等から資金提供を受けて実施される当該製薬企業等の医薬品等の臨床研究

のことを指します．

 医薬品の臨床開発★

医薬品開発は，非臨床開発，臨床開発，市販後という3段階に分かれます（図3）．

非臨床開発では，薬理試験，毒性試験，品質試験，製品製造などに2〜3年が費やされます．

臨床開発では，第I相〜第III相までの臨床試験が行われ，有効性・安全性が調べられます（GCPはここで適用されます）．これらのデータは承認申請資料（Common Technical Document：CTD）にまとめられて国に申請がなされます．

図3 医薬品の臨床開発

そして1～2年の審査を経て市販されるわけです．
　市販後には，幅広い患者に使用したときの適正使用や安全性を確保するため，使用成績調査や製造販売後臨床試験が行われます．これらの結果は，国により承認後4～10年後に行われる再審査の資料として用いられます．

本講のエッセンス

□ 臨床試験を実施する際には，治験であればGCP，特定臨床研究であれば臨床研究法，それ以外の臨床試験は「人を対象とする医学系研究に関する倫理指針」を遵守しなければなりません．

□ 具体的には，被験者から同意を得ること，有害事象を国に報告すること，試験実施計画をプロトコールとして事前に規定すること，プロトコールは試験審査委員会の審査を受けること，データの品質管理・保証を行うことなどが求められています．

II ランダム化臨床試験

第20講 データの流れと品質管理・品質保証*

本講のテーマ

Good Clinical Practice (GCP) などで求められているデータの品質管理・保証を理解するには，臨床試験のデータの流れを知る必要があります．図1に沿って，具体的にどのような作業が発生し，どのようなエラーが起こりうるのかをみていきましょう．

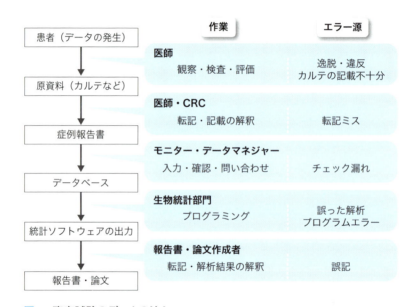

図1 臨床試験のデータの流れ

keyword

品質管理・保証，原資料，データ固定，モニタリング，監査

データの流れ

データの多くは患者から発生するものであり，カルテ，臨床検査伝票，患者日誌などさまざまな媒体に記録されます．このような，臨床試験の事実経過の再現

と評価に必要な記録のことを**原資料**とよびます．

　原資料に含まれる情報の一部は，医師またはClinical Research Coordinator（CRC）とよばれる専門のスタッフによって，データ収集用の質問票（**症例報告書，Case Report Form：CRF**）に転記され，医療機関からデータセンターに送られます．最近では，紙ベースの症例報告書ではなく，専用のWebシステム（**Electric Data Capture：EDC**）を用いることが一般的です．データセンターに送られた臨床データは，電子的にデータベースに格納されます．

データ固定

　データ収集はこの手順のくり返しであり，患者の来院や別の患者の登録があるごとに，データベースは更新されます．そのため，データ管理部門から生物統計部門に統計解析用データセットを渡す前に，特定の日付で**データ固定（data lock）**を行うことになります．生物統計部門はSASなどの統計解析ソフトウェアを用いて解析を行い，ソフトウェアの出力に基づいて統計解析報告書や論文を作成します．

　なお，がんなどの長期追跡が行われる疾患領域では，一部の統計解析が行われた後もデータベースが更新されることがあります．したがって，統計解析用データセットは，データベースのスナップショットのようなものであり，どのタイミングのものかを特定するためデータ固定日を記録することが重要です．

品質管理の目標

　この流れの背後には，人間が行う作業があることはいうまでもありません．すなわち，どれほど真剣に作業に取り組んだとしても，人為的なエラーがつきものです（図1）．例えば，医師によるエラーとして，プロトコール逸脱，カルテの記載不十分や症例報告書の転記ミスなどがあります．すなわち，品質管理の目標とは，**これらのエラー源をできるだけ早期に特定し，現場にフィードバックすることにより，作業を改善しデータのエラーを減らすことです．**

事前準備も重要

　さらに，図1には示されていませんが，エラーの原因は臨床試験の準備段階にもあります．典型的なのは，プロトコールの記載があいまいだったり，症例報告書のデザインがまずかったり，EDCシステムに不具合があったり，医師への手順の説明が不足していたり，といったケースです．データ管理部門と生物統計部門の働きどころは試験開始以降だと思われがちですが，事前の準備に十分なエフォートを割くことも重要です．

ここまでで質問はありますか？

品質管理についてはわかってきました．では，品質保証とは何ですか？

品質保証は**監査**に対応しています．臨床試験における監査とは，プロトコールやGCPなどに従って実施されているかについて，臨床試験にかかわる業務および文書を体系的かつ独立に検証することです．製薬企業の多くは，独立した監査部門を設けています．

また，医薬品の承認後には，承認申請書類の信頼性を保証するために，規制当局からの査察（**GCP実地調査**や**適合性書面調査**）が入ります（図2）．図の左側に示しているのは図1のデータ処理の流れですが，おのおのの段階で，医療機関側が保存する作業記録と治験依頼者（データセンターや製薬企業）が保存する作業記録が生じます．医療機関側の記録と治験依頼者側の記録を照らし合わせるのがGCP実地調査，治験依頼者側の記録と申請資料を照らし合わせるのが適合性書面調査です．

なお，英語では規制当局による査察のことをinspection，監査のことをauditとよんでいます．

記録がなかったら品質保証できないですね

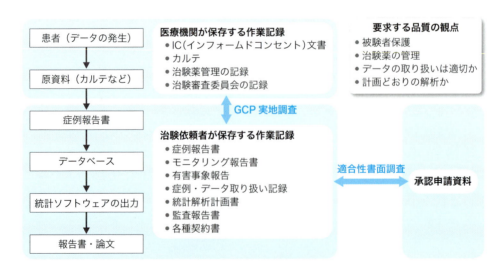

図2　GCP実地調査と適合性書面調査で照合される作業記録

そのとおりです．そこで重要になるのが，作業記録，プロトコール，手順書，データベース定義書などの事前に準備した文書，データ修正履歴といったデータ以外の情報（メタデータ）です．われわれ生物統計家は，臨床試験にかかわる際には「作業記録を残す」ことを心掛けなければならないと，口をすっぱくして教わるものです．

データの固定ってどういう意味があるんですか？

統計解析して都合が悪い結果だったからといって，データを修正するのは明らかにおかしいですよね．解析の公正性を保つうえで，
① 事前に解析計画を規定し，
② データ固定を行うこと
はきわめて重要です．データ固定の前には，症例・データの取り扱いに関するデータレビューを通じて，
- 対象者一人ひとりの解析対象集団への採否
- エンドポイントの評価結果
- プロトコール逸脱

などを確定することが普通です．

本講のエッセンス

- ☐ 医療機関で発生したデータは，カルテなどの媒体に記録され，症例報告書としてデータセンターに送付されます．データベースに格納された後に，統計解析が行われ，その結果が論文として公表される，というのが一連のデータの流れです．
- ☐ このプロセスで生じるエラー源をできるだけ早期に特定し，現場にフィードバックすることにより，作業を改善しデータのエラーを減らすことが，品質管理の目標です．
- ☐ また，解析の公正性を保つうえで，① 事前に解析計画を規定し，② データ固定を行うことはきわめて重要です．

次は演習問題です

II ランダム化臨床試験

演習問題

問題 1　課題論文 2（Farmer A, et al：BMJ, 2007）を読んで，以下の問いに答えなさい．

12〜20 ページ

1 臨床試験登録番号を読み取りなさい．

2 Methods（方法）の Randomisation（ランダム化）に，"The allocation was also concealed from laboratory staff" と書かれています．このような配慮をした目的として正しいのは，次のうちどれでしょうか？

　　ⓐ アウトカムを評価する際のバイアスを防ぐための配慮
　　ⓑ 3 群間で治療に偏りが生じないための配慮
　　ⓒ 最小化法のプログラムを操作されないための配慮
　　ⓓ ⓐ，ⓑ，ⓒ すべて誤り

3 この試験のサンプルサイズ計算について正しいのは，次のうちどれでしょうか？

　　ⓐ ベースラインデータが得られた後でサンプルサイズの計算をやり直した
　　ⓑ 検出力は 80％と設定された
　　ⓒ HbA1c の差は 1.25％と設定された
　　ⓓ ⓐ，ⓑ，ⓒ すべて誤り

4 この試験で行われたサブグループ解析について正しいのは，次のうちどれでしょうか？

　　ⓐ サブグループの定義はデータを見る前に規定された
　　ⓑ サブグループの定義はデータを見る前に規定されなかった
　　ⓒ 論文に説明はない

5 Figure 3 は，血糖自己測定がどれくらい規定どおり行われたかを表しています．この解析で用いられたデータの型として正しいのは，次のうちどれでしょうか？

　　ⓐ 連続データ

　　ⓑ 2値データ

　　ⓒ 計数データ

　　ⓓ 生存時間データ

6 Figure 3 で用いられた検定の名前は何でしょうか？

7 Figure 4 で用いられた検定の名前は何でしょうか？

問題2 以下の問いに答えなさい．いずれも統計用語の意味を確認するためのものです．

1 臨床検査の正常範囲の意味として正しいのはどれでしょうか？

　　ⓐ ある集団における検査値の平均±1.96×標準偏差

　　ⓑ ある集団における健常人の検査値の95 %が含まれる範囲

　　ⓒ ある集団における健常人の検査値すべてが含まれる範囲

　　ⓓ ある集団からのランダムサンプルにおいて95 %の値が含まれる範囲

2 治療をランダムに割り付けたはずなのに，一部の背景因子に治療群間で有意な差（p<0.05）がみられることがあります．この現象に当てはまるのは次のうちどれでしょうか？

　　ⓐ αエラー

　　ⓑ βエラー

　　ⓒ 1−αエラー

　　ⓓ ⓐ, ⓑ, ⓒすべて誤り

3 p値の説明として正しいものはどれでしょうか？

　　ⓐ 帰無仮説が正しい確率である

　　ⓑ 対立仮説が正しい確率である

　　ⓒ 0.05よりも小さいと有意差があると判断する

　　ⓓ ⓐ, ⓑ, ⓒすべて誤りである

4 片側検定のp値から，両側検定によるp値を計算するにはどうすればよいでしょうか？

  ⓐ 片側検定のp値を2倍する

  ⓑ 片側検定のp値を2で割る

  ⓒ 計算できない

  ⓓ ⓐ，ⓑ，ⓒすべて誤り

5 臨床試験の多くで両側検定が用いられているのはなぜでしょうか？

  ⓐ 試験治療が優れていたとしても，劣っていたとしても，差があるなら結論を出したいから

  ⓑ 統計学者の間の決まりごと

  ⓒ すべての臨床試験で統一すべきであるから

  ⓓ ランダム誤差は，平均の上方向と下方向の両方のばらつきを生じるから

6 臨床試験でp＝0.06だったとき（有意差はみられなかった）の結果の解釈として，正しいものはどれでしょうか？

  ⓐ 試験治療はコントロール治療より優れていた

  ⓑ 試験治療はコントロール治療より劣っていた

  ⓒ サンプルサイズが不足していた

  ⓓ ⓐ，ⓑ，ⓒすべて誤り

解答▼
別冊
40ページ

費用効果分析
血糖自己測定は費用対効果がよいか

課題論文3 Simon J, et al：BMJ, 2008［血糖自己測定費用効果分析］
▶別冊　22〜29ページ

課題論文4 Ross EL, et al：JAMA Ophthalmology, 2016［抗VEGF薬費用効果分析］
▶別冊　30〜39ページ

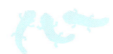

第21講 費用効果分析のアウトカム

Ⅲ 費用効果分析　課題論文3：Simon J, et al：BMJ, 2008　課題論文4：Ross EL, et al：JAMA Ophthalmology, 2016

本講のテーマ

❶ 人，金，時間，設備などですね．

限られた医療資源❶のなかで，すべての患者に無制限にサービスを提供することは不可能です．新しい医療技術を市場に導入する際には，経済評価を行い，医療資源への影響，適切な価格，資源配分の優先順位などを検討しておく必要があります．

課題論文3と4は，それぞれDiGEM試験（課題論文2）とDRCR.net試験（Diabetic Retinopathy Clinical Research Network trial）[1]のデータを用いて，血糖自己測定や血管内皮増殖因子阻害薬（抗VEGF薬）の費用対効果を調べた研究です．臨床試験の主解析（有効性）と費用効果分析を比べると，Patients（患者），Intervention（介入），Comparison（比較対照）は，ほぼ共通です（表1）．大きく違うのはOutcomes（アウトカム，エンドポイント）なので，まずはそこから解説していきます．

別冊
22～29ページ：課題論文3，
30～39ページ：課題論文4

表1　血糖自己測定研究と抗VEGF薬研究のPICO

	血糖自己測定研究 有効性	血糖自己測定研究 費用対効果	抗VEGF薬研究 有効性	抗VEGF薬研究 費用対効果
P（患者）	インスリン非依存性2型糖尿病（n=453）	左と同じ（n=453）	糖尿病黄斑浮腫のある糖尿病（n=660）	左と同じ（n=624）
I（介入）	消極的自己測定，積極的自己測定	左と同じ	ラニビズマブ，アフリベルセプト	左と同じ
C（比較対照）	通常ケア	左と同じ	ベバシズマブ	左と同じ
O（アウトカム）	12ヶ月時点のHbA1c	費用，QALY（分析期間1年）	1年までの視力変化	費用，QALY（分析期間1年と10年）
試験内の他の測定	血圧，体重，脂質，低血糖，EQ-5D	医療資源の消費，費用	中心窩領域網膜厚，1年までの有害事象（眼科疾患，血管障害など），退院サマリー	医療資源の消費，費用

keyword

エンドポイント，費用，QALY，分析期間

アウトカムを確認しよう

まずは課題論文3と4の抄録を読んで，アウトカムを確認しましょう．課題論文3では質調整生存年〔quality adjusted life year：QALY（クオリー）〕[2]と医療費，課題論文4では増分費用効果比〔ICER（アイサー）〕と書かれています．ICERとは，QALYと医療費から計算される指標のことなので[3]，いずれもQALYと費用をみていることがわかります．

分析期間も要チェック

もう一つ読み取ってほしいのは，治療開始からいつまでのアウトカムを調べたかということで，これを**分析期間**といいます．課題論文4ではICERの説明に続いて，「3種類の抗VEGF薬の1年間の費用対効果を計算するために，1年の試験データを使用し，10年間の費用対効果を予測するために，数学モデルを用いた」と述べられています．

臨床試験は主要エンドポイントの評価をめざして計画されるため，課題論文3と4の試験期間はどちらも1年です．そのため，対象者全員の死亡が観察できるほど追跡期間は十分ではありません．そこで，表1に示す試験内で測定されたデータだけではなく，別のデータソースを用いたり，モデル分析により結果を予測したりします[4]．

＊　　＊　　＊

このように，費用効果分析の論文では，複数の治療や介入プログラムを比較して，それぞれにかかる費用と得られる効果の両面を測定し評価しています．一方で，ほとんどの臨床試験が評価しているのは治療の有効性で，その場合は血糖の改善や心血管イベントの発症など臨床的側面がアウトカムです．

ここまでで質問はありますか？

分析期間はどうやって設定するんですか？

疾患や治療法の特徴に応じて設定されます．例として，インフルエンザの予防接種と糖尿病のスクリーニングプログラムを考えてみましょう．

予防接種の効果や費用を評価するためには，解熱や職場復帰までの時間な

23, 31ページ

[2] 生存年数に効用値(QOL値)の経時的変化を反映させたもの．生存年数とQOLの2つを同時に評価する指標です．第24講で扱います．

[3] 第25講で解説します．

[4] 第11講で取り上げたリスクエンジンもその一種です．

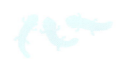

どの数日〜1週間程度で十分です．

一方で，糖尿病のスクリーニングプログラムでは，その後の糖尿病の進展や合併症の発生，死亡など，数十年にわたって追跡しなければ，すべてのアウトカムを評価することはできません．実際には，初診時に診断されたインスリン非依存性または依存性糖尿病，糖尿病合併症（糖尿病黄斑浮腫など）といった糖尿病の重症度に合わせて，さまざまな臨床試験や疫学研究が行われています．費用効果分析を行うときも，どの重症度のための治療なのかによって，カバーすべき期間や必要なデータが異なります．

一般に，分析期間が長くなるほど，アウトカムのデータを集めにくくなります．分析期間10年のように，臨床試験の実施期間より分析期間が長いと，モデル分析に頼らざるを得ません．

 モデル分析っていっても測定データはないんですよね？

❺第12講を参照ください．

そのとおりです．そのため，糖尿病の場合は，HbA1cなどの代替エンドポイントへの効果❺から，合併症予防効果を予測したり，視力が維持されるという仮定を置いたりします．

分析期間は十分長いことが理想ですが，そうするとモデル分析の誤差が増えることがジレンマです．これを補うために，データベースの整備が必要だと指摘されています．

 データベースって？

課題論文1のようなコホート研究や，課題論文2のような臨床試験もデータベースですが，それ以外にも，
- 学会や国が行っている疾患レジストリ
- 診療報酬請求情報（レセプト）データベース
- 電子カルテ

など利用できる選択肢も急速に広がっています．そのなかで，疾患や治療の特徴を踏まえて，科学的に妥当な費用効果分析のための最適なデータベースが選ばれる必要があります．

本講のエッセンス

☐ 費用効果分析を行うには，効果と費用の両方を評価する必要があります．効果を評価するためのアウトカムとしてよく用いられるのがQALYです．

☐ 分析期間が長いときには，別のデータソースを用いたり，モデル分析により結果を予測したりする必要が生じます．

文献

1) Diabetic Retinopathy Clinical Research Network：Aflibercept, bevacizumab, or ranibizumab for diabetic macular edema. The New England Journal of Medicine, 372：1193-1203, 2015

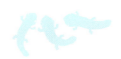

第22講 費用

課題論文3 Simon J, et al：BMJ, 2008

本講のテーマ

別冊23ページ

血糖自己測定費用効果分析のAbstract（抄録）では，研究開始後12ヶ月間で新たな介入にかかる費用は，通常ケア群では89ポンド，消極的血糖自己測定群では181ポンド，積極的血糖自己測定群では173ポンドと報告されています．一方で，QALYは血糖自己測定群のほうが通常ケア群よりも悪いという結果が得られており，インスリン治療を行っていない患者に対し，コストのかかる血糖自己測定を行う臨床的な意義は小さいと結論づけています．

さて，費用の計算に含めるべき項目には，どのようなものがあるでしょうか．また，その費用が高いか安いかについての判断は，どのように行われるのでしょうか．

keyword

費用，分析者の立場，直接医療費，直接非医療費，間接費用，割引率

費用の種類

費用の種類には，直接費用，間接費用，不可測費用の3種類があります．直接費用は医療行為に直接的にかかる費用です．間接費用は疾患により労働できないなどの生産性の損失を意味します．不可測費用とは，それ以外の曖昧で測定不能な費用です．

糖尿病治療に関連する費用とは

課題論文3では，研究開始後12ヶ月間の糖尿病治療に関連する平均費用が算出されており，表1に示すように，介入（血糖自己測定および看護師介入）にかかる費用，薬剤（糖尿病および糖尿病以外）にかかる費用，およびその他の医療ケア（プライマリ・ケア，病院での治療，合併症などに対する治療）にかかる費用に分けて，3つの群ごとに記載されています．

介入に関しては，通常ケア群で89ポンド（13350円）❶，消極的血糖自己測定

❶ 1.00ポンド＝150円で計算しました．以下の金額も同様です．

表1 血糖自己測定費用効果分析における12ヶ月の試験期間中の費用（ポンド/月）

	効用値		
	通常ケア群 (n＝152)	消極的 血糖自己測定群 (n＝150)	積極的 血糖自己測定群 (n＝151)
	平均（SD）	平均（SD）	平均（SD）
介入	89 (27)	181 (49)	173 (68)
血糖自己測定	10 (16)	96 (37)	89 (48)
看護師訪問診療	79 (21)	85 (20)	84 (26)
薬剤	534 (309)	578 (342)	522 (317)
糖尿病薬	124 (163)	144 (191)	123 (170)
インスリン	0.3 (4.0)	2.5 (20.7)	4.8 (33.7)
他剤	410 (240)	431 (279)	394 (264)
他の医療ケア	747 (130)	676 (77)	786 (145)
《プライマリ・ケア》			
医師訪問外科診療	100 (7)	90 (6)	93 (6)
医師訪問診療	9 (3)	8 (3)	5 (2)
看護師訪問外科診療	35 (2)	30 (2)	32 (3)
看護師訪問診療	1.9 (1.2)	0.5 (0.3)	1.1 (0.7)
《病院治療》			
救急部受診	12 (3)	9 (2)	14 (3)
外来	140 (18)	163 (29)	161 (25)
デイホスピタル	9 (3)	13 (4)	9 (3)
入院	327 (121)	267 (67)	383 (137)
《その他の医療》			
栄養士	4 (1)	3 (1)	4 (1)
眼科医	19 (1)	18 (1)	18 (1)
NHSフットケア	36 (5)	42 (4)	36 (5)
民間フットケア	28 (7)	21 (6)	16 (5)
民間医療	25 (10)	14 (5)	15 (6)
医療費合計	1371 (136)	1434 (84)	1482 (150)

（課題論文3のTable2および3より一部抜粋して作成）

群で181ポンド（27150円），積極的血糖自己測定群では173ポンド（25950円）と，消極的および積極的血糖自己測定群が高くなっていますが，その他の費用には大きな差はありません．医療費合計では通常ケア群，消極的血糖自己測定群，積極的血糖自己測定群で順に1371ポンド（205650円），1434ポンド（215100円），1482ポンド（222300円）となっています．

ここまでで質問はありますか？

日本で糖尿病治療のために受診した場合，実際にどのくらいお金がかかるんですか？

ここでは「直接費用」のうち，直接医療費❷を中心に考えてみましょう．

❷直接費用は，治療に要する費用のうち，病院で直接発生する直接医療費と，それ以外の直接非医療費に分かれます．

2型糖尿病でインスリン治療を行っており，かつ糖尿病腎症で食事・生活指導および内服治療を受けている患者を考えましょう．この患者が病院を受診しインスリンを処方されると，薬剤費以外に，再診料，外来管理加算，在宅自己注射指導管理料，注入器加算，注入器注射針加算，血糖自己測定器加算が算定されます．さらに，糖尿病腎症に対しても治療を受けているため，生活習慣病管理料，高度腎機能障害患者指導加算などがかかります．これに加えて，栄養指導，血液・尿検査，画像検査なども受けると，月平均30000円以上の医療費〔患者支払い月10000円以上（3割負担の場合）〕の医療費となります❸．

それ以外に，病院の管理費用，設備費用（電子カルテ，検査機器，手術設備など）の環境費や，人員配備（受付，看護，清掃など）等もありますが，通常これらの費用は医療費の計算には含まれません．

❸病院の種類，薬剤の種類，院外/院内処方，合併症の種類などによって異なります．

ジェネリック医薬品が増えると，医療費負担は減るの？

現在，日本の医療費は40兆円を越え，そのうち薬剤費は7兆円以上を占めます．先発品とジェネリック医薬品の価格の差は薬剤によっても異なりますが，一般に，先発品に比較してジェネリック医薬品は開発費用・時間がかからないために費用を抑えることができ，20～50％程度の薬価で販売されています．基本的に両者の薬効は同等とされるため，厚生労働省はジェネリック医薬品の積極的な使用を推奨しています．

糖尿病治療において，インスリンはジェネリック医薬品❹が少ないですが，糖尿病患者さんは高血圧・腎症などの合併症を有し，複数の経口治療薬の処方を受けている場合が多く，かつ投与期間も長期にわたります．そのため，可能なものだけでもジェネリック医薬品に変更すると，患者の家計にも国の財政にも大きく影響してきます．

❹インスリンの場合，正確にはバイオ後続品といいます．

費用の項目は適切か

さて，血糖自己測定費用効果分析では，治療に直接関係する費用は含まれていますが，患者が受診に伴い損失する費用❺など間接的な費用は含まれていません．これは研究の限界なのでしょうか？——そうではありません．一般に費用の計算では，分析者の立場（perspective）によって，どのような項目まで費用計算に含めるかが異なるのです．

❺生産性損失などがあります．

分析者の立場によって異なる費用項目

分析者の立場には，具体的には患者・家族，医療機関，医療費支払者（保険者），社会などがあります．多くの研究では，「医療費支払者」からみた立場，ま

たは「社会全体」からみた立場で分析されます．

医療費支払者の立場

医療費支払者の立場では，治療に要した費用（直接費用）のうち，公的医療保険制度下で要した費用（直接医療費）が分析の対象となります．

社会の立場

一方で，社会の立場では，患者が病院に受診したがために失った費用（間接費用）を考慮する必要があります．間接費用の一例として生産性損失があげられ，例えば労働損失時間から損失費用を算出し，直接費用に加えて分析することがあります．

＊　　＊　　＊

他にもさまざまな費用が考えられますが，費用は常に変動し不確実性を伴うため，すべてを含めることは不可能です．特に結果に大きな影響を与えないような費用については含める必要もありません．ただし，結果への影響があるか判断に迷う費用については，感度分析❻などを通じた検討が必要です．

❻仮定をいろいろと変化させて行う分析のこと．詳しくは第24講「知っとこ！」でお話しします．

ここまでで質問はありますか？

病院以外で発生する医療費の直接非医療費にはどんなものがありますか？

まずは，通院にかかる交通費ですね．それから，糖尿病のような生活習慣病は，食事療法・運動療法を指導されることが多いので，これらを実践するために要する費用もかかります．具体的には，宅配食や健康食品，低カロリー食品などの利用，万歩計などの健康器具の購入や，健康イベント，スポーツジムへの入会などのさまざまな費用が考えられます．それでも，合併症の進行などが予防でき，将来の透析療法への進行などが予防できれば，結果的には費用効果に優れることが予想されます．

血糖自己測定における費用効果分析の論文はどの立場で分析されたんですか？

この論文は「医療費支払者」の立場で分析されており，おのおのの治療に要する費用はNational Health Service（NHS）やBritish Medical Association（BMA）などが出している参照費用をもとに平均費用を算出しています．論文を読む際は「どの立場」で分析されているのかを押さえておきましょう．

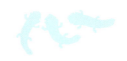

不確実な費用

　治療に要した直接費用以外は，多くが不確実性を伴います．これには，患者が治療を受けることによる生産性損失や，治療に伴う苦痛といった精神的な要因から発生する費用などがあります．

　労働生産性に関する損失費用は，職種，雇用条件，立場や休職期間により異なり，特に家事への対価は計算することが困難です．通常は，特定の労働ごとではなく，全産業，年齢，性別を考慮した日本全体での平均市場賃金率から費用を計算します．患者の介護にあたる家族が失う労働時間も同様です．

　さらに，治療により生存期間が延長したために社会的生産性が上がることで発生する利潤，一方で新たな疾患の罹患に伴い必要となる追加の医療資源などもあります．しかし，患者の病態や介入方法，他の合併症の存在などの医学的要因，労働条件，家族背景などで結果は異なり，これらを正確に予測し計算することは通常困難であるため，原則，費用に含まれません．

　時に，これらの不確実性に対し感度分析が行われ，変動範囲内での評価を行うことがありますが，考慮する変数の種類や分析の根拠とする情報源により結果は異なりうるため，いずれにせよ解釈には注意が必要です．

 現在と将来の価値付け

　慢性疾患など，長期間の治療を要する場合の費用の計算はどのように行うでしょうか．

　通常，現在の価値と将来の価値は同等とは見なされず，現在の価値が最も高いと考えます（現在の貯金は利子がついて，将来，より大きな価値をもちます）．そのため，将来にかかる費用やアウトカムは，現在価値から期間にあわせて割引を行うこととしており，わが国の経済状況などを考慮して，原則年率2％で割り引き，0〜4％の範囲で感度分析を行うことを推奨しています[1]．

　例えば，3年間糖尿病治療を行うと仮定し，1年目の治療費が100万円の場合，2年目は100万×0.98＝98万円，3年目は98万×0.98＝96.04万円で，3年間合計で294.04万円の治療費が見込まれると計算されます．

 誰がどうやって高いか安いかを判断しているか？　その1

　配分する医療資源が価値に見合ったものであるかどうかの判断をするにあたり，1単位のQALYを延長するために必要な追加費用（ICER）を用いた比較が行われることが一般的です❼．

❼第23〜25講を参照してください．

　治療法や医薬品の価値は，疾患の重症度・予後，代替案の有無，分析者の立場・視点の違い，社会に与えるインパクトなどによって異なります．各国の医療制度の多くは，これらの倫理的・社会的要素を考慮したうえで，おおよその限界値を設けています．

　日本では中央社会保険医療協議会（中医協）が500〜600万円/QALYを目安としています[1]．また，医療政策に費用効果分析の結果を積極的に取り入れている英

国では，National Institute for Health and Care Excellence（NICE）とよばれる公的評価機関が2〜3万ポンド/QALYという基準を出しています[2]．ただし，この基準を越えたからといって，すべての治療が推奨されないわけではありません．

 誰がどうやって高いか安いかを判断しているか？ その2

　日本の医療制度では，費用対効果が悪いからといって，その医薬品が使えなくなるということはありません．費用効果分析の結果は，新薬承認や保険適応の決定に反映されることはなく，保険収載（償還）価格の調整のために使用されます．

　その歴史は浅く，2016年の診療報酬改定の際に，中医協により費用対効果評価が試行的に導入されました．これは，既収載の医薬品・医療機器13品目について，ICERおよび倫理的・社会的考慮要素に関する分析結果を企業が提出し，第三者の再分析を経て，中医協のもとで総合的評価（アプレイザル）が行われるというものです．2019年には，本格導入に向け価格調整制度の骨子が定められ，より適正な価格をめざすことになりました．

　これからは新薬の費用効果分析が増えてくるはずですが，基本的には，第Ⅲ相試験における有効性・安全性評価の結果に加え，複数のデータソースを用いて，モデル分析が行われます．これらの費用対効果を科学的に行うため，中医協は「中央社会保険医療協議会における費用対効果評価の分析ガイドライン」を定めています[1]．

本講のエッセンス

☐ 医療に関連する費用には，治療に要する費用（直接費用），治療によって損失する費用（間接費用），それ以外の曖昧で測定不能な費用（不可測比費用）の大きく3つがあります．分析者の立場に応じた費用の分析が行われる必要があります．

☐ また，含めるべき費用の範囲，費用計算に際し参考にしたデータ，分析期間など，不確実な要素がある場合には，これも明確にし，必要に応じて感度分析が行われる必要があります．

文献
1）「中央社会保険医療協議会における費用対効果評価の分析ガイドライン」（厚生労働科学研究費補助金「医療経済評価の政策応用に向けた評価手法およびデータの標準化と評価のしくみの構築に関する研究」班）（http://www.mhlw.go.jp/file/05-Shingikai-12404000-Hokenkyoku-Iryouka/0000104722.pdf），2015
2）Rawlins M, et al：Pharmacoeconomics: NICE's approach to decision-making. British Journal of Clinical Pharmacology, 70：346-349, 2010

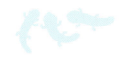

III 費用効果分析

課題論文3　Simon J, et al：BMJ, 2008　　課題論文4　Ross EL, et al：JAMA Ophthalmology, 2016

第23講　QOL質問票と効用値

本講のテーマ

疾患の予防法の評価を行うとき，アウトカムとして測定する健康状態は，その疾患の発症の有無だけで十分かどうかを考えてみましょう．

疾患の発症といっても，疾患の種類や程度によって，生活に及ぼす影響はさまざまです．脳梗塞のように麻痺などの後遺症が残る場合と，インフルエンザの発症のように短期的に完治する場合では大きな差があります．また，治療で疾患が治癒したとしても，つらい副作用があるのならば，気持ちが落ち込んだり，仕事に復帰できなかったりする場合もあります．

WHO憲章では，「健康とは，肉体的，精神的，および社会的に完全に良好な状態であり，単に疾病または病弱の存在しないことではない」と表現されています．このような健康状態の多元性は，生活の質（QOL）として注目されるようになり，また，それを測定するためのものさし（QOL質問票）についても研究されてきました．QOL質問票には，健康状態を多次元で捉えて詳細に測定する「プロファイル型尺度」と，単一の連続データで表す「選考に基づく尺度」があります．医療経済評価でよく用いられるのは後者ですが，臨床研究ではいずれもよく扱われるため，両方をみていきましょう．

keyword

QOL質問票，プロファイル型尺度，選考に基づく尺度，包括的尺度，疾患特異的尺度，効用値

医学では，患者の主観的な健康状態を測定するために，**QOL質問票**が用いられます．QOL質問票の結果は，経済学上の概念である効用値を計算するために用いられることもあります．

QOL質問票には，健康状態を多次元で捉えて詳細に測定する「プロファイル型尺度」と，単一の連続的な数値で表す「選考にもとづく尺度」があります．まず，プロファイル型尺度として広く使われているSF-36を例にみてみましょう．

表1 SF-36日本語版の下位尺度と質問項目の一部

	下位尺度名
1	身体機能
2	日常役割機能（身体）
3	体の痛み
4	全体的健康感
5	活力
6	社会生活機能
7	日常役割機能（精神）
8	心の健康
心の健康についての質問	次にあげるのは，過去1ヶ月間に，あなたがどのように感じたかについての質問です．
項目1	かなり神経質でしたか
項目2	どうにもならないくらい，気分がおちこんでいましたか
項目3	おちついていて，おだやかな気分でしたか
項目4	おちこんで，ゆううつな気分でしたか
項目5	楽しい気分でしたか

選択肢は「いつも」「ほとんどいつも」「ときどき」「まれに」「ぜんぜんない」
（文献1より引用）

QOL質問票：プロファイル型尺度

　まず，**プロファイル型尺度**として広く使われているSF-36を例にみてみましょう．SF-36は，全般的な健康状態を測定するための質問票で，36項目の質問からなっています[1]．身体機能，日常役割機能（身体），体の痛み，全体的健康観，活力，社会生活機能，日常役割機能（精神），心の健康という8つの側面（下位尺度）それぞれについて，複数の質問項目があります．

　表1に，日本語版の一部（8つの下位尺度と心の健康の質問項目）をお示しします．質問には特定の疾患に限定された内容はなく，疾患のない人にも用いることができます．また，疾患の種類も問いません．このような尺度を**包括的尺度**といいます．

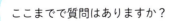
ここまでで質問はありますか？

QOLが良い，悪いって，どう判断するんですか？

SF-36を例に説明します．

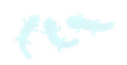

❶より要約した指標として，身体的健康度・精神的健康度などのサマリースコアを算出することもできます．

　まず，質問の回答結果から下位尺度ごとのスコアを算出します❶．治療Aと治療Bを比較するときは，これらのスコアを比較します．ただし，どれか一つの質問の回答結果だけで解釈を行うことは困難です．

　スコアの算出は，日本では日本人を代表するようにサンプリングされたデータをもとにした計算式を用います．この計算式で得られたスコアは，国民の平均値が50点，標準偏差が10点になるような値となっているため，調査対象から得られた結果と国民の平均値を簡単に比較できます．

包括的尺度と疾患特異的尺度

　包括的尺度は，疾患の有無や種類を問わずに用いることができる一方，疾患特有の症状による健康への影響を捉えきれない可能性があります．例えば，慢性腎臓病をもつ患者さんでは，尿毒素によるかゆみや食欲不振などの特有の問題があります．治療の目的がこのような側面を改善することであれば，**疾患特異的尺度**による評価のほうが向いているといえます．

❷腎疾患に特有の症状や，腎疾患の日常生活への影響，腎疾患による負担など．

　慢性腎臓病での疾患特異的尺度としてKDQOL-SFがあります[2)]．これは，包括的尺度であるSF-36に加えて，腎疾患特異的な項目❷が設けられています．表2に，KDQOL-SF日本語版の下位尺度と質問項目の一部を示します．疾患特異的尺度では，その疾患の治療効果をより鋭敏に評価に反映できることが利点です．

ここまでで質問はありますか？

QOLの尺度はいろいろとあるようですが，どのように選ばれているんでしょう？

QOL尺度を選ぶときには，まず目的を明確にすることからはじまります．例えば，治療のアウトカムとしてQOLを測定する場合は，治療効果を反映してきちんと値が変化する（反応性がある）尺度を選択します．前述のような疾患特有の症状の場合，包括的尺度では適切に評価できない可能性があります．

❸回答データの分布が著しく偏り，尺度の可能な測定範囲より低い（床効果）または高い（天井効果）ことで正しい測定ができないことがあります．

　床効果，天井効果❸についても注意が必要です．SF-36の身体機能に関する質問は，比較的，身体機能が高い人が想定されています．歩行できるかどうかが評価対象になるような集団では，回答がすべて「とても難しい」になってしまう床効果のため，治療効果を評価できなくなります．

　また，計量心理学の手法に則り，開発，検証されている尺度であることも重要です．この過程を経た尺度は，信頼性，妥当性という重要な特性が検証されています．そのような過程を経ず独自でつくった尺度を用いると，結果

表2 KDQOL-SF日本語版の下位尺度と質問項目の一部

下位尺度名	
包括的尺度（SF-36）	
1	身体機能
2	日常役割機能（身体）
3	体の痛み
4	全体的健康感
5	活力
6	社会生活機能
7	日常役割機能（精神）
8	心の健康
腎疾患特異的尺度	
1	症状
2	腎疾患の日常生活への影響
3	腎疾患による負担
4	勤労状況
5	認知機能
6	人とのつきあい
7	性機能
8	睡眠
非健康関連QOL	
1	ソーシャルサポート
2	透析スタッフからの励まし
3	透析ケアに対する患者満足度
症状についての質問	この1ヶ月間に次のようなことでどの程度困りましたか？
項目1	筋肉の痛み
項目2	胸の痛み
項目3	筋肉のけいれん
項目4	ひふのかゆみ
項目5	ひふの乾燥
項目6	息切れ
項目7	立ちくらみやめまい
項目8	食欲がない
項目9	ひどい疲れや消耗感
項目10	手足のしびれ
項目11	吐き気や胃の不快感

選択肢は「全く困らなかった」「すこし困った」「困った」「かなり困った」「ひどく困った」

（文献2より引用）

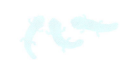

の解釈が困難となります．海外で開発されたものの場合，調査対象の国できちんと異文化間調整されているかを確認する必要があります．

QOL質問票：選考に基づく尺度

続いて，**選考に基づく尺度**をみていきましょう．現在，費用効果分析で最もよく使われている効果の指標は，**質調整生存年（QALY）**❹です．この指標を算出するためには，**効用値（utility）**測定が必要です．効用値はQOLを数値化したもので，原則0〜1までの連続的な値をとり，0は死亡，1は完全な健康を表します．一見とてもシンプルですが，実際にはどのように測定するのでしょうか．

❹第24講で扱います．

効用値の測定法

効用値の測定には，2つの方法があります．1つ目は，直接法です．回答者に対してある健康状態を提示して，完全な健康状態と比べてどのくらいの価値かを評価してもらいます．評価の方法として，**タイムトレードオフ法**，**スタンダードギャンブル法**があります．

2つ目は，間接法です．これは，QOL質問票の回答からスコアリングアルゴリズムやタリフ（換算表）❺を用いて効用値を算出します．課題論文3では，EuroQOLが開発したEQ-5D-3Lという**QOL質問票を用いた間接法**を採用し，ベースラインと12ヶ月後に測定しています．

❺タリフについては後述の質疑応答で解説します．

24ページ，右段，"Effects" 1〜3行目

🔍 タイムトレードオフ法

直接法であるタイムトレードオフ法では，ある健康状態で過ごす期間の価値が，完全な健康状態で過ごすどのくらいの期間の価値と同等かを評価します．例えば，「ある健康状態Aで10年生きること」は，「完全な健康状態」で何年生きることと同等かをたずねて，その年数が5年だった場合，健康状態Aの効用値は5/10＝0.5になります．

課題論文4は，糖尿病黄斑浮腫という視力に影響する眼の疾患についての研究ですが，表3を用いて両眼のうち良いほうの視力から効用値への換算を行っています．例えば，良いほうの視力が0.8（20/25）のときは，効用値0.87となります．

この換算表は，タイムトレードオフ法を用いて作成されました[3]．眼疾患で視力低下のある患者さんに，「これから何年間生きたいですか？」と聞き，さらに「もし完全な健康状態になれるなら，そのうち何年分をあきらめますか？」という質問をしています．もし，20年生きたいとして，完全な健康状態になれるならそのうち8年をあきらめると答えた場合，その視力の効用値は（20−8）/20＝0.6となります．

表3 タイムトレードオフ法によって得られた眼疾患をもつ患者の効用値

良いほうの眼の視力	効用値
20/20（もう片方の眼が20/20〜20/25の場合）	0.97
20/20（もう片方の眼が≦20/40の場合）	0.92
20/25	0.87
20/30	0.84
20/40	0.80
20/50	0.77
20/70	0.74
20/100	0.67
20/200	0.66
20/300	0.63
20/400	0.54
指数弁	0.52
手動弁	0.35
光覚弁	0.35
光覚弁なし	0.26

（20/20＝視力1.0，20/50＝視力0.5，20/400＝視力0.05）
（文献3より引用）

スタンダードギャンブル法

表3の換算表の作成過程では，スタンダードギャンブル法での評価も行っています．同じく眼疾患のある患者さんに，「成功すれば完全な健康状態になり，失敗すればすぐに死亡するような治療があるとして，その失敗のリスクが何％であれば治療を断るか」とたずねています．現状のQOLが低いほど，失敗のリスクが高くても治療を受け入れることが想定されますね．例えば，20％の失敗（死亡）のリスクまでは許容できると答えた場合，効用値は1.0−0.2＝0.8となります．

効用値の読み取り方

第24講 表1左側に，効用値に関する結果を示しました．ベースラインでは，標準的な通常ケア群，消極的血糖自己測定群，積極的血糖自己測定群ともに効用値はおよそ0.8です．ベースラインから12ヶ月後の効用値の変化は，それぞれ−0.001，−0.027，−0.075となっており，積極的血糖自己測定群で最も効用値が低下しています．この結果からは，積極的血糖自己測定群は通常ケア群よりも1年後の健康状態が低下する，という解釈ができます．EQ-5Dの5つの質問項目のうち，特に「不安/ふさぎ込み」の値が有意に低下していたことが論文中に書

28ページ，Table 4

かれています．

 ここまでで質問はありますか？

表4 EQ-5D-5L 日本語版の下位尺度と質問項目

移動の程度
歩き回るのに問題はない
歩き回るのに少し問題がある
歩き回るのに中程度の問題がある
歩き回るのにかなり問題がある
歩き回ることができない
身の回りの管理
自分で身体を洗ったり着替えをするのに問題はない
自分で身体を洗ったり着替えをするのに少し問題がある
自分で身体を洗ったり着替えをするのに中程度の問題がある
自分で身体を洗ったり着替えをするのにかなり問題がある
自分で身体を洗ったり着替えをすることができない
ふだんの活動（例：仕事，勉強，家族・余暇活動）
ふだんの活動を行うのに問題はない
ふだんの活動を行うのに少し問題がある
ふだんの活動を行うのに中程度の問題がある
ふだんの活動を行うのにかなり問題がある
ふだんの活動を行うことができない
痛み/不快感
痛みや不快感はない
少し痛みや不快感がある
中程度の痛みや不快感がある
かなりの痛みや不快感がある
極度の痛みや不快感がある
不安/ふさぎ込み
不安でもふさぎ込んでもいない
少し不安あるいはふさぎ込んでいる
中程度に不安あるいはふさぎ込んでいる
かなり不安あるいはふさぎ込んでいる
極度に不安あるいはふさぎ込んでいる

（文献4より引用）

間接法の質問票では，どのような質問があるのでしょう？

表4に，代表的な選考に基づく尺度であるEQ-5D-5Lの日本語版の質問票を示します[4]．移動の程度，身の回りの管理，ふだんの活動，痛み/不快感，不安/ふさぎ込み，という5つの項目について，それぞれ5段階の選択肢のうちから1つを選びます[6]．最もよい回答を1，最も悪い回答を5とすると，回答のパターンは11111，11112，…，55555など，$5^5 = 3125$通りありえます．

[6] 前述のとおり，課題論文で用いられたEQ-5DはEQ-5D-3Lでした．これはEQ-5D-5Lの前の版で，選択肢が5段階ではなく，3段階です．

EQ-5Dでは，回答結果からどのようにして効用値を計算しますか？タリフとは何ですか？

タリフとは，間接法に用いる質問票の回答パターンと効用値の対応表です．

表5 日本人と英国人のEQ-5Dのタリフ

No	回答パターン	移動の程度	身の回りの管理	ふだんの活動	痛み/不快感	不安/ふさぎ込み	効用値
日本人用タリフ（EQ-5D-5L，最初の10パターン）							
1	11111	1	1	1	1	1	1.000
2	11112	1	1	1	1	2	0.867
3	11113	1	1	1	1	3	0.829
4	11114	1	1	1	1	4	0.771
5	11115	1	1	1	1	5	0.743
6	11121	1	1	1	2	1	0.895
7	11122	1	1	1	2	2	0.823
8	11123	1	1	1	2	3	0.784
9	11124	1	1	1	2	4	0.726
10	11125	1	1	1	2	5	0.699
英国人用タリフ（EQ-5D-3L，最初の6パターン）							
1	11111	1	1	1	1	1	1.000
2	11112	1	1	1	1	2	0.848
3	11113	1	1	1	1	3	0.414
4	11121	1	1	1	2	1	0.796
5	11122	1	1	1	2	2	0.725
6	11123	1	1	1	2	3	0.291

（日本人タリフ：文献4の補遺より抜粋，「QOL値」は「効果値」に著者変更．英国人タリフ：文献5を参考に作成）

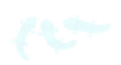

2005年には日本の一般人を対象として，EQ–5D–5Lの各回答パターンについての効用値を直接法で評価し，その結果から表5上側のようなタリフが作成されました[4]．表にはEQ–5D–5Lの5つの質問への回答パターンと，対応する効用値が示されています．すべての項目で最もよい評価である11111のパターンでは効用値が1.000，不安／ふさぎ込みだけ2となった11112のパターンでは0.867であることがわかります．

表5下側に，課題論文3で用いられたタリフの一部も示しておきます．こちらは，EQ–5D–3Lという選択肢が3段階のバージョン用で，英国人のためのものです．

本講のエッセンス

☐ 健康状態を多次元で評価するQOL質問票には，プロファイル型尺度と選考に基づく尺度があります．

☐ プロファイル型尺度には，包括的尺度と疾患特異的尺度があり，研究目的に応じて選択します．選考に基づく尺度である効用値は，費用効果分析によく用いられます．

☐ 効用値は，完全な健康を1，死亡を0とした連続データです．効用値の測定方法には直接法と間接法があり，間接法ではQOL質問票の回答パターンから効用値を算出します．

☐ 費用効果分析で用いる効用値は，国内データに基づいたスコアリングアルゴリズムの存在する質問票の使用が推奨されています．

文献

1）「SF–36v2日本語版マニュアル」（福原俊一，鈴鴨よしみ／著），iHope International，2004

2）「KDQOL–SFマニュアル」（三浦靖彦，他／編），iHope International，2015

3）Brown MM, et al：Health Care Economic Analyses and Value–Based Medicine. Survey of Ophthalmology, 48：204–223, 2003

4）池田俊也，他：日本語版EQ–5D–5Lにおけるスコアリング法の開発．保健医療科学，64：47–55, 2015

5）Dolan P, et al：A social tariff for EuroQol: results from a UK general population survey. Centre for Health Economics, University of York, 1995

| III | 費用効果分析 | 課題論文3 Simon J, et al：BMJ, 2008 | 課題論文4 Ross EL, et al：JAMA Ophthalmology, 2016 |

第24講 質調整生存年（QALY）

　効用値は生涯を通じて一定ではなく，時間の経過や健康状態の推移とともに変化します．例えば糖尿病では，治療開始によって口渇，多飲，多尿などの症状が軽減し，診断時よりも効用値が改善するかもしれません．一方で，糖尿病のコントロールが長期間不良であった場合，若年での死亡や，糖尿病合併症のため，失明，しびれ，透析導入，脳卒中による寝たきりなどといった効用値の低下がありえます．生存年数だけを評価すると，このような効用値の低下が反映されません．ここで登場するのが質調整生存年（QALY）です．

　効用値の変化にはさまざまなパターンが考えられます．図1左上のように，高い値を保ち続ける場合（A），継続的に低下するような場合（B），ある時点で大きく低下するような場合（C）を考えてみましょう．この3パターンのなかでは，Cの経過がいちばん悪そうだということは直感的にわかりますが，これはどのように定量的に表現されているのでしょうか．

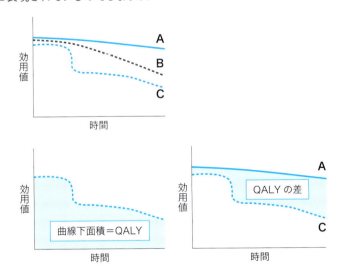

図1　効用値の3パターンの推移（左上），効用値とQALY（左下），
　　　効用値とQALYの差（右下）

keyword

QALY，臨床試験ベースの分析，モデル分析，感度分析

費用効果分析のQALY

質調整生存年（QALY）は，どれくらい元気に，どれくらい長く生きられるかを表すもので，費用効果分析で最もよく用いられている効果の指標です．QALYは，生存期間と効用値の経時的変化として測定されます❶．効用値が1ならQALYは生存年数と同じですが，効用値が低下したら，生存年数をその分だけ割り引きます．直感的に説明すると，図1左下のように効用値の推移をプロットしたとき，QALYは曲線の下の面積として計算することができます．

費用効果分析では，増分効果（分析している治療とコントロール治療の差）に着目します．仮に，それぞれの効用値の推移が，図1のAとCだったとしましょう．そのとき，両者の増分効果（QALYの差＝QALY増分）は，それぞれの曲線に挟まれた部分の面積になります（図1右下）．

❶第21講で登場しましたね．

ここまでで質問はありますか？

課題論文3のQALYはどうやって計算したんですか？

血糖自己測定の臨床試験では，ベースラインと12ヶ月時点で調査したEQ-5Dの回答を，タリフで効用値に換算し（表1左側），曲線下面積を計算することで，患者ごとにQALYを求めています．この臨床試験では，効用値は2時点しか測定されていないため，試験期間中の12ヶ月間の効用値が直線的に変化すると仮定しています．

また，Table 5で報告されているのはQALYではなくQALY増分（QALY gain）である点に注意してください．これは，効用値の変化を用いて，生存期間を重み付けることで計算される指標です．死亡がなければ，「QALY増分＝効用値の変化/2」となります（表1右側）．

通常ケア群と比べてどうだったんですか？

28ページ

それは課題論文3のTable 5の右側を見てください．"Difference"が，通常ケア群と比較したQALY増分の差を表しています．通常ケア群を基準にし

表1　血糖自己測定費用効果分析における効用値とQALY増分

	効用値（Table 4より）			QALY増分	
	ベースライン	12ヶ月後	変化	死亡がないと仮定した計算	Table 5より
通常ケア群 (n=152, 死亡1人)	0.799 (0.023)	0.798 (0.023)	−0.001 (−0.060〜0.059)	−0.001/2 =−0.0005	0.000 (−0.013〜0.014)
消極的血糖自己測定群 (n=150, 死亡3人)	0.781 (0.022)	0.755 (0.022)	−0.027 (−0.069〜0.015)	−0.027/2 =−0.0135	−0.008 (−0.023〜0.007)
積極的血糖自己測定群 (n=151, 死亡4人)	0.807 (0.024)	0.733 (0.024)	−0.075 (−0.119〜−0.031)	−0.075/2 =−0.0375	−0.035 (−0.050〜−0.020)

効用値：平均効用値（標準誤差），効用値変化：平均効用値変化（95％信頼区間），QALY増分：平均QALY増分（95％信頼区間）
QALY増分は，表に示された効用値の変化を用いて，生存期間を重み付けることで計算された．死亡がなければ，QALY増分＝効用値の変化/2となる．課題論文3のTable 5では，死亡した時点で効用値を0と扱っており，費用データが欠測の患者は除外しているため，死亡がないと仮定した計算とは一致しない．
（課題論文3より作成）

ているので，QALY増分の差はマイナスで表現されています．

　積極的血糖自己測定群と通常ケア群の間では，QALY増分の差の95％信頼区間がゼロをまたいでおらず，有意な差がみられたこととなります．12ヶ月間の評価では，積極的血糖自己測定群は通常ケア群よりも得られるQALY（つまり効果）が小さいと解釈されます．

 じゃあ課題論文4のQALYはどうですか？

抗VEGF薬費用効果分析では，糖尿病黄斑浮腫という長期アウトカムのための治療を評価しているため，分析期間は1年と10年の2通りが用いられています．効用値は測定視力に基づいています[2]．

❷第23講で述べましたね．

　課題論文4のMethods（方法）の"Quality of Life" の記述をみてみましょう．

別冊
32ページ，右段

　ベースラインから1年間については，臨床試験中に実際に測定された視力データを用いています．2年目以降の視力については当該臨床試験では測定されていないので，1年目の時点での視力がそれ以降も持続するものと仮定して計算しています．

　また，抗VEGF薬を使用して有害事象が発生した場合は，視力から得られた効用値について，有害事象の種類に応じた下方修正を行っています．1年目までの有害事象については臨床試験データを用いています．しかし，有害事象による効用値の下方修正の幅や2年目以降の有害事象発生率については，当該臨床試験データに含まれていません．そのため，先行研究または論文筆

表2 費用対効果のアウトカム

	1年後			10年後		
	平均費用 (USドル)	QALY	ICER vs ベバシズマブ (USドル/QALY)	平均費用 (USドル)	QALY	ICER vs ベバシズマブ (USドル/QALY)
全患者						
ベバシズマブ	4100	0.849	NA	39800	6.80	NA
ラニベズマブ	18600	0.857	1730000	79400	6.87	603000
アフリベルセプト	26100	0.869	1110000	102500	6.98	349000
軽症群						
ベバシズマブ	5000	0.823	NA	40700	6.60	NA
ラニベズマブ	20400	0.829	2450000	81200	6.65	817000
アフリベルセプト	28100	0.835	1870000	104500	6.82	287000
重症群						
ベバシズマブ	3200	0.875	NA	38900	7.01	NA
ラニベズマブ	16900	0.884	1500000	77700	7.09	506000
アフリベルセプト	24100	0.901	798000	100600	7.14	474000

(課題論文4のTable 1を一部抜粋して引用)

❸モデル分析は，第26講に扱います．

者の仮説に基づく設定値を，モデルのパラメータとして用いています❸．

さて，計算されたQALYがどうなったか見てみましょう（表2）．表には，抗VEGF薬ごとに，分析期間1年と10年での結果が示されています．また，全患者での結果のほか，軽症群，重症群に分けた層別解析の結果も示されています．QALYが取りうる最大の値は，分析期間1年では1，10年では10となります．

ここでは全患者についてだけ見ますが，分析期間1年では，ベバシズマブ群0.849，ラニベズマブ群0.857，アフリベルセプト群0.869，10年ではそれぞれ6.80，6.87，6.98となっています．1年も10年も，わずかな違いではありますが，アフリベルセプト群のQALYが最も高い結果となっています．

臨床試験ベースの分析とモデル分析

課題論文3のように，臨床試験の枠組みで，試験内で測定されたデータのみを用いて費用対効果を検討することを，「**臨床試験ベースの分析**」といいます．一方で，課題論文4の2年目以降の分析のように，効用値の変化幅や合併症の発生率などのパラメータを設定して，モデルに当てはめて計算をする方法を「**モデル分析**」といいます．課題論文4の分析は，1年目までの分析には臨床試験内のデータも用いていることから，2つの分析方法を併用していることになります．

《臨床試験ベースの分析の利点と欠点》

臨床試験ベースの分析の利点は，臨床試験のなかで正確かつ詳細なデータが収集されていることです．しかし，臨床試験の参加者は，適格基準を満たしたやや特殊な患者であり，ふだんの診療現場での患者とは特徴が異なることがあります．そうすると，分析から得られた結果を診療現場に当てはめて解釈することが難しいかもしれません．また，臨床試験の実施期間は限られているため，分析期間が短くなってしまうことも限界の一つです．

《モデル分析の利点と欠点》

モデル分析では，複数のデータソースからの情報を考慮するため，特定の状況で行われる臨床試験の結果に過度に依存するリスクを回避できます．一方で，診療の実際よりもシンプルなモデルとせざるをえないこと，仮定したモデルやパラメータが誤っている場合に間違った結論を出しうることが欠点です[1]．

 感度分析

今までみてきたように，QALYの計算においては，ある状態における効用値，合併症の発生率，死亡率など，さまざまな仮定が置かれており，そこには常に不確実性があります．第22講で述べたように，費用計算における生産性損失や現在と将来の価値付けなどと同様です．

事前に本命の仮定を決めて，基本となる分析（ベースケース分析）を行うわけですが，そこから得られた結果が本当に確からしいかを検討する必要があります．課題論文4では，ベースケース分析のほかに，良いほうの眼の視力ではなく治療中の眼の視力で効用値を算出したり，分析する時間を30年まで伸ばしてみたり，有害事象の発生率を増減させてみたりする分析を行っています．

このように，仮定をいろいろと変化させて分析を行うことを**感度分析**といいます．感度分析を実施し，得られる結果が大きく変わらなければ確からしいですし，容易に結果が逆転するようであれば不確実性が高いという解釈となります．

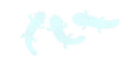

本講のエッセンス

□ QALYとは，生存期間と時間経過による効用値の変化の両方を考慮した指標であり，費用効果分析において効果を測るためのアウトカムとして用いられます．

□ QALYや費用対効果の分析は，臨床試験ベースの分析とモデル分析に大別されます．

□ モデル分析では，先行研究などからモデルに投入するパラメータを設定することが必要です．パラメータには不確実性が伴うことから，結果の不確実性を検証するために感度分析が重要です．

文献

1) Cohen DJ, Reynolds MR：Interpreting the results of cost–effectiveness studies. Journal of the American College of Cardiology, 52：2119–2126, 2008

| Ⅲ 費用効果分析 | 課題論文4　Ross EL, et al：JAMA Ophthalmology, 2016 |

増分費用効果比 (ICER)

医療資源の配分を適切に行うためには，費用に対し，どのくらいの効果が得られるのかを，複数の代替案を比較して決定する必要があります．課題論文4では，糖尿病黄斑浮腫に対する抗VEGF薬3剤（ベバシズマブ，アフリベルセプト，ラニビズマブ）の費用効果分析を行っています．

論文筆者は，3剤のQALYあたりの増分費用効果比（ICER）を求めました．ベバシズマブと比較したアフリベルセプトまたはラニビズマブの1年間でのICERは，アフリベルセプトで111万ドル/QALY，ラニビズマブで173万ドル/QALY，10年間で34.9万ドル/QALY，60.3万ドル/QALYと報告されています．ICERとは増分費用と増分効果の比のことですが（図1のY/X），これらの結果をどのように解釈したらよいのでしょうか．

30〜39ページ：
課題論文4

31ページ，抄録
のResults

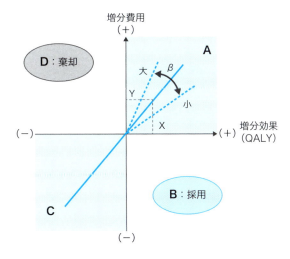

図1　増分効果と増分費用の関係
ICERはY/Xで求められる．

---

keyword

ICER, 費用, QALY

ICERで新治療の費用対効果を調べる

　近年，免疫治療薬や分子標的薬といった新薬の発売，再生医療，ロボット支援手術など，医療はめざましい進歩を遂げていますが，これらの治療にかかる高額な医療費はわが国の財政を逼迫し，国民皆保険制度の持続可能性および医療費分配の優先度などに関する議論がしきりに行われるようになっています．これに対する判断基準の一つとなるのが，費用効果分析であり，費用対効果の高い医療を優先的に提供するという考えです．

　この際によく用いられる指標が**増分費用効果比（ICER）**で，コストに見合うだけの効果があるかどうかを示すものです．このとき，従来の治療（または治療を行わない状態）に新治療を追加する場合には，追加される費用と，これに伴って追加された効果とを比較することが必要です．治療効果の指標として，多くは，QALYの差が用いられます．

ICERの読み取り方

　図1は，対照治療（従来の治療＝代替案）に対する新治療の増分効果と増分費用の関係を示しており，これを，費用効果平面とよびます．BまたはDの領域にある場合にはどちらを選択するかは明らかで，Bの場合は，対照治療に対し新治療の効果が大きくかつ費用は小さいため採用され，Dの場合は効果が小さくかつ費用が大きいため採用されません．通常，選択に迷うのはAまたはCの領域にある場合です．ICERは

$$\text{ICER} = \frac{\text{新治療の費用} - \text{対照治療の費用}}{\text{新治療の効果（QALY）} - \text{対照治療の効果（QALY）}} = \frac{\text{増分費用}}{\text{増分効果（QALY増分）}}$$

と算出されます．いま，傾きβ（実線）をICERの閾値とした場合に，これより傾きが小さいなら新治療は対照治療より優位であるとして採用され，逆に傾きが大きいなら優位でないとして採用は見送られます．この傾きβに絶対的な基準はありませんが，日本では中央社会保険医療協議会（中医協）が500〜600万円/QALYを，イギリスではNICEが2〜3万ポンド/QALYという目安を出しています[1]．

[1] 第22講「知っとこ！」で触れましたね．

ここまでで質問はありますか？

抗VEGF薬費用効果分析の結果はどうだったんですか？

課題論文4では，表1に示すように，1年後の短期と10年後の長期のICER

表1　抗VEGF薬費用効果分析の主たる結果

	分析期間1年			分析期間10年（予測）		
	費用 （USドル）	QALY	ICER （USドル/QALY）	費用 （USドル）	QALY	ICER （USドル/QALY）
全患者							
ベバシズマブ	4100	0.849	基準	39800	6.80	基準
ラニベズマブ	18600	0.857	1730000	79400	6.87	603000
アフリベルセプト	26100	0.869	1110000	102500	6.98	349000
軽症群							
ベバシズマブ	5000	0.823	基準	40700	6.60	基準
ラニベズマブ	20400	0.829	2450000	81200	6.65	817000
アフリベルセプト	28100	0.835	1870000	104500	6.82	287000
重症群							
ベバシズマブ	3200	0.875	基準	38900	7.01	基準
ラニベズマブ	16900	0.884	1500000	77700	7.09	506000
アフリベルセプト	24100	0.901	798000	100600	7.14	474000

（課題論文4のTable 1より一部抜粋して引用）

を算出しています．ベバシズマブと比較したアフリベルセプトおよびラニベズマブの1年間でのICERを，アフリベルセプトで111万ドル/QALY，ラニベズマブで173万ドル/QALYと算出しており，日本円にすると❷，アフリベルセプトは1億2210万円/QALY，ラニベズマブは1億9030万円/QALYと算出されます．これは，費用効果分析の閾値を超えており，いずれの治療も効果に見合う費用ではないと判断されます．

❷1ドル＝110円で計算.

また，ベースラインからの視力低下がより重症な患者に対し，ベバシズマブと比較した10年間の費用対効果閾値（100万ドル/QALY）を達成するためには，アフリベルセプトで69％，ラニベズマブで80％のコストダウンが必要であると算出しています❸．

別冊
31ページ，抄録のResults

❸アメリカでは製薬企業が薬剤の価格を設定および改訂することができます．

日本ではこれらの薬は使われているんですか？

日本では，アフリベルセプトおよびラニベズマブは保険適応となっていますが，ベバシズマブは適応外です❹．薬価は原則2年に1回改定されますが，長期投与が必要で，やはり薬価が高いため，患者の脱落が多いという現状があります．効果に関するエビデンスも確立されてはおらず，今後，長期間での検討が必要です．

医療はコストだけで方針を決めることができない特殊な領域ですが，資源

❹2019年5月現在.

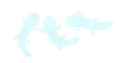

が有限である以上，迅速で適切な配分を行うため，保険償還や薬価算定の制度を整備していく努力がなされています．

そういえば，臨床試験の論文を読むと，プラセボ対照のことが多いようです．対照治療のデータがないときはどうするんですか？

費用効果分析では，比較対照として標準治療を設定することが多いのですが，製薬企業が行っている第Ⅲ相臨床試験の多くは実薬対プラセボであり，実薬どうしの比較試験による有効性・安全性のエビデンスは限られています．このように直接比較した臨床試験の結果が存在しない場合には，**ネットワークメタアナリシス**という手法を用いて間接比較が行われます．

従来型の2群比較のメタアナリシスは，2つの治療を直接比較した臨床試験を統合解析し，全試験を通じた治療効果（オッズ比など）を推定するものですが，ネットワークメタアナリシスは，直接比較と間接比較を統合解析することによって，一度に3つ以上の治療の比較を可能としたものです．ネットワークメタアナリシスにより，複数の治療薬の組み合わせによる相対比較が可能となり，メタアナリシスは大きく拡張されますが，直接比較と間接比較の結果の一貫性の成立などの条件が必要であるため注意が必要です[5]．

[5] 詳しくは姉妹書「医療統計セミナー 論文読解レベルアップ30」の"Ⅵ ネットワークメタアナリシス"をご覧ください．

知っとこ！ 費用対効果の分析の種類

測定単位の設定の違いにより，費用対効果の分析の方法を，費用最小化分析（cost-minimization analysis），費用効果分析（cost-effectiveness analysis），費用効用分析（cost-utility analysis），費用便益分析（cost-benefit analysis）と区別して用いることがあります．

費用最小化分析は，効果が同等であるときに，費用が最もかからない治療は何かを分析する方法です．

費用効果分析と費用効用分析は，医療分野で最も用いられる分析方法です．費用効果分析は，治療の効果をさまざまなアウトカム（生存年延長，治癒率，疼痛の改善，血糖の改善など）で測るのに対して，費用効用分析では，1QALY延長あたりの費用が算出されます．費用効果分析は，治療の目的に特異的な測定単位で示されるため，結果をより臨床的に解釈しやすいという良さがありますが，一方で異なる測定単位の介入どうしを比較できないという欠点があります．費用効用分析のほうは，異なる疾患や治療に共通して用いることができ，特に生存期間だけでなくQALYが意味をもつときに用いられます．

費用便益分析は，介入の結果を金銭単位で価値付けして評価するもので，医療分野で用いられることはなく，経済分野などで広く用いられています．

なお，費用最小化分析，費用効果分析，費用効用分析は同種の分析方法であるとして，中医協ガイドラインでも「費用効果分析」としてまとめられています．

本講のエッセンス

- ICERは，増分効果と増分費用の比のことで，対照治療（代替案）に対する新治療の費用対効果を表す指標です．
- 医療分野における経済評価の目的は，他分野と異なり，「費用の削減」ではなく「医療資源を適切に配分」することです．完全な医療経済評価は不可能ですが，QALY・費用はどちらもあらゆる疾患において意味のある指標であるため，ICERを用いることは理にかなっているといえます．

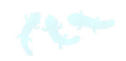

III 費用効果分析   課題論文4 Ross EL, et al：JAMA Ophthalmology, 2016

第26講 モデル分析

本講のテーマ

　抗VEGF薬費用効果分析では，分析期間10年という長期的なアウトカムを調べるため，モデル分析が用いられました．図1はこの研究で用いられたモデルを表したもので，抗VEGF薬投与後の患者は，心筋梗塞，脳卒中，死亡という3つの状態に推移することを意味しています．図からは，糖尿病合併症のうち，効用値・費用への影響が大きいと考えられる大血管症（心筋梗塞・脳卒中）が考慮されたということがわかります．では，ここからQALYはどのように計算されたのでしょうか．

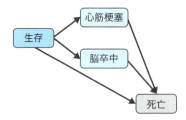

図1　抗VEGF薬費用対効果研究で用いられたモデル
（課題論文4よりeFigure 1を引用）

keyword

モデル分析，決定樹モデル

直接データがとれないときにどうするか？

　臨床試験の枠組みでQALYや費用を直接測定することが可能なら，通常の統計手法で費用効果分析を行うことができますが，外部のデータを用いたり，試験期間後の結果を予測したりするためには，**モデル分析**が必要になります．モデル分析の計算はかなり複雑なのですが，おおむね以下のような段階に分けることができます．
①分析対象となる患者集団，治療法，分析期間など（シナリオ）を決定

②どのような健康状態を用いるかを決定
③健康状態の変化がどのくらいの確率で起きるかをパラメータとして設定
④健康状態ごとの効用値をパラメータとして設定
⑤健康状態ごとに生じる費用を設定
⑥初期状態から健康状態がどのように変化するのかをシミュレーションし，QALYと費用の期待値を計算
⑦期待QALYと期待費用からICERを計算

抗VEGF薬費用効果分析もこれらの段階を踏んでいますが，⑥は乱数を用いたコンピューターシミュレーションを用いているため複雑です．まずは，手計算のできる**決定樹モデル**を用いて説明しましょう．

決定樹モデル

決定樹モデルは，複数の代替案での比較が可能であり，おのおのの代替案についてQALYと費用の期待値をそれぞれ算出し，最も優れた期待値をもつ経路を見出す手法です．

2型糖尿病における経口血糖降下薬A（新規治療）と経口血糖降下薬B（代替薬＝既存治療薬）の費用対効果評価を，決定樹モデルを用いて考えてみましょう．図2では，降下薬AとBのおのおのの医療費，糖尿病合併症発生の有無，死亡の有無といった一連の「健康状態」が示されていて，3段階 2×2×2＝8本の枝分かれで表現されています．

仮に，経口血糖降下薬AはBに比べ，糖尿病合併症の確率（p）を0.2から0.1

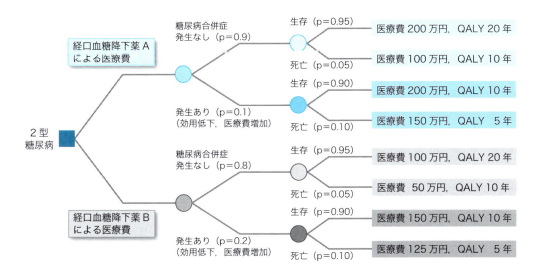

図2　決定樹モデルの例（2型糖尿病における経口血糖降下薬AとBの比較）

に下げますが，1年あたりの医療費は5万円から10万円に増加するとします．また，糖尿病合併症が発生すると，そのための医療費100万円が発生し，効用値は1から0.5に低下し，「生存」の枝分かれではQALYは20年（糖尿病合併症が発生したらQALYは10年），「死亡」の枝分かれではQALYは10年（糖尿病合併症が発生したらQALYは5年）と設定します❶．このとき，経口血糖降下薬Aの期待値は，

$$期待費用 = 0.9 \times 0.95 \times 200万 + 0.9 \times 0.05 \times 100万 + 0.1 \times 0.90 \times 200万 + 0.1 \times 0.10 \times 150万$$

$$= 195万円$$

$$期待QALY = 0.9 \times 0.95 \times 20年 + 0.9 \times 0.05 \times 10年 + 0.1 \times 0.90 \times 10年 + 0.1 \times 0.10 \times 5年$$

$$= 18.5年$$

一方の経口血糖降下薬Bの期待値は，

$$期待費用 = 0.8 \times 0.95 \times 100万 + 0.8 \times 0.05 \times 50万 + 0.2 \times 0.90 \times 150万 + 0.2 \times 0.10 \times 125万$$

$$= 107.5万円$$

$$期待QALY = 0.8 \times 0.95 \times 20年 + 0.8 \times 0.05 \times 10年 + 0.2 \times 0.90 \times 10年 + 0.2 \times 0.10 \times 5年$$

$$= 17.5年$$

となります．したがって，ICER＝(195−107.5)/(18.5−17.5)＝87.5万円/QALYとなり❷，QALYを1年延長するために87.5万円かかると算出されます．

決定樹モデルの作成

　おのおのの代替案に関する費用およびQALYについて，比較試験による高いエビデンスを有した結果をもとにモデルが作成されることが理想的ですが，特に日本では質の高いランダム化比較試験が不足しています．

　通常，代替案として設定するのは，新たな介入が導入されることにより最も代替されうる標準（既存）治療です．複数の代替薬で比較する場合もありますが，ランダム化比較試験のような新薬の効能を評価する際のプラセボや無治療が対照として設定されることは通常多くはありません．用いるデータや代替案の設定のしかたによって結果がゆらぐ可能性があり，不確実性を伴うため，場合によっては複数のシナリオを設定し仮定をいろいろと変化させて感度分析❸を行う必要もあります．また，可能なかぎり，日本の実臨床に即した設定を行い，日本における質の高いエビデンスを有する場合は海外の試験に優先して用いることが推奨されています[1]．

❶単純のため，QALYをこのように設定します．

❷このモデル分析では，ICER＝（薬Aの期待費用−薬Bの期待費用)/(薬Aの期待QALY−薬Bの期待QALY）で算出されます．

❸第24講「知っとこ！」で解説しましたね．

ここまでで質問はありますか？

手順の③，④，⑤は，図2でいうと，確率，医療費，QALYの値を決めるってことですか？

そのとおりです．

じゃあ，課題論文4ではどうだったんですか？

抗VEGF薬費用効果分析のパラメータは，表1のとおりです．このモデル分析では，第23講 表3の換算表（タリフ）を用いて視力に応じた効用値を求めた後，心筋梗塞・脳卒中という健康状態に推移するかどうかが考慮されました．例えば，脳卒中の年間イベント発生率は0.012であり，発生すると効用値は−0.165だけ減少し，死亡率は2.51倍になります❹．

❹効用値，死亡率の数値は乱数を用いて計算されました．

モデル分析では，心筋梗塞・脳卒中以外の健康状態は用いられず，それ以外の有害事象による効用値の低下は，臨床試験ベースの分析でのみ考慮されました．

効用値や死亡率がどれくらい変化するかはどうやって決めたんですか？

表1のデータソースをみると，筆者の仮説によるパラメータを用いているものもありますし，先行して行われた疫学研究などで推定された値を用いているものもあります．パラメータを推定するためには，回帰モデル・リスクエンジン❺が用いられます．

❺第8～11講で解説しましたね．

たしか，モデルの誤特定に注意したり，モデルの妥当性を評価したりするんだっけ．ROC曲線を使っていた覚えがあります

課題論文1では，冠動脈疾患や脳卒中の予測の妥当性を評価するために，ROC曲線を用いていました❻．モデル分析は，臨床試験ベースの分析とは異なり，机上の計算に過ぎません．そのため，予測の妥当性に加えて，さまざまな観点からモデルの妥当性を確認することが推奨されています[2]．具体的には，表面的妥当性，照合，クロスバリデーション，外的妥当性などがあります（表2）．

❻第9講を参照ください．

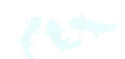

表1 抗VEGF薬費用効果分析で用いられたモデルのパラメータ

パラメータ	値	データソース
イベントによるQOLへの一時的な影響		
網膜上膜剥離による硝子体手術	−0.05	筆者の仮説
硝子体手術	−0.05	筆者の仮説
心筋梗塞	−0.065	先行研究
脳卒中	−0.165	先行研究
眼内炎	−0.10	先行研究
網膜剥離	−0.05	筆者の仮説
硝子体出血	−0.05	筆者の仮説
イベントによるQOLの年単位の影響		
心筋梗塞	0	先行研究
脳卒中	−0.165	先行研究
年間のイベント発生率		
眼内炎	0.003	先行研究
脳卒中	0.012	先行研究
心筋梗塞	0.012	先行研究
糖尿病による超過死亡	0.013	先行研究
相対的死亡率		
脳卒中後	2.51	先行研究
心筋梗塞後	2.52	先行研究
年間の抗VEGF薬注射		
2年目	4.1	先行研究
3年目	3.0	先行研究
4年目	2.3	先行研究
5年目以降	1.9	先行研究
年間のレーザー光凝固治療		
2年目	0.4	先行研究
3年目	0.2	先行研究
4年目	0.1	先行研究
5年目以降	0.0	先行研究

(課題論文4よりeTable 1を引用)

表2 医療経済モデルの妥当性

妥当性の種類	評価基準
表面的妥当性 （face validity）	専門家によるモデルの構造・仮定，データソース，分析結果の評価
照合（verification）	プログラムの正確性
クロスバリデーション （cross validation）	複数のモデル間の相互比較による妥当性評価（データを分割し，別々にモデルを構築し評価する統計手法を指すこともある）
外的妥当性 （external validity）	外部データにおける妥当性〔モデル構築に用いたデータ内の妥当性を内的妥当性（internal validity）という〕
予測妥当性 （predictive validity）	モデルによるリスク予測の精度（コホート研究や臨床試験のデータを用いて，C統計量，ROC曲線などにより評価）

（文献2を参考に作成）

表3 各国で用いられている主な糖尿病医療経済モデルとそのデータソース

モデル〔国〕	データソース	疾患状態として考慮される糖尿病合併症					効用値
^	^	心血管	眼	腎	その他	^
JJ医療経済モデル[3]〔日本〕	個人データ（n=1748），追跡8年	冠動脈疾患，脳卒中	網膜症発症，網膜症増悪	顕性腎症，末期腎不全	下肢切断	文献データ
UKPDSアウトカムモデル[4]〔英国〕	個人データ（n=5102），追跡30年	心筋梗塞，脳卒中，虚血性心疾患，うっ血性心不全	失明	腎不全	糖尿病性潰瘍，下肢切断	文献データ
SNDR[5]〔スウェーデン〕	個人データ（n=29034），追跡5年	心筋梗塞，心不全，虚血性心疾患，脳卒中				なし
CDC[6]〔米国〕	文献データ	冠動脈疾患，狭心症，心停止/心筋梗塞，脳卒中	光凝固，失明	顕性アルブミン尿，臨床腎症，末期腎不全	末梢神経症，下肢切断	文献データ
CORE[7]〔スイス〕	文献データ	心筋梗塞，狭心症，うっ血性心不全，脳卒中	網膜症，黄斑浮腫，白内障	腎症	神経症，末梢血管疾患，下肢切断，低血糖，ケトアシドーシス，乳酸性アシドーシス	文献データ

UKPDS：United Kingdom Prospective Diabetes Study, JJ：Japan Diabetes Complications Study/Japanese Elderly Diabetes Intervention Trial, SNDR：Swedish National Diabetes Register, CDC：Centers for Disease Control and Prevention, CORE：Center for Outcomes Research

 糖尿病医療経済モデル

　糖尿病は人種差の大きい疾患ということもあって，日本，英国，スウェーデン，米国，スイスなどさまざまな国で，糖尿病治療の経済評価を行うためのモデルが開発されています．表3は，主な糖尿病医療経済モデルとそのデータソースをまとめたものです．

Model

Discount rate(costs and utilities), per y	2%
Time horizon, years	20

Which risk engine?	JJRE

If JJRE, include amputation?	Yes
If JJRE, use event-related fatality from UKPDS	Yes
If JJRE, include transitions to ESRD and hemodialysis	Yes
If JJRE, include post-retinopathy equations	Yes

Mean change in risk factors

	Drug A	Drug B
HbA1c, %	−1.00	−0.50
SBP, mm Hg	−3.00	−1.00
BMI, kg/m^2	0.00	0.00
non-HDL, mmol/L	0.00	0.00

If JJRE, renal transition probabilities

ON -> ESRD	0.144
ESRD -> Hemodialysis	0.144
Hemodialysis -> death	0.128

Amputation risk adjustment (from UKPDS)

Amputation risk adjustment	0.25

Model results

Outcome

	Drug A	Drug B	Incremental
Overall survival, y	16.02	15.75	0.27
Percent alive at time horizon	48.8%	45.7%	3.1%
Discounted QALYs	10.86	10.61	0.25

Cumulative events within time horizon

	Drug A	Drug B	Incremental
Coronary heart disease	30.6%	33.9%	−3.3%
Stroke	42.6%	46.9%	−4.2%
Retinopathy	41.4%	47.9%	−6.5%
Overt nephropathy	38.2%	42.5%	−4.3%
ESRD	22.1%	24.9%	−2.8%
Hemodialysis	11.1%	12.6%	−1.5%
Amputation	1.0%	1.4%	−0.4%
Hypoglycemia(rate per 100 patient years)			
Non-severe	0.00	0.00	0.00
Severe	0.00	0.00	0.00

Discounted Costs(¥)

	Drug A	Drug B	Incremental
Diabetes drug costs			
Drug A or Drug B	¥977,084	¥481,173	¥495,911
Treatment intensification	¥0	¥0	¥0
Diabetes management(no complications)	¥989,666	¥974,739	¥14,927

図3　JJ医療経済モデルのインプット（上）とアウトプット（下）

JJ医療経済モデル[3]とUKPDSアウトカムモデル[4]はコホート研究（どちらも当初は臨床試験として計画），SNDR[5]はスウェーデンの糖尿病患者レジストリを，データソースとして構築されました．研究によって追跡期間は5〜30年と幅があり，モデルでカバーされている糖尿病合併症もさまざまであることがわかります．

　これ以外に，文献情報を用いて医療経済モデルを構築したものとして米国[6]，スイス[7]のものがあります．この2つのパラメータの多くは，UKPDSが根拠となっています．

　JJ医療経済モデルやUKPDSアウトカムモデルはExcel形式で提供されています．また，JJ医療経済モデルのユーザーインターフェースは図3のようなものですが，インプットに設定したいパラメータの値（比較する薬剤AとBがもたらすHbA1c，収縮期血圧，BMI，non-HDLコレステロールの変化と薬剤費）を入力することで，自動的にアウトプットが表示されます．

本講のエッセンス

☐ モデル分析では，シナリオ・健康状態・パラメータ（確率・効用値・費用）を設定し，初期状態から健康状態がどのように変化するのかをシミュレーションすることで，期待QALY・期待費用・ICERを計算します．

☐ モデル分析は，臨床試験ベースの分析とは異なり，机上の計算に過ぎません．そのため，表面的妥当性，照合，クロスバリデーション，外的妥当性，予測の妥当性などの観点からモデルの妥当性を確認することが推奨されています．

文献

1) 「中央社会保険医療協議会における費用対効果評価の分析ガイドライン」（厚生労働科学研究費補助金「医療経済評価の政策応用に向けた評価手法およびデータの標準化と評価のしくみの構築に関する研究」班）（http://www.mhlw.go.jp/file/05-Shingikai-12404000-Hokenkyoku-Iryouka/0000104722.pdf），2015

2) Eddy DM, et al；ISPOR-SMDM Modeling Good Research Practices Task Force：Model transparency and validation: a report of the ISPOR-SMDM Modeling Good Research Practices Task Force-7. Medical Decision Making, 32：733-743, 2012

3) Tanaka S, et al；for the Japan Diabetes Complications Study Group；the Japanese Elderly Diabetes Intervention Trial Group：Predicting Macro- and Microvascular Complications in Type 2 Diabetes: The Japan Diabetes Complications Study/the Japanese Elderly Diabetes Intervention Trial risk engine. Diabetes Care, 36：1193-1199, 2013

4) Hayes AJ, et al：UKPDS outcomes model 2: a new version of a model to simulate lifetime health outcomes of patients with type 2 diabetes mellitus using data from the 30 year United Kingdom Prospective Diabetes Study：UKPDS 82. Diabetologia, 56：1925-1933, 2013

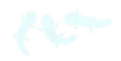

5) Ahmad Kiadaliri A, et al : Towards renewed health economic simulation of type 2 diabetes: risk equations for first and second cardiovascular events from Swedish register data. PLoS One, 8 : e62650, 2013

6) CDC Diabetes Cost–effectiveness Group : Cost–effectiveness of intensive glycemic control, intensified hypertension control, and serum cholesterol level reduction for type 2 diabetes. JAMA, 287 : 2542–2551, 2002

7) Palmer AJ, et al : The CORE Diabetes Model: Projecting long–term clinical outcomes, costs and cost–effectiveness of interventions in diabetes mellitus (types 1 and 2) to support clinical and reimbursement decision–making. Current Medical Research and Opinion, 20 Suppl 1 : S5–26, 2004

次は演習問題です

III 費用効果分析

演習問題

> **問題1** 課題論文4（Ross EL, et al：JAMA Ophthalmology, 2016）を読んで，以下の問いに答えなさい．

30～39ページ

1 抗VEGF薬費用効果分析のベースになった臨床試験（DRCR.net Trial）について，Methods（方法）の参加者（Participants）で述べられています．対象患者について正しいのは，次のうちどれでしょうか？

ⓐ 660人の患者がアフリベルセプト群，ベバシズマブ群，ラニビズマブ群にランダムに割り付けられた

ⓑ ランダム化された集団のうち，1年後まで追跡できなかった患者は19人であり，割り付け治療以外の抗VEGF薬を投与されたのは7人だった

ⓒ Intention-To-Treat解析のため，ⓑに該当する患者（追跡不能・割り付け違反）は除外されていない

ⓓ ⓐ，ⓑ，ⓒすべて誤り

2 費用の測定について正しいのは，次のうちどれでしょうか？

ⓐ 抗VEGF薬の費用は，米国の薬価基準を用いて計算された

ⓑ 抗VEGF薬の有害事象に伴う医療費として，心筋梗塞と視力低下（法的盲）だけが考慮された

ⓒ 費用全体の大部分は，抗VEGF薬の薬剤費だった

ⓓ ⓐ，ⓑ，ⓒすべて誤り

3 ICERから費用対効果があるかどうかを判断するための閾値をwillingness-to-payといいます．この研究のwillingness-to-payを読み取りなさい．

4 感度分析のうち，設定したパラメータを，ある決まった値に変えて行う分析を「単純な感度分析」といいます．論文中では，1つもしくは2つのパラメータを変化させる，単変量もしくは二変量の単純な感度分析が行われています．

これについて正しいのは，次のうちどれでしょうか？

ⓐ 分析期間（時間地平線）は，10～30年で変化させた

ⓑ QOLの測定方法に関する感度分析では，視力から換算する方法に代えてEQ-5Dを用いるとどうなるかが調べられた

ⓒ どの単変量感度分析でも，ベバシズマブと比べたICERは，20000ドルを下回ることはなかった

ⓓ ⓐ，ⓑ，ⓒすべて誤り

5 感度分析のうち，パラメータに，確率的な変動を伴う値を用いる分析を「確率的感度分析」といいます．論文中で行われた確率的感度分析について正しいのは，次のうちどれでしょうか？

ⓐ 確率分布から乱数を発生させる回数は200回だった

ⓑ 感度分析で変化させたパラメータに，分析期間（時間地平線）は含まれていない

ⓒ ベバシズマブが最適な治療である確率は99％以上だった

ⓓ ⓐ，ⓑ，ⓒすべて誤り

問題2 以下の問いに答えなさい．いずれも費用効果分析用語の意味を確認するためのものです．

1 効用値の測定法を3つ上げなさい．

2 新薬Aの効果と費用が，それぞれ10QALYと2000万円と測定されたとします．既存薬Bの効果と費用は，5QALYと1200万円です．既存薬Bに対する新薬AのICERはいくらでしょうか？

3 新薬Aの既存薬Bに対する費用対効果を考えたとき，500万円/QALYを閾値（willingness-to-pay）とすると，AとBのどちらが選ばれるでしょうか？

4 効果と費用がそれぞれ10QALYと1500万円であるような新薬Cがあるとします．新薬A・既存薬B・新薬Cの関係について正しいのは，次のうちどれでしょうか？

ⓐ 新薬Aと新薬Cの比較では，閾値（willingness-to-pay）にかかわらず新薬Aを採用すべき〔これを優位（dominant）という〕

ⓑ 最も安価な薬（既存薬B）と比べるべきなので，新薬Aと新薬Cを比較すべきではない

ⓒ 新薬Cと既存薬Bのどちらを採用するかは，閾値（willingness-to-pay）を決めなければ判断できない

ⓓ ⓐ，ⓑ，ⓒすべて誤り

5 モデル分析に比べて臨床試験ベースの分析が優れている点として正しいのは，次のうちどれでしょうか？

ⓐ 対象者にQOL調査票を回答してもらうことができ，ここから効用値を計算したほうが，タイムトレードオフ法やスタンダードギャンブル法に比べて妥当性が高い

ⓑ 対象者からインフォームドコンセントを得るため，倫理性が高い

ⓒ 試験期間中に実際に起きた医療行為や医療費に基づいて，費用が計算される

ⓓ ⓐ，ⓑ，ⓒすべて誤り

解答▼

別冊
40ページ

オオサンショウウオ先生からのご挨拶

　長丁場の講義にお付き合いいただき，ありがとうございました．

　課題論文4でみたように，費用効果分析では，臨床試験における有効性・安全性評価の結果に加え，コホート研究などのデータソースを用いて，モデル分析が行われます．しかし忘れてはならないのは，"ceteris paribus"の原理です．この言葉はラテン語で，英語では"all other things being equal"，日本語では「すべての条件をそろえる」という意味です．臨床研究は，「ランダム誤差」と「バイアス」との戦いですが，"ceteris paribus"をめざして工夫することで，集団を比較するときのバイアスを減らし，科学的妥当性を高めることができます．

　もっと学びたいという方，臨床も研究もできる医師になりたいという方は，ぜひSchool of Public Health（SPH）への入学をご検討ください．SPHは，臨床研究や生物統計学などを学ぶ大学院です．東京大学（公共健康医学専攻），京都大学（社会健康医学系専攻）などいくつかの大学には，仕事を続けながら国内留学ができる制度が設けられています．京都大学SPHでは，臨床統計家育成コースという，臨床試験の統計専門家を育てるコースも開講しました．SPHに行けばオオサンショウウオ並みの絶滅危惧種である生物統計家に会えるかも？

索 引

数 字

2値データ ……………………… 31

　──のサンプルサイズの公式
　………………………………… 115

95％信頼区間 ………… 16, 26

ギリシャ文字

αエラー ……………………… 50

α消費関数 ………………… 106

βエラー ……………………… 49

欧 文

A・B

AUC …………………………… 66

Bonferroni法 ………………… 106

C

CONSORTチェックリスト …… 119

Cox（コックス）回帰 …………… 72

CRF……………………………… 129

CTD …………………………… 126

C統計量 ………………………… 66

E

EDC……………………………… 129

EQ-5D-5L ……………………… 153

F・G

FAS（Full Analysis Set：
　最大の解析対象集団）……… 99

GCP……………………………… 126

GCP実地調査 ………………… 130

I・J

ICER（増分費用効果比）
　…………………… 137, 161, 162

Intention-To-Treat（ITT）の
　原則…………………………… 99

JJリスクエンジン ……………… 76

K

Kaplan-Meier法……………… 36

　──の公式 ………………… 39

　──を用いた生存関数の描き方
　………………………………… 38

KDQOL-SF …………………… 148

P

PECO…………………………… 14

PICO …………………………… 84

Poisson（ポアソン）回帰 ……… 72

PPS（Per-Protocol Set：
　プロトコール遵守集団）…… 99

p値 ……………………… 16, 42

Q・R

QALY（質調整生存年）
　………………………… 137, 155

QALY増分…………………… 156

QOL質問票 ………………… 146

QOL尺度 …………………… 148

ROC曲線 ……………… 66, 67

　──の計算 ……………… 67

S・T

SF-36 ………………………… 147

t検定 ………………………… 42

t統計量……………………… 44

t分布 ………………………… 46

W

Wald（ワルド）検定 ……………74

Wilcoxon順位和検定 ……… 46

和 文

あ行

赤池情報量基準………………61

アットリスク数 ……………… 38

イベント……………………… 37

医薬品の価値 ……………… 144

医療経済モデルの妥当性 … 171

インフォームドコンセント …… 126

後ろ向き研究 …………………19

打ち切り …………………… 35

エンドポイント ……… 84	計数データ ……… 25, 30	**さ行**
──の分類 ……… 86	ケース・コントロール研究 …… 20	最小化法 ……… 92, 94
良い──の条件 ……… 84	決定樹モデル ……… 167	──のアルゴリズム ……… 95
横断研究 ……… 20	研究デザイン ………18	最小二乗法 ……… 55
オッズ ……… 33, 64	──の特徴 …… 20	──の起源 ……… 59
オッズ比 ……… 63, 67	検出したい治療効果の大きさ 113	最大の解析対象集団 (Full Analysis Set：FAS) ……… 99
か行	検出力 ……… 113	最尤推定 ……… 48
回帰係数 ……… 55	原資料 ……… 129	サブグループ解析 ……… 108
回帰分析 ……… 53, 64	検定の多重性 ……… 104	残差 ……… 55
回帰モデル ……… 53, 59, 71	──の回避 ……… 104	算術平均 ……… 25
──の種類 ……… 72	効果安全性評価委員会 ……… 107	サンプルサイズ ……… 113
──の歴史 ……… 59	交互作用 ……… 73	──の公式：連続データ … 114
外的妥当性 ………77, 171	──の検定 ……… 109	──の公式：2値データ …… 115
仮説検定 ……… 16, 42	──の種類 ……… 109	──の公式：生存時間解析 117
片側検定 ………51	交互作用項 ……… 73	ジェネリック医薬品 ……… 142
監査 ……… 130	公表バイアス ……… 122	疾患特異的尺度 ……… 148
観察人年 ……… 30	効用値 ……… 150	疾患リスクの計算 ……… 75
間接費用 ……… 140	──の計算 ……… 153	実験計画法 ………91
感度 ……… 65	──の測定法 ……… 150	質調整生存年 (QALY) 137, 155
感度分析 ……… 159	──の読み取り方 ……… 151	質的交互作用 ……… 109
幾何平均 ……… 25, 46	交絡 ……… 92	自由度 ……… 44
既存試料・情報 ………19	交絡因子 ……… 93	主効果の検定 ……… 109
帰無仮説 ……… 42, 113	コックス (Cox) 回帰 ……… 72	主要エンドポイント ……… 85
共分散分析 ……… 104	コプライマリーエンドポイント 86	照合 ……… 171
クリニカルクエスチョン ………14	コホート研究 ……… 18, 20	使用成績調査 ………125, 127
クロスバリデーション ……… 171		承認申請書類の信頼性 ……130

索引　181

承認申請資料 …………………… 126

症例報告書 …………………… 129

推定値のバラツキ ……………… 25

スタンダードギャンブル法 …… 151

正規分布 ………………………… 46

製造販売後臨床試験 …… 125, 127

生存確率 ………………………… 35

生存関数 ………………………… 35

生存曲線 ………………………… 35

生存時間解析 …………………… 34

　　——のサンプルサイズの公式
　　…………………………… 117

生存時間データ …………… 25, 34

絶対効果サイズ ……………… 123

線型モデル ………………… 59, 72

選好に基づく尺度 …………… 150

相対効果サイズ ……………… 123

増分効果と増分費用の関係 … 161

増分費用効果比（ICER）
　　…………………… 137, 161

層別ランダム化 ………………… 93

た行

第I相試験 ……………………… 125

第II相試験 ……………………… 125

第III相試験 …………………… 125

代替エンドポイント …………… 85

　　——の事例 ………………… 87

タイムトレードオフ法 ………… 150

対立仮説 ………………… 42, 113

脱落バイアス …………………… 37

タリフ …………………………… 153

置換ブロック法 ………………… 93

治験 …………………………… 125

中間解析 ……………………… 106

中心極限定理 …………………… 47

調整因子 ………………………… 92

直接医療費 …………………… 141

直接非医療費 …………… 141, 143

直接費用 ………………… 140, 141

治療法の価値 ………………… 144

データ固定 …………………… 129

　　——の意味 ……………… 131

データのバラツキ ……………… 25

データベース ………………… 138

データモニタリング委員会 …… 107

適合性書面調査 ……………… 130

天井効果 ……………………… 148

統計学的な判断 ………………… 16

統計学的に有意 ………………… 16

糖尿病医療経済モデル ……… 171

特異度 …………………………… 65

特定臨床研究 ………………… 126

な行

内的妥当性 …………………… 171

ネットワークメタアナリシス …… 164

は行

パーセント点 …………………… 26

バイアスコイン法 ……………… 93

箱ひげ図 ………………………… 26

ハザード関数 …………………… 35

ハザード比 ………………… 15, 36

発生率 …………………… 30, 31

判別能力 ………………………… 65

比 ………………………………… 32

人を対象とする医学系研究に
　　関する倫理指針 …………… 126

批判的吟味 …………………… 119

費用 …………………………… 140

　　——の種類 ……………… 140

　　不確実な—— …………… 144

費用効果分析 ………………… 164

費用効用分析 ………………… 164

費用最小化分析 ……………… 164

標準誤差 …………………… 26, 27

　　平均の差の—— …………… 44

標準偏差 …………………… 25, 27

　　プールした—— …………… 47

費用便益分析 ………………… 164

表面的妥当性 ……………… 171	ボンフェローニ (Bonferroni) 法 ……………………………… 106	ランダム化臨床試験………… 19, 20
比例ハザード性 ……………… 39		リスク ……………………………31
品質管理 …………………126, 129	**ま行**	リスク因子の探索 ……………… 71
品質保証 …………………126, 130	前向き研究 ……………………19	リスクエンジン ………………… 75
プールした標準偏差 ………… 47	マルチステートモデル ……… 77	率 ……………………………… 32
不確実な費用 ……………… 144	モデル選択の方法……………… 60	両側検定 …………………………51
不可測費用 ………………… 140	モデルの誤特定 ……………… 57	量的交互作用 ………………… 109
複合エンドポイント ………… 86	モデルの妥当性の確認……… 169	臨床エンドポイント ………… 85
副次エンドポイント ………… 85	モデル分析 …………138, 158, 166	臨床開発 ……………………… 126
プロトコール ………………… 126	モデルベースのアプローチ …… 94	臨床研究法 …………………… 126
プロトコール逸脱 …………… 101		臨床試験のデータの流れ …… 128
プロトコール遵守集団 (Per-Protocol Set：PPS) ……… 99	**や行**	臨床試験の分類……………… 125
プロファイル型尺度 ………… 147	有意水準 ……………………… 50	臨床試験ベースの分析 ……… 158
分散……………………………… 27	有病割合 …………………………31	臨床的な判断 ……………………16
分析期間 ……………………… 137	床効果 ……………………… 148	連続データ ………………… 24, 25
分析者の立場 ……………… 142	良いエンドポイントの条件 … 84	——のサンプルサイズの公式 ………………………………… 114
分類データ ………………… 25, 30	予測式 …………………………… 53	
平均の差の標準誤差 ………… 44	予測妥当性…………………… 171	ログランク検定 ……………… 36
変量効果モデル ………… 72, 100		ロジスティック回帰 ……63, 65, 72
ポアソン (Poisson) 回帰 …… 72	**ら行**	
包括的尺度………………………147	ランダム化 ………………………91	**わ行**
保険収載 (償還) 価格の調整 ………………………………… 145	——に基づいたp値の正確な計算 ……………………… 95	割合 …………………………… 32
	——に基づく統計的推測 … 95	ワルド (Wald) 検定 ……………74
	ランダム化ベースのアプローチ 94	

姉妹書のご案内

短期集中！オオサンショウウオ先生の
医療統計セミナー
論文読解レベルアップ30

著／田中司朗（京都大学 臨床統計学講座）
　　田中佐智子（滋賀医科大学 医療統計学部門）

□ 定価（本体 3,800円＋税）　□ B5判
□ 198頁＋別冊52頁　□ ISBN978-4-7581-1797-5

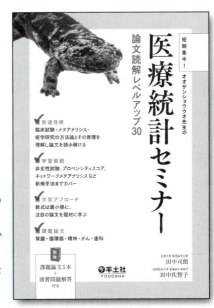

統計を読み取る力が確実に向上する，怒涛の30講

- 一流医学論文5本（別冊収載）を教材に，正しい統計の読み取り方を実践的にマスター！
- 論文は，腎臓・精神・がんといった幅広い疾患領域から厳選．ポイントをしっかりレクチャー
- 1講1講が細かく区切られているので，業務の合間をぬって無理なく取り組んでいただけます

目次概略

Ⅰ 代表的なグラフ
リツキシマブ臨床試験から学ぶデータの読み方

Ⅱ 臨床試験の統計解析
リツキシマブの有効性はどうやって評価されたのか

Ⅲ 臨床試験のデザイン
リツキシマブ臨床試験とダビガトラン非劣性試験を例に

Ⅳ 臨床試験の基礎知識

Ⅴ メタアナリシス
抗凝固薬に関するエビデンスの統合

Ⅵ ネットワークメタアナリシス
17通りの双極性障害治療レジメンを比較するには

Ⅶ コホート研究とケース・コントロール研究
放射線被曝問題でみる疫学研究の実際

Ⅷ プロペンシティスコア
受動喫煙の影響を正しく推定するには

  課題論文5本＋演習問題解答

短期集中！ オオサンショウウオ先生の
糖尿病論文で学ぶ　医療統計セミナー
疫学研究・臨床試験・費用効果分析

2019 年 8 月 1 日　　第 1 版 第 1 刷発行	著　者	田中司朗，耒海美穂，清水さやか
	発行人	一戸裕子
	発行所	株式会社　羊　土　社
		〒 101-0052
		東京都千代田区神田小川町 2-5-1
		TEL　　03（5282）1211
		FAX　　03（5282）1212
		E-mail　eigyo@yodosha.co.jp
		URL　　www.yodosha.co.jp/
	装　幀	トサカデザイン（戸倉 巌、小酒保子）

© YODOSHA CO., LTD. 2019
Printed in Japan

ISBN978-4-7581-1855-2

カバー写真　© seki shintaro/nature pro./
　　　　　　amanaimages

印刷所　　株式会社 加藤文明社

本書に掲載する著作物の複製権，上映権，譲渡権，公衆送信権（送信可能化権を含む）は（株）羊土社が保有します．
本書を無断で複製する行為（コピー，スキャン，デジタルデータ化など）は，著作権法上での限られた例外（「私的使用のための複製」など）を
除き禁じられています．研究活動，診療を含み業務上使用する目的で上記の行為を行うことは大学，病院，企業などにおける内部的な利用であっ
ても，私的使用には該当せず，違法です．また私的使用のためであっても，代行業者等の第三者に依頼して上記の行為を行うことは違法となります．

JCOPY ＜（社）出版者著作権管理機構 委託出版物＞
本書の無断複写は著作権法上での例外を除き禁じられています．複写される場合は，そのつど事前に，（社）出版者著作権管理機構（TEL 03-
5244-5088，FAX 03-5244-5089，e-mail：info@jcopy.or.jp）の許諾を得てください．

別冊

課題論文 &
演習問題の解答

※この別冊は本体から取り外して使用できます

短期集中！
オオサンショウウオ先生の
糖尿病論文で学ぶ医療統計セミナー

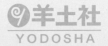

別 冊 目 次

◆課題論文

課題論文1
Kawasaki R, et al：Ophthalmology, 2013 ［2型糖尿病コホート研究］　2

課題論文2
Farmer A, et al：BMJ, 2007 ［血糖自己測定臨床試験］　12

課題論文3
Simon J, et al：BMJ, 2008 ［血糖自己測定費用効果分析］　22

課題論文4
Ross EL, et al：JAMA Ophthalmology, 2016 ［抗VEGF薬費用効果分析］　30

◆演習問題の解答　40

課題論文1 | Kawasaki R, et al：Ophthalmology, 2013［2型糖尿病コホート研究］

心血管疾患リスクの増加は軽度糖尿病網膜症ですでにはじまっている：Japan Diabetes Complications Study

重要単語
（Summaryより）

❶	cohort study	コホート研究
❷	main outcome measure	主要アウトカム
❸	incidence (rate)	発生率
❹	hazard ratio	ハザード比
❺	95% confidence interval	95%信頼区間
❻	p (p–value)	p値
❼	receiver operating curve	ROC曲線

講義内容

確率分布

単変量分布	多変量分布（回帰）	データの型に応じた指標	疫学
• 正規分布	• 線型モデル	• 平均 • 平均の差，回帰係数	• コホート研究 • 横断研究 • 比，率，割合 • 交絡 • 診断精度，ROC曲線
• 二項分布	• ロジスティック回帰	• 発生リスク，感度，特異度 • リスク比，オッズ比	
• Poisson分布	• Poisson回帰	• 発生率 • 発生率比	
• 指数分布	• Cox回帰*	• 生存曲線，ハザード • ハザード比	

臨床試験
- 主要エンドポイント
- 代替エンドポイント
- ランダム化，最小化法
- ITTの原則
- プロトコール逸脱
- 他群比較
- 中間解析
- サブグループ解析
- GCP，倫理指針，臨床研究法
- データの品質管理・保証

回帰モデルの利用
- 予測式の構築
- リスクエンジン
- 交絡の調整
- 交互作用の検定

誤差の表示
- 標準偏差
- パーセンタイル
- 標準誤差
- 95%信頼区間

仮説検定とp値
- 帰無仮説，対立仮説
- 片側検定，両側検定
- αエラー，βエラー，有意水準
- サンプルサイズ
- 検定の多重性

費用効果分析
- QOL質問票，効用値
- QALY，コスト，ICER
- 臨床試験ベースの分析
- モデル分析
- 感度分析

＊正確にはセミパラメトリックモデルで，確率分布ではない

Risk of Cardiovascular Diseases Is Increased Even with Mild Diabetic Retinopathy

The Japan Diabetes Complications Study

Ryo Kawasaki, MD, PhD,[1,2,3] Shiro Tanaka, PhD,[4] Sachiko Tanaka, PhD,[5] Sachi Abe, MD,[1] Hirohito Sone, MD, PhD,[6] Koutaro Yokote, MD,[7] Shun Ishibashi, MD,[8] Shigehiro Katayama, MD,[9] Yasuo Ohashi, PhD,[10] Yasuo Akanuma, MD, PhD,[11] Nobuhiro Yamada, MD, PhD,[6] Hidetoshi Yamashita, MD, PhD,[1] for the Japan Diabetes Complications Study Group

Objective: Diabetic retinopathy (DR) is linked to cardiovascular risk in diabetic patients. This study examined whether mild-stage DR is associated with risk of coronary heart disease (CHD) and stroke in type 2 diabetic patients of the Japan Diabetes Complications Study (JDCS).

Design: Prospective cohort study.

Participants: In the JDCS, there were 2033 Japanese persons with type 2 diabetes free of cardiovascular diseases at baseline.

Methods: Diabetic retinopathy was ascertained from clinical and photographic grading (70%) following the international clinical diabetic retinopathy and diabetic macular edema disease severity scales. Incident CHD and stroke were followed up prospectively annually up to 8 years.

Main Outcome Measures: Eight-year incidence of CHD and stroke compared between persons with or without DR.

Results: After adjusting for traditional cardiovascular risk factors, persons with mild to moderate nonproliferative DR had a higher risk of CHD (hazard ratio [HR], 1.69; 95% confidence interval [CI], 1.17–2.97) and stroke (HR, 2.69; 95% CI, 1.03–4.86). Presence of retinal hemorrhages or microaneurysms was associated with risk of CHD (HR, 1.63; 95% CI, 1.04–2.56) but was not associated with stroke ($P = 0.06$). Presence of cotton-wool spots was associated with risk of incident stroke (HR, 2.39; 95% CI, 1.35–4.24) but was not associated with CHD ($P = 0.66$). When information about DR was added in the prediction models for CHD and stroke based on traditional cardiovascular risk factors, the area under the receiver operating curve improved from 0.682 to 0.692 and 0.640 to 0.677, and 9% and 13% of persons were reclassified correctly for CHD and stroke, respectively.

Conclusions: Type 2 diabetic patients with even a mild stage of DR, such as dot hemorrhages, are already at higher risk of CHD and stroke independent of traditional risk factors.

Financial Disclosure(s): The author(s) have no proprietary or commercial interest in any materials discussed in this article. *Ophthalmology 2013;120:574–582 © 2013 by the American Academy of Ophthalmology.*

Diabetic retinopathy (DR) is estimated to affect approximately 100 million people worldwide when extrapolated to the world diabetes population in 2010.[1] Increasing DR severity is associated with an increased risk of vision loss and risk of vision-threatening proliferative disease over time.[2,3] Presence of DR is not only one of the most common microvascular complications of diabetes, it also is an established predictor of cardiovascular diseases (CVDs). Diabetic patients with DR have been reported to be at higher risk of incident stroke[4–7] and coronary heart disease (CHD).[4,5,8] Kramer et al[9] reported that persons with any degree of DR are at 61% higher risk of CVD events and all-cause mortality independent of traditional risk factors based on the meta-analysis data of 20 epidemiologic studies.

However, there is limited knowledge regarding whether this association is observed consistently in Asian populations.[10,11] Sasaki et al[10] reported an association between the presence of any stage of DR and all-cause mortality in a Japanese type 2 diabetic cohort; detailed association between DR severity and specific CVD outcomes of stroke and CHD is unclear. Considering that duration of diabetes and glucose control or other risk factors are associated with severity of DR,[1] it is reasonable to speculate that people with a severe stage of microvascular complications such as advanced DR have macrovascular complications of CVD. What remains less understood is whether milder stage DR is associated with increased risk of CHD and stroke. There have been limited data reporting associations of early stage of DR and CVD and, if such as association exists, whether there is a continuous association between severity of DR and risk of CVD.[7,12]

Kawasaki et al · Mild DR and Cardiovascular Disease

Table 1. Baseline Characteristic of the 1620 Patients Included in the Analysis Compared with Those Who Were Excluded

Characteristic	Included (n = 1620)		Excluded (n = 413)		P Value
	Mean	Standard Deviation	Mean	Standard Deviation	
Age (yrs)	58.3	7.0	59.5	6.8	<0.01
Women (%)	46.4		47.0		0.84
HbA1c (%)	7.9	1.3	7.9	1.2	0.92
Fasting blood sugar (mg/dl)	160.2	43.7	159.6	41.8	0.81
Years after diagnosis	10.6	7.0	11.9	8.0	<0.01
Weight (kg)	58.6	9.4	59.2	9.6	0.20
BMI, kg/m² (%)	23.0	3.0	23.3	3.0	0.11
<18.5	5.5		4.4		0.36
≥25	24.3		27.2		0.23
Systolic blood pressure (mmHg)	131.2	16.3	133.7	16.2	<0.01
Diastolic blood pressure (mmHg)	76.7	9.9	77.4	10.3	0.23
Total cholesterol (mg/dl)	200.9	33.9	203.6	38.7	0.16
LDL cholesterol (mg/dl)	122.3	31.8	123.3	34.6	0.58
HDL cholesterol (mg/dl)	54.7	16.7	54.1	17.1	0.51
Triglyceride* (mg/dl)	101.5	73.0	109.0	83.0	0.02
Treated by insulin (%)	20.0		24.3		0.06
Current smoker (%)	28.3		25.8		0.35

BMI = body mass index; HbA1c = glycosylated hemoglobin; HDL = high-density lipoprotein; LDL = low-density lipoprotein.
*Geometric mean.

Whether the presence or severity of DR is associated with CVD independent of traditional cardiovascular factors also is important to understand the potential usefulness of DR information as additional information to improve CVD prediction.

Therefore, this study examined associations between the presence and severity of DR and risk of 8-year incident CHD, stroke, and combined outcome of any CVD in the Japanese Diabetes Complications Study (JDCS).

Table 2. Baseline Clinical Characteristics of Type 2 Diabetes Patients in the Japan Diabetes Complications Study

Characteristics	Persons without Diabetic Retinopathy (n = 1141)	Persons with Mild Nonproliferative Diabetic Retinopathy (n = 412)	Persons with Moderate Nonproliferative Diabetic Retinopathy (n = 67)	P Value (for Trend)
Age (yrs)	58.2 (6.9)	58.6 (7.0)	58.0 (7.0)	0.54
Women (%)	44.9	50.5	47.8	0.10
HbA1c (%)	7.8 (1.3)	8.0 (1.2)	8.2 (1.3)	<0.01
Fasting glucose (mmol/l)	8.9 (2.4)	8.9 (2.5)	8.9 (2.2)	0.90
Duration of diabetes (yrs)	9.7 (6.8)	12.7 (7.0)	13.1 (6.5)	<0.01
Insulin treated (%)	15.5	28.9	43.9	<0.01
Oral hypoglycemic agents (%)	64.1	69.9	68.7	0.05
BMI (kg/m²)	23.0 (3.0)	23.1 (3.0)	22.8 (3.1)	0.85
<18.5 (%)	5.8	4.6	6.0	0.55
≥25 (%)	24.9	23.1	22.4	0.41
Systolic blood pressure (mmHg)	130.4 (16.2)	132.7 (16.5)	136.4 (16.4)	<0.01
Diastolic blood pressure (mmHg)	76.8 (10.1)	76.3 (9.3)	77.4 (10.3)	0.82
LDL cholesterol (mmol/l)	3.19 (0.82)	3.09 (0.81)	3.19 (0.94)	0.12
HDL cholesterol (mmol/l)	1.40 (0.42)	1.45 (0.43)	1.51 (0.52)	<0.01
Triglycerides (mmol/l)*	1.15 (0.82)	1.09 (0.81)	1.12 (0.50)	0.02
Current smoker (%)	29.8	23.7	32.8	0.18
Physical exercise (kilocalories/day)	143.5 (267.5)	117.4 (265.8)	91.9 (288.0)	0.16
Spot urine ACR (mg/gCr)	15.3 (25.0)	19.2 (42.3)	25.2 (75.7)	<0.01
Retinopathy lesions				
Dot/blot retinal hemorrhages (%)	*	88.1/32.9	93.8/78.1	—
Hard exudates (%)	*	0	1.0	—
Cotton-wool spots (%)	*	32.6	62.5	—

ACR = albumin-to-creatinine ratio; BMI, body mass index; HbA1c = glycosylated hemoglobin; HDL = high-density lipoprotein; LDL, low-density lipoprotein.
Data shown as mean ± standard deviation unless otherwise indicated.
*Geometric mean (1 standard deviation).

Ophthalmology *Volume 120, Number 3, March 2013*

Table 3. Cox Regression Analysis of the 1620 Type 2 Diabetic Japanese Patients for Diabetic Retinopathy and Cardiovascular Diseases

	Coronary Heart Disease			Stroke			Any Cardiovascular Disease		
	Hazard Ratio*	95% Confidence Interval	P Value	Hazard Ratio*	95% Confidence Interval	P Value	Hazard Ratio*	95% Confidence Interval	P Value
Age (+1 yr)	1.03	1.00–1.07	0.08	1.07	1.03–1.11	<0.01	1.06	1.03–1.09	<0.01
Women (vs. men)	0.60	0.37–0.96	0.03	0.73	0.42–1.25	0.25	0.57	0.38–0.85	0.01
HbA1c (+1%)	1.10	0.93–1.30	0.27	1.15	0.96–1.38	0.14	1.16	1.02–1.33	0.03
Duration of diabetes (+1 yr)	1.02	0.99–1.05	0.12	0.97	0.94–1.01	0.15	1.00	0.97–1.02	0.84
BMI (+1 kg/m²)	1.03	0.95–1.12	0.48	1.01	0.92–1.10	0.86	1.02	0.95–1.09	0.67
Systolic blood pressure (+1 mmHg)	1.02	1.00–1.03	0.04	1.02	1.00–1.03	0.04	1.02	1.00–1.03	0.01
LDL cholesterol (+0.025 mmol/l)	1.01	1.01–1.02	<0.01	1.00	0.99–1.01	0.53	1.01	1.00–1.01	<0.01
HDL cholesterol (+0.025 mmol/l)	1.00	0.99–1.02	0.61	1.00	0.98–1.02	0.84	1.00	0.99–1.01	1.00
Log triglycerides (+1 unit)	2.41	1.52–3.83	<0.01	1.22	0.72–2.07	0.46	1.94	1.32–2.84	<0.01
Log ACR (+1 unit)	0.97	0.80–1.16	0.72	0.97	0.79–1.19	0.78	0.93	0.79–1.08	0.32
Current or past smoker (vs. never smoked)	1.86	1.17–2.97	0.01	1.42	0.81–2.47	0.22	1.67	1.13–2.46	0.01
Presence of DR	1.69	1.09–2.63	0.02	1.69	1.03–2.80	0.04	1.92	1.33–2.75	<0.01

ACR = albumin-to-creatinine ratio; BMI = body mass index; DR = mild to moderate nonproliferative diabetic retinopathy; HbA1c = glycosylated hemoglobin; HDL = high-density lipoprotein; LDL = low-density lipoprotein.
*Hazard ratios of multivariate model with listed variables.

Patients and Methods

Study Participants

The detailed study design and protocol of the JDCS have been described elsewhere.[13,14] In brief, the JDCS is a multicenter, open-labeled, randomized trial of type 2 diabetic patients examining the impact of lifestyle intervention on diabetic complications. In 1996, 2033 adults Japanese persons (age range, 40–70 years) with type 2 diabetes whose hemoglobin A1c (HbA1c) levels were 6.5% or more were enrolled and randomized; primary outcome analyses have been reported elsewhere.[13] After excluding patients with a known history of CVD and familial hypercholesterolemia and those without baseline assessment of DR, 1620 patients were included in this analysis. Persons included in this analysis were younger, had a shorter duration of diabetes, had a lower systolic blood pressure, and had a lower triglyceride level compared with those who were excluded from the current analysis (Table 1). This study was performed in accordance with the Declaration of Hel-

sinki and received ethical approval from the institutional review boards; all participants gave written informed consent. This study is a subanalysis of the JDCS, which has been registered with identifier C000000222 in a trial registry (www.umin.ac.jp; accessed February 13, 2012).

Assessment of Diabetic Retinopathy

Ophthalmologists who have a subspecialty and experience in retinal diseases at each study site determined the pathologic features related to DR by mydriatic indirect ophthalmoscopic examination and slit-lamp biomicroscopic fundus examination using a precorneal lens. Supplemental information from fundus photography and fluorescein angiography were allowed to be used as needed. A standardized paper-based grading form was used to record individual lesions of DR (e.g., microaneurysms or dot hemorrhages, blot hemorrhages, hard exudates, cotton-wool spots, venous beading, intraretinal microvascular abnormalities, retinal neovascularization, and other proliferative changes). At each visit, ophthal-

Table 4. Cox Regression Analysis of the 1620 Type 2 Diabetic Japanese

	Coronary Heart Disease			
	Crude Incidence Rate per 1000 Person-Years	Hazard Ratio*	95% Confidence Interval	P Value
Severity of DR				
No DR	7.54	1	Reference	
Mild nonproliferative DR	12.46	1.62	1.02–2.58	0.04
Moderate nonproliferative DR	13.61	2.18	0.92–5.17	0.08
P value for trend			0.01	
DR lesions				
Retinal hemorrhages (dot or blot) or microaneurysms (present vs. absent)		1.63	1.04–2.56	0.03
Hard exudates (present vs. absent)		1.83	0.78–4.25	0.16
Cotton-wool spots (present vs. absent)		1.15	0.62–2.14	0.66

DR = diabetic retinopathy.
*Adjusted for age, sex, hemoglobin A1c, duration of diabetes, body mass index, systolic blood pressure, low-density lipoprotein cholesterol,

Kawasaki et al · Mild DR and Cardiovascular Disease

mologists filled in the grading form and sent them with retinal images (macula-centered and disc-centered image or centered between the fovea and disc if wide photographic angle was 45° or 50°). Standardized images could be obtained from 1424 of 2033 patients (70%). However, because standardized retinal images could not be obtained (e.g., different camera type, different format of film or digital, and different photographic angles) in the remaining 30% of the participants, a clinical diagnosis of the presence and severity of DR based on the standardized form provided by ophthalmologists was used when retinal images were not available. Severity of DR was categorized following the international clinical diabetic retinopathy severity scales into 5 categories: no retinopathy (equivalent to the Early Treatment of Diabetic Retinopathy Study [ETDRS] scale level 10), mild nonproliferative DR (equivalent to ETDRS level 20), moderate nonproliferative DR (equivalent to ETDRS levels 35, 43, and 47), severe nonproliferative DR (equivalent to ETDRS levels 53A–53E), and proliferative DR (PDR; equivalent to ETDRS levels 61 or higher).[15] To assess consistency in detecting and classifying DR solely based on clinical examination, a random sample was selected and the assessment was cross-validated by ophthalmologists on site using a centralized assessment. The grading agreement on the status of DR was cross-validated; the weighted κ statistics for the agreement of DR severity of 5 categories was 0.59 (95% confidence interval [CI], 0.54–0.65) and was considered to be more than moderate.[14] Persons with severe nonproliferative DR or worse were excluded from this study because the primary outcome of this study was to investigate the occurrence of DR and progression of DR from mild nonproliferative DR to severe nonproliferative DR or nonproliferative DR.[10,11] A history of ocular diseases and surgeries also was surveyed; persons with significant cataract or other ocular diseases confounding the diagnosis of DR were excluded.[14]

Patients were assessed for CHD and stroke at baseline and annually for up to 8 years. Information regarding CVD outcomes was collected from death certificates, hospital admission or discharge records, community health centers, medicolegal records, general practitioners, and interviews with patients and relatives, in addition to electrocardiogram records and laboratory records. Fatal and nonfatal CHD and stroke events were identified during follow-up and were certified by at least 2 members of the experts' committee who were masked to subjects' characteristics and the other member's diagnosis. Myocardial infarction and CHD were defined according to the World Health Organization (WHO) Monitoring of Trends and Determinants in Cardiovascular Disease

criteria.[16] In brief, the diagnosis of CHD was based on clinical symptoms, electrocardiography electrocardiography findings, cardiac enzymes, necropsy findings, and history of CHD. In all subjects at risk, a 12-lead electrocardiogram was recorded at each assessment. Angina pectoris was defined as typical effort-dependent chest pain or oppression relieved at rest or by using nitroglycerin, as validated by exercise-positive electrocardiography, angiography, or both. A patient with a first percutaneous coronary intervention or coronary artery bypass graft also was considered to have a CHD event.

Stroke events were defined as a constellation of focal or global neurologic deficits of sudden or rapid onset and for which there was no apparent cause other than a vascular accident, as determined by a detailed history, a neurologic examination, and ancillary diagnostic procedures such as computed tomography, magnetic resonance imaging, cerebral angiography, and lumbar puncture. Stroke events were classified as cerebral infarction (including embolus), intracranial hemorrhage (including subarachnoid hemorrhage), transient ischemic attack, or stroke of undetermined type in accordance with WHO criteria.[17] Cases of asymptomatic lesions detected by brain imaging (i.e., silent infarction) were not included. Only a first-ever event during the study period was counted for the analysis; "any CVD" was defined as "either CHD or stroke," or as "one having developed earlier event if patients had experienced both events."

Statistical Analysis

The Kaplan-Meier method was used to plot a survival curve for incidence of CVD. The Cox proportional hazard model was used to estimate hazards ratios (HRs) associated with the presence or absence of DR at baseline examination adjusting for age, sex, HbA1c level, duration of diabetes, body mass index, systolic blood pressure, low-density lipoprotein (LDL) cholesterol level, high-density lipoprotein cholesterol level, log triglycerides, log albumin-to-creatinine ratio, and smoking. The same adjustment factors were used to estimate HRs for the severity of DR (i.e., no DR vs. mild nonproliferative DR and no DR vs. moderate nonproliferative DR) and the presence or absence of individual DR lesions, namely dot hemorrhages, blot hemorrhages, hard exudates, and cotton-wool spots.

Then, changes in predictive accuracy were examined by adding DR information onto prediction by the traditional car-

Patients for Diabetic Retinopathy and Cardiovascular Diseases

Stroke				Any Cardiovascular Disease			
Crude Incidence Rate per 1000 Person-Years	Hazard Ratio*	95% Confidence Interval	P Value	Crude Incidence Rate per 1000 Person-Years	Hazard Ratio*	95% Confidence Interval	P Value
5.72	1	Reference		11.03	1	Reference	
9.50	1.64	0.98–2.76	0.06	18.70	1.86	1.28–2.71	<0.01
9.15	2.15	0.75–6.21	0.16	18.86	2.34	1.11–4.93	0.03
		0.03				<0.01	
	1.63	0.97–2.73	0.06		1.78	1.23–2.58	<0.01
	1.76	0.62–4.97	0.28		1.83	0.88–3.80	0.10
	2.39	1.35–4.24	<0.01		1.87	1.20–2.91	0.01

log triglycerides, log albumin-to-creatinine ratio, and smoking.

diovascular risk factors in the United Kingdom Prospective Diabetes Study (UKPDS) risk engine.[18,19] Changes in the area under the receiver operating characteristic curve (AUC) were examined by integrating the presence or absence of DR lesions with logistic regression models based on the UKPDS risk factors. Changes in reclassification capacity also were assessed by plotting a risk of CVD predicted by the UKPDS risk factors plus information regarding the presence or absence of DR lesions against the results predicted by the UKPDS risk factors alone. All P values were 2 sided. A P value less than 0.05 was considered statistically significant. Statistical analyses were carried out using the SAS software package version 9.2 (SAS Institute, Cary, NC).

Results

Of the 1620 patients, 412 (25.4%) and 67 (4.1%) had mild or moderate nonproliferative DR, respectively (Table 2). The cumulative number of CHD events in persons with mild nonproliferative DR and moderate nonproliferative DR were 35 (8.5%) and 6 (9.0%), respectively; the cumulative number of stroke events in persons with mild nonproliferative DR and moderate nonproliferative DR were 27 (6.6%) and 4 (6.0%), respectively.

Older age, male sex, higher HbA1c level, systolic blood pressure, LDL cholesterol level, triglycerides level, and smoking status were associated significantly with any CVD. Male sex, higher systolic blood pressure, LDL cholesterol level, triglycerides level, and smoking status were associated with a higher risk of CHD in the multivariate model. Older age and higher systolic blood pressure were associated with a higher risk of stroke (Table 3). Persons with any DR had a 1.69 times higher risk of both CHD and stroke ($P = 0.02$ and $P = 0.04$) and a 1.92 times higher risk of any CVD compared with persons without DR ($P<0.01$) after adjusting for age, sex, HbA1c level, duration of diabetes, body mass index, systolic blood pressure, LDL cholesterol level, high-density lipoprotein cholesterol level, log triglycerides, log albumin-to-creatinine ratio, and smoking status (Table 3). When the analyses were repeated to the confined subsample that had standardized retinal images with confirmed diagnosis based on central grading for DR, the associations between DR and stroke were consistently significant (adjusted HR, 1.86; 95% CI, 1.00–3.45; $P = 0.049$). However, the association with CHD was diminished to a nonsignificant level (adjusted HR, 1.34; 95% CI, 0.76–2.34; $P = 0.31$).

Persons with a mild or moderate stage of DR had higher risk of CHD, stroke, and any CVD ($P<0.01$ for trend, $P = 0.03$ for trend, and $P<0.01$ for trend, respectively; Table 4). Presence of retinal hemorrhages or microaneurysms was associated with up to approximately a 60% to 80% higher risk of CHD developing ($P = 0.03$) and any CVD ($P<0.01$; Table 4). Persons with hard exudates seem to have a higher risk of CHD, stroke, and any CVD, but these associations did not reach statistical significance. Presence of cotton-wool spots was associated with a more than 2-fold higher risk of incident stroke and an 87% higher risk of any CVD but not with CHD (Table 4).

With the model estimating risk of CHD based on traditional cardiovascular risks factors proposed by the UKPDS,[18] the AUC analysis improved from 0.682 in the model without DR (95% CI, 0.626–0.737; shown with light blue, Fig 1A) to 0.697 in the model with DR (95% CI, 0.641–0.752; shown with dark blue, Fig 1A). This difference did not reach statistical significance ($P = 0.22$). Figure 2A shows how adding DR information on the model with UKPDS risk factors reclassified CHD cases (n = 100, red dot) and noncases (n = 1520, blue dot). Reclassified correctly in the model including DR information were 6 cases (6%) and 53 noncases

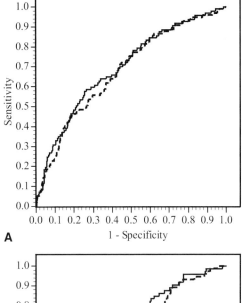

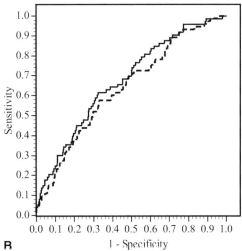

Figure 1. **A**, Graph showing a comparison of the receiver operating curves for coronary heart disease based on the United Kingdom Prospective Diabetes Study (UKPDS) risk factors with (solid line) or without (dashed line) diabetic retinopathy. **B**, Graph showing a comparison of receiver operating curves for stroke based on the UKPDS risk factors with (solid line) or without (dashed line) diabetic retinopathy.

(3%); however, 6 cases (6%) and 63 noncases (4%) were reclassified in the model with DR incorrectly.

For prediction of stroke, the AUC analysis improved from 0.640 (95% CI, 0.576–0.704; shown with dark blue, Fig 1B) to 0.677 (95% CI, 0.615–0.739; shown with light blue, Fig 1B) by adding DR information; again, this difference was not statistically significant ($P = 0.12$). As shown in Figure 2B, reclassification of stroke cases (n = 76, red dot) and noncases (n = 1544, blue dot) was in favor of prediction with the model including DR; 9 cases (12%) and 1 noncase (1%) were reclassified correctly by adding DR to the prediction model, whereas 1 case (1%) and 55 noncases (4%) were reclassified by DR incorrectly.

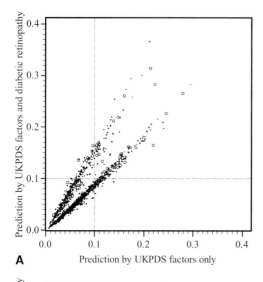

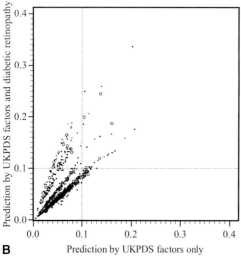

Figure 2. **A**, Graph showing the risk of coronary heart disease plotted for predicted risk by United Kingdom Prospective Diabetes Study (UKPDS) models with diabetic retinopathy against predicted risk by the UKPDS model without diabetic retinopathy. Reclassification of coronary heart disease is shown for cases (circles) and noncases (black dots). **B**, Graph showing reclassification of stroke cases (circles) and noncases (black dots) based on the UKPDS risk factors with or without diabetic retinopathy.

Discussion

This analysis of adult Japanese persons with type 2 diabetes found persons with even a mild stage DR already are at approximately at a 70% higher risk of developing CHD and stroke independent of cardiovascular risks. There were significant increasing trends for CHD, stroke, and any CVD by increasing severity stage of DR. Most importantly, these associations were confirmed to be significant after adjusting for traditional cardiovascular risk factors. The association between diabetic retinopathy and risk of developing CVD has been reported in multiple cohort studies.[4,5,7,8,12,20–23] In the Wisconsin Epidemiological Study of Diabetic Retinopathy, the presence of PDR was associated with incident stroke in both younger-onset and older-onset diabetes, independent of duration of diabetes, glucose level, and other risk factors.[4,12,23] In the WHO Multinational Study of Vascular Disease in Diabetes, this not only was confirmed, but also the findings showed that any level of DR was associated with incident stroke both in men and women with type 2 diabetes.[5] Severity of DR also was associated with risk of stroke in persons with type 1 diabetes.[12] Associations between milder stage of DR and stroke are controversial. In the Atherosclerosis Risk in Communities (ARIC) Study, the presence of nonproliferative DR was associated with a 2-fold increased risk of developing stroke in persons with type 2 diabetes.[7] Similarly, the ARIC study reported that the presence of DR is associated with a 2-fold increased risk of CHD and that the severity of DR was associated with increasing CHD risk.[8]

However, there has been limited knowledge from Asian populations.[10,11] This is important because there exist differences in the epidemiologic and risk associations of CVD between a white population and an Asian Japanese population.[24–26] For example, the incidence of stroke is much higher in Japanese persons than American Japanese persons in Hawaii.[27] For risk associations of CVD, this study showed a discrepancy in body mass indices between white and Japanese patients with type 2 diabetes (approximately 29 kg/m^2 in white patients from the UKPDS vs. 23 kg/m^2).[28] Another example is lipid profile and its association with CVD. Low-density lipoprotein cholesterol was the most important risk factor for CHD in both white and Asian populations, and the second most important risk in the cohort of the JDCS was the serum triglyceride level,[24,26] whereas lower high-density lipoprotein cholesterol was considered to be the second most important risk factor in the UKPDS.[24,26] Based on these differences in risk associations of CVD, there is a potential need for an ethnicity-specific risk prediction model of CVD (e.g., such as the ethnicity-specific metabolic syndrome and its component guideline as risk of CVD).[25,29] This study confirmed that the presence of DR is found consistently to be associated with an increased risk of stroke and CHD in Japanese persons with type 2 diabetes. Sasaki et al[10] reported an association between any stage of DR and all-cause mortality in a Japanese type 2 diabetic cohort; the present findings further elucidated that even a mild stage of DR is associated with a higher risk of both CHD and stroke.

Although a strong and consistent association between PDR and CVD has been reported, it is still controversial whether a milder stage of DR (i.e., nonproliferative DR) is associated with an increased risk of CVD. Mild nonproliferative DR was not associated with an increased risk of stroke in persons with older-onset diabetes in 16 years of follow-up,[23] and any level of DR was not associated with stroke in persons with type 1 diabetes in the WHO Multinational Study of Vascular Disease in Diabetes.[5] An association between nonproliferative DR and risk of CHD was not significant in a Finnish study.[30] This study found a significant increasing trend in risk of CVD by increasing severity of DR. The observed strength of association between the presence of relatively mild stage DR and CVD seems to be in concordance with previous epidemiologic studies. In the present study, risk of stroke and CHD were approximately 1.7 times higher in persons with mild or moderate nonproliferative DR than in those without DR, which was slightly weaker than that found with PDR. This supports indirectly that there is an increasing association between severity of DR and higher risk of CVD even at a milder stage of DR. There have not been many studies reporting detailed associations of DR level and risk of CVD. Klein et al[12] reported an increasing association between severity of DR and CVD in people with type 1 diabetes. They categorized DR severity into 4 groups of no DR, early nonproliferative DR, moderate to severe nonproliferative DR, and PDR, and risk of mortality including any heart disease outcome was increased by 30% for each higher severity of DR. In the diabetic participants of the ARIC study, which is assumed to be mainly type 2 diabetic patients, there were no increasing associations observed between retinopathy grade and risk of ischemic stroke.[7]

This study found that the presence of retinal hemorrhages (dot or blot) or retinal microaneurysms was associated with a 60% to 80% increased risk of CHD and any CVD. Retinal hemorrhages and microaneurysms are well recognized as early signs of DR. In the international severity scale for DR, presence of dot hemorrhages per se are categorized into mild nonproliferative DR, that is, the mildest stage in the classification.[15] In the ARIC study,[7] the presence of microaneurysms was associated significantly with incident ischemic stroke after adjusting for cardiovascular risks, whereas the presence of retinal hemorrhages did not increase the risk. This study also found an association between cotton-wool spots and increased risk of stroke. Pathologically, cotton-wool spots in the retina constitute a focal retinal capillary obstruction[31]; ischemic change in the retina observed as cotton-wool spots may reflect similar pathologic changes in the cerebral microcirculation related to stroke. Retinal and cerebral vasculatures share similarities in embryologic, anatomic, and physiologic characteristics[32,33]; retinal microvasculature may provide a window to observe vascular health directly in vivo.[32,33] Patton et al[33] pointed out that constituents of both retinal and cerebral microvasculatures are common (i.e., endothelial cells surrounded by pericytes, supported by basement membranes, and further surrounded by glial cells), and they have so-called barrier endothelia for mechanical and metabolic activities. An autoregulated mechanism to maintain constant blood flow is another common property of both retinal and cerebral circulation.[33] Assessing cerebral vasculature, especially for microcirculation, remains challenging; we speculate that simple direct visualization of retinal microvasculature may provide information of concurrent pathologic features in the cerebral vasculature. Supporting this finding and this concept, the ARIC study reported that the presence of cotton-wool spots was associated with a 2-fold risk of having subclinical cerebral infarction detected by magnetic resonance imaging scans,[34] and the presence of cotton-wool spots was associated with a 3-fold risk of incident stroke in a nondiabetic population.[35] In a diabetic population in the ARIC study, the association between cotton-wool spots and ischemic stroke was attenuated to nonsignificance after adjusting for other cardiovascular risk factors.[7] This is partially in keeping with the present findings, which suggest that potential variation in the association may exist for specific subtypes of stroke (i.e., ischemic infarction or hemorrhagic stroke).

Significant associations were found between mild stage DR and CVD independent of cardiovascular risk factors. Furthermore, whether integrating DR status into the CVD risk prediction models contributes to better prediction was examined. Although changes in the AUC were not statistically significant when adding DR lesions onto UKPDS proposed cardiovascular risk factors for CHD and stroke, there were moderate improvements. The most beneficial effect in reclassifying cases and noncases by adding DR information was observed for the stroke prediction model where the model with DR reclassified 12% of stroke cases and 1% of noncases correctly compared with the model without DR, with minimal tradeoffs of reclassifying 1% of cases and 4% of noncases incorrectly. The clinical relevance of incorporating DR assessment in a risk prediction model for CHD or stroke in addition to traditional cardiovascular markers may need further investigation. Although there are many attempts to refine CVD risk prediction using newer risk markers, such as high-sensitivity C-reactive protein or a combination of multiple markers, there are modest improvements in their performance on CVD risk prediction and they are now established as robust markers.[36–40] Kim et al[36] reported that when 18 new potential biomarkers were added to a traditional risk factor model, there was significant improvement in the AUC (+0.02) and net reclassification of 6.45%. Observed in this study was a +0.037 improvement in AUC for stroke and a +13% net reclassification when adding DR information to traditional risk factors of UKPDS risk engine; the usefulness of DR assessment as a biomarker of stroke prediction warrants further study to explore its potential. The strength of using DR assessment as a biomarker of CVD may include its long-term stability. Based on a 4-year observation in the older-onset diabetic patients in the Wisconsin Epidemiological Study of Diabetic Retinopathy, 15% to 19% of eyes with DR improved more than 2 step in the ETDRS severity scale.[41] However, no improvement was observed in persons with a level of DR of less than 21/21, which corresponds to mild nonproliferative DR.[41] This is keeping with the clinical impression that it is not likely to see complete natural resolution as soon as diabetic patients demonstrate any level of DR. When considering the presence of DR as a biomarker to predict CVD, this characteristic is beneficial because it is stable over time. Also, given that assessment of DR already is performed routinely by ophthalmologists, sharing this information and using it proactively in CVD risk assessment will benefit both clinicians and patients for achieving better prediction of CVD with minimum additional effort and cost; additional cost could be one of the concerns for adopting a new biomarker for CVD in clinical practice.[40]

The implications of these study findings in daily clinical practice should be emphasized. The data suggest that even with the most mild form of DR, patients already are at approximately a 70% higher risk of CVD developing, independent of cardiovascular risks. Furthermore, when ophthalmologist see progression of DR, this suggests increasing risk of CVD at the same time. Ophthalmologists need to inform the patients and physicians or diabetologists who are managing diabetes to optimize modifiable cardiovascular risk factors immediately.

Limitations of this study should be mentioned. First, DR was not confirmed by centralized grading of the fundus photographs. Although the agreement between ophthalmologists in each site was confirmed, it was moderate and misclassification was possible. This may result in overlooking the pathologic features of DR and underestimating the number of patients with DR. Misclassification for milder stage DR also is possible. These in turn may result underestimation of the association between DR and CVD. Second, persons with more severe stages of DR were not included because the study aimed to examine the incidence and progression from mild to severe stages of DR as the primary outcomes. External validity of this study also may be compromised because the participants of this study were a relatively well-managed type 2 diabetic cohort. The association between DR and increased risk of CVD in an Asian population should be confirmed further in a larger longitudinal study with a broader spectrum of potential confounding factors.

In conclusion, this study found that risk of CVD is increased even with a mild stage DR in type 2 diabetic Japanese persons over the 8-year follow-up of the JDCS. Further studies are required to validate the role of DR assessment for CVD risk stratification in clinical contexts.

References

1. Yau JW, Rogers SL, Kawasaki R, et al, Meta-Analysis for Eye Disease (META-EYE) Study Group. Global prevalence and major risk factors of diabetic retinopathy. Diabetes Care 2012; 35:556–64.
2. Moss SE, Klein R, Klein BE. Ten-year incidence of visual loss in a diabetic population. Ophthalmology 1994;101:1061–70.
3. Sjolie AK, Stephenson J, Aldington S, et al. Retinopathy and vision loss in insulin-dependent diabetes in Europe. The EURODIAB IDDM Complications Study. Ophthalmology 1997;104:252–60.
4. Klein R, Klein BE, Moss SE. Epidemiology of proliferative diabetic retinopathy. Diabetes Care 1992;15:1875–91.
5. Fuller JH, Stevens LK, Wang SL. Risk factors for cardiovascular mortality and morbidity: the WHO Mutinational Study

of Vascular Disease in Diabetes. Diabetologia 2001;44(suppl): S54–64.
6. Petitti DB, Bhatt H. Retinopathy as a risk factor for nonembolic stroke in diabetic subjects. Stroke 1995;26:593–6.
7. Cheung N, Rogers S, Couper DJ, et al. Is diabetic retinopathy an independent risk factor for ischemic stroke? Stroke 2007; 38:398–401.
8. Cheung N, Wang JJ, Klein R, et al. Diabetic retinopathy and the risk of coronary heart disease: the Atherosclerosis Risk in Communities Study. Diabetes Care 2007;30:1742–6.
9. Kramer CK, Rodrigues TC, Canani LH, et al. Diabetic retinopathy predicts all-cause mortality and cardiovascular events in both type 1 and 2 diabetes: meta-analysis of observational studies. Diabetes Care 2011;34:1238–44.
10. Sasaki A, Uehara M, Horiuchi N, et al. A 15-year follow-up study of patients with non-insulin-dependent diabetes mellitus (NIDDM) in Osaka, Japan. Factors predictive of the prognosis of diabetic patients. Diabetes Res Clin Pract 1997;36:41–7.
11. Tong PC, Kong AP, So WY, et al. Interactive effect of retinopathy and macroalbuminuria on all-cause mortality, cardiovascular and renal end points in Chinese patients with type 2 diabetes mellitus. Diabet Med 2007;24:741–6.
12. Klein BE, Klein R, McBride PE, et al. Cardiovascular disease, mortality, and retinal microvascular characteristics in type 1 diabetes: Wisconsin Epidemiologic Study of Diabetic Retinopathy. Arch Intern Med 2004;164:1917–24.
13. Sone H, Tanaka S, Iimuro S, et al, Japan Diabetes Complications Study Group. Long-term lifestyle intervention lowers the incidence of stroke in Japanese patients with type 2 diabetes: a nationwide multicentre randomised controlled trial (the Japan Diabetes Complications Study). Diabetologia 2010;53:419–28.
14. Kawasaki R, Tanaka S, Yamamoto T, et al, Japan Diabetes Complications Study Group. Incidence and progression of diabetic retinopathy in Japanese adults with type 2 diabetes: 8 year follow-up study of the Japan Diabetes Complications Study (JDCS). Diabetologia 2011;54:2288–94.
15. Wilkinson CP, Ferris FL III, Klein RE, et al, Global Diabetic Retinopathy Project Group. Proposed international clinical diabetic retinopathy and diabetic macular edema disease severity scales. Ophthalmology 2003;110:1677–82.
16. Tunstall-Pedoe H, Kuulasmaa K, Amouyel P, et al. Myocardial infarction and coronary deaths in the World Health Organization MONICA Project. Registration procedures, event rates, and case-fatality rates in 38 populations from 21 countries in four continents. Circulation 1994;90:583–612.
17. Aho K, Harmsen P, Hatano S, et al. Cerebrovascular disease in the community: results of a WHO collaborative study. Bull World Health Organ 1980;58:113–30.
18. Stevens RJ, Kothari V, Adler AI, Stratton IM, United Kingdom Prospective Diabetes Study (UKPDS) Group. The UKPDS risk engine: a model for the risk of coronary heart disease in type II diabetes (UKPDS 56). Clin Sci (Lond) 2001;101:671–9.
19. Kothari V, Stevens RJ, Adler AI, et al, UK Prospective Diabetes Study Group. UKPDS 60: risk of stroke in type 2 diabetes estimated by the UK Prospective Diabetes Study risk engine. Stroke 2002;33:1776–81.
20. Cheung N, Wang JJ, Rogers SL, et al, ARIC (Atherosclerosis Risk In Communities) Study Investigators. Diabetic retinopathy and risk of heart failure. J Am Coll Cardiol 2008;51:1573–8.
21. Jeganathan VS, Cheung N, Wong Y. Diabetic retinopathy is associated with an increased incidence of cardiovascular events in type 2 diabetic patients [letter]. Diabet Med 2008; 25:882; author reply 882–3.
22. Liew G, Wong TY, Mitchell P, et al. Retinopathy predicts coronary heart disease mortality. Heart 2009;95:391–4.

Ophthalmology   *Volume 120, Number 3, March 2013*

23. Klein R, Klein BE, Moss SE, Cruickshanks KJ. Association of ocular disease and mortality in a diabetic population. Arch Ophthalmol 1999;117:1487–95.
24. Sone H, Tanaka S, Iimuro S, et al, Japan Diabetes Complications Study Group. Serum level of triglycerides is a potent risk factor comparable to LDL cholesterol for coronary heart disease in Japanese patients with type 2 diabetes: subanalysis of the Japan Diabetes Complications Study (JDCS). J Clin Endocrinol Metab 2011;96:3448–56.
25. Sone H, Mizuno S, Fujii H, et al, Japan Diabetes Complications Study Group. Is the diagnosis of metabolic syndrome useful for predicting cardiovascular disease in Asian diabetic patients? Analysis from the Japan Diabetes Complications Study. Diabetes Care 2005;28:1463–71.
26. Sone H, Tanaka S, Tanaka S, et al, Japan Diabetes Complications Study Group. Comparison of various lipid variables as predictors of coronary heart disease in Japanese men and women with type 2 diabetes: subanalysis of the Japan Diabetes Complications Study. Diabetes Care 2012;35:1150–7.
27. Takeya Y, Popper JS, Shimizu Y, et al. Epidemiologic studies of coronary heart disease and stroke in Japanese men living in Japan, Hawaii and California: incidence of stroke in Japan and Hawaii. Stroke 1984;15:15–23.
28. Sone H, Ito H, Ohashi Y, et al, Japan Diabetes Complications Study Group. Obesity and type 2 diabetes in Japanese patients [letter]. Lancet 2003;361:85.
29. Sone H, Tanaka S, Ishibashi S, et al, Japan Diabetes Complications Study (JDCS) Group. The new worldwide definition of metabolic syndrome is not a better diagnostic predictor of cardiovascular disease in Japanese diabetic patients than the existing definitions: additional analysis from the Japan Diabetes Complications Study. Diabetes Care 2006;29:145–7.
30. Juutilainen A, Lehto S, Ronnemaa T, et al. Retinopathy predicts cardiovascular mortality in type 2 diabetic men and women. Diabetes Care 2007;30:292–9.
31. Sharma S, Brown GC. Retinal artery obstruction. In: Ryan SJ. ed. Retina. 4th ed. Vol. 2. St. Louis, MO: Mosby; 2006: 1323–38.
32. Patton N, Aslam TM, MacGillivray T, et al. Retinal image analysis: concepts, applications and potential. Prog Retin Eye Res 2006;25:99–127.
33. Patton N, Aslam T, Macgillivray T, et al. Retinal vascular image analysis as a potential screening tool for cerebrovascular disease: a rationale based on homology between cerebral and retinal microvasculatures. J Anat 2005;206:319–48.
34. Cooper LS, Wong TY, Klein R, et al. Retinal microvascular abnormalities and MRI-defined subclinical cerebral infarction: the Atherosclerosis Risk in Communities Study. Stroke 2006;37:82–6.
35. Wong TY, Klein R, Couper DJ, et al. Retinal microvascular abnormalities and incident stroke: the Atherosclerosis Risk in Communities Study. Lancet 2001;358:1134–40.
36. Kim HC, Greenland P, Rossouw JE, et al. Multimarker prediction of coronary heart disease risk: the Women's Health Initiative. J Am Coll Cardiol 2010;55:2080–91.
37. Wang TJ. Multiple biomarkers for predicting cardiovascular events: lessons learned. J Am Coll Cardiol 2010;55: 2092–5.
38. Wang TJ, Gona P, Larson MG, et al. Multiple biomarkers for the prediction of first major cardiovascular events and death. N Engl J Med 2006;355:2631–9.
39. Hamer M, Chida Y, Stamatakis E. Utility of C-reactive protein for cardiovascular risk stratification across three age groups in subjects without existing cardiovascular diseases. Am J Cardiol 2009;104:538–42.
40. Bajpai A, Goyal A, Sperling L. Should we measure C-reactive protein on earth or just on JUPITER? Clin Cardiol 2010;33: 190–8.
41. Klein R, Klein BE, Moss SE, et al. The Wisconsin Epidemiologic Study of Diabetic Retinopathy. X. Four-year incidence and progression of diabetic retinopathy when age at diagnosis is 30 years or more. Arch Ophthalmol 1989;107:244–9.

Footnotes and Financial Disclosures

Originally received: February 27, 2012.

Final revision: August 7, 2012.

Accepted: August 14, 2012.

Available online: November 20, 2012.   Manuscript no. 2012-281.

[1] Department of Ophthalmology, Yamagata University Faculty of Medicine, Yamagata, Japan.

[2] Centre for Eye Research Australia, Royal Victorian Eye and Ear Hospital, East Melbourne, Victoria, Australia.

[3] Osaka Medical Center for Health Science and Promotion, Osaka, Japan.

[4] Department of Clinical Trial Design and Management, Translational Research Center, Kyoto University Hospital, Kyoto, Japan.

[5] EBM Research Center, Kyoto University Graduate School of Medicine, Kyoto, Japan.

[6] Department of Internal Medicine, University of Tsukuba Institute of Clinical Medicine, Tsukuba, Ibaragi, Japan.

[7] Department of Internal Medicine, Chiba University, Chiba, Japan.

[8] Department of Endocrinology and Metabolism, Jichi Medical College, Shimono, Tochigi, Japan.

[9] Department of Endocrinology and Diabetes, Saitama Medical University, Saitama, Japan.

[10] Department of Biostatistics, School of Public Health, University of Tokyo, Bunkyo-ku, Tokyo, Japan.

[11] The Institute for Adult Diseases, Asahi Life Foundation, Cyouh-Ku, Tokyo, Japan.

Financial Disclosure(s):

The author(s) have no proprietary or commercial interest in any materials discussed in this article.

Supported by the Ministry of Health, Labour and Welfare, Tokyo, Japan.

Correspondence:

Ryo Kawasaki, MD, PhD, Department of Ophthalmology, Yamagata University Faculty of Medicine, 2-2-2 Iida-Nishi, Yamagata, Japan 990-9585. E-mail: jdcstudy@md.tsukuba.ac.jp.

課題論文2 Farmer A, et al：BMJ, 2007［血糖自己測定臨床試験］

インスリン非依存性糖尿病治療における血糖自己測定の効果：オープン並行群間ランダム化試験

重要単語
（Abstract より）

❶	open	非盲検
❷	parallel group	並行群間
❸	randomised trial	ランダム化試験
❹	main outcome measure	主要アウトカム
❺	P (p-value)	p 値
❻	unadjusted mean change	無調整の平均の変化
❼	95% confidence interval	95% 信頼区間
❽	trial registration	臨床試験登録

講義内容

確率分布

単変量分布	多変量分布（回帰）	データの型に応じた指標	疫学
• 正規分布	• 線型モデル	• 平均 • 平均の差，回帰係数	• コホート研究 • 横断研究 • 比，率，割合 • 交絡 • 診断精度，ROC 曲線
• 二項分布	• ロジスティック回帰	• 発生リスク，感度，特異度 • リスク比，オッズ比	
• Poisson 分布	• Poisson 回帰	• 発生率 • 発生率比	**臨床試験**
• 指数分布	• Cox 回帰*	• 生存曲線，ハザード • ハザード比	• 主要エンドポイント • 代替エンドポイント • ランダム化，最小化法 • ITT の原則

回帰モデルの利用
• 予測式の構築
• リスクエンジン
• 交絡の調整
• 交互作用の検定

誤差の表示
• 標準偏差
• パーセンタイル
• 標準誤差
• 95% 信頼区間

• プロトコール逸脱
• 他群比較
• 中間解析
• サブグループ解析
• GCP，倫理指針，臨床研究法
• データの品質管理・保証

仮説検定と p 値
• 帰無仮説，対立仮説
• 片側検定，両側検定
• α エラー，β エラー，有意水準
• サンプルサイズ
• 検定の多重性

費用効果分析
• QOL 質問票，効用値
• QALY，コスト，ICER
• 臨床試験ベースの分析
• モデル分析
• 感度分析

＊正確にはセミパラメトリックモデルで，確率分布ではない

RESEARCH

BMJ

Impact of self monitoring of blood glucose in the management of patients with non-insulin treated diabetes: open parallel group randomised trial

Andrew Farmer, lecturer,[1] Alisha Wade, resident,[2] Elizabeth Goyder, reader,[3] Patricia Yudkin, reader,[1] David French, reader,[4] Anthea Craven, trial manager,[1] Rury Holman, professor,[5] Ann-Louise Kinmonth, professor,[6] Andrew Neil, professor,[7] on behalf of the Diabetes Glycaemic Education and Monitoring Trial Group

[1]Department of Primary Health Care, University of Oxford, Oxford OX2 7LF

[2]Johns Hopkins University School of Medicine, Baltimore

[3]School of Health and Related Research, University of Sheffield

[4]Applied Research Centre in Health and Lifestyle Interventions, University of Coventry

[5]Diabetes Trials Unit, University of Oxford

[6]Institute of Public Health, University of Cambridge

[7]Division of Public Health and Primary Care, University of Oxford

Correspondence to: A Farmer
andrew.farmer@dphpc.ox.ac.uk

doi:10.1136/bmj.39247.447431.BE

ABSTRACT

Objective To determine whether self monitoring, alone or with instruction in incorporating the results into self care, is more effective than usual care in improving glycaemic control in non-insulin treated patients with type 2 diabetes.

Design Three arm, open, parallel group randomised trial.

Setting 48 general practices in Oxfordshire and South Yorkshire.

Participants 453 patients with non-insulin treated type 2 diabetes (mean age 65.7 years) for a median duration of three years and a mean haemoglobin A_{1c} level of 7.5%.

Interventions Standardised usual care with measurements of HbA_{1c} every three months as the control group (n=152), blood glucose self monitoring with advice for patients to contact their doctor for interpretation of results, in addition to usual care (n=150), and blood glucose self monitoring with additional training of patients in interpretation and application of the results to enhance motivation and maintain adherence to a healthy lifestyle (n=151).

Main outcome measure HbA_{1c} level measured at 12 months.

Results At 12 months the differences in HbA_{1c} level between the three groups (adjusted for baseline HbA_{1c} level) were not statistically significant (P=0.12). The difference in unadjusted mean change in HbA_{1c} level from baseline to 12 months between the control and less intensive self monitoring groups was −0.14% (95% confidence interval −0.35% to 0.07%) and between the control and more intensive self monitoring groups was −0.17% (−0.37% to 0.03%).

Conclusions Evidence is not convincing of an effect of self monitoring blood glucose, with or without instruction in incorporating findings into self care, in improving glycaemic control compared with usual care in reasonably well controlled non-insulin treated patients with type 2 diabetes.

Trial registration Current Controlled Trials ISRCTN47464659.

INTRODUCTION

As the number of people diagnosed as having type 2 diabetes continues to rise[1] so does the challenge of monitoring and managing the condition. Self monitoring of blood glucose for people with non-insulin treated diabetes may lead to improved glycaemic control and is commonly recommended. Existing evidence of effectiveness is, however, inconclusive.[2 4] Despite limitations in trial evidence, proponents of self monitoring of blood glucose cite the benefits reported in some observational studies of patients with diabetes,[5 6] but these analyses may not have fully adjusted for the potential confounding effect of an association between self monitoring of blood glucose and take-up of other health improving behaviours. Meanwhile the use of self monitoring in this group of patients and the cost to health systems of the consumable test strips have become a major and increasing proportion of health-care budgets.[7 8]

We tested whether self monitoring of blood glucose, with or without instruction in incorporating findings into self care, compared with standardised usual care can improve glycaemic control in patients with non insulin treated diabetes.

METHODS

The diabetes glycaemic education and monitoring (DiGEM) study was a four year open, randomised, three arm, parallel group trial with sequential recruitment of patients from general practices in Oxfordshire and South Yorkshire. The trial was managed from the coordinating centre at the Department of Primary Health Care, University of Oxford.[9]

Our primary aim was to determine whether haemoglobin A_{1c} (HbA_{1c}) levels at 12 months were significantly different between patients with non-insulin treated type 2 diabetes receiving one of three allocated interventions: standardised usual care with measurements of HbA_{1c} levels by health professionals every three months (control group); use of a blood glucose meter, with advice for participants to contact their doctor for interpretation of results (less intensive self monitoring); and use of a blood glucose meter with training in self interpretation and application of the results to diet, physical activity, and drug adherence (more intensive self monitoring).

RESEARCH

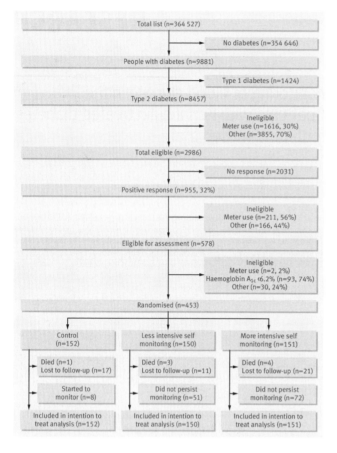

Fig 1 | Trial profile

standardisation programme and comparable to the diabetes control and complications trial standard, with an interassay coefficient of variation across the range of the assay of less than 2%. Cholesterol was assayed in local laboratories and the results aligned with results of a sample of paired specimens analysed with an automated chemistry analyser (Olympus AU400; Olympus, Tokyo), with interassay coefficients of variation across the range of less than 2%. Blood pressure was measured twice in the right arm, with the participant seated, using a UA-779 electronic blood pressure monitor (A&D instruments, Abingdon), and the mean of these values was analysed.

We transcribed the frequency of blood glucose testing from patient held diaries. Episodes of hypoglycaemia were categorised as grade 2 (mild symptoms requiring minor intervention), grade 3 (moderate symptoms requiring immediate third party intervention), or grade 4 (unconscious). Increases in hypoglycaemic drugs were defined as an increase in the dose or frequency prescribed, progression from use of a single oral agent to combination oral therapy, or addition of insulin to the treatment regimen.

To characterise the groups and identify subgroups for predefined analysis at 12 months we collected additional personal and clinical data on duration of diabetes, drug treatment, diabetes related complications, and EuroQol (EQ-5D) score.[10]

Randomisation

We used computerised randomisation (Minim, www.sghms.ac.uk/depts/phs/guide/randser.htm) incorporating a partial minimisation procedure to adjust the randomisation probabilities between groups to balance three important covariates collected at baseline: duration of diabetes, HbA_{1c} level, and current treatment (diet, oral monotherapy, or oral combination therapy). The minimisation procedure to assign patients to their allocated intervention was conducted independently of the research nurses who managed recruitment and carried out the assessment visit. The allocation was also concealed from laboratory staff.

Procedures

We identified patients suitable for trial inclusion from lists held on computer by their general practitioners. Those eligible were sent an invitation to participate signed by their general practitioner accompanied by an information sheet and a reply paid envelope. One further letter was sent if no response was received within one month.

Eligibility for the trial and willingness to be randomised to self testing of blood glucose was confirmed by a preassessment phone call and at the visit for assessment. At the assessment visit, after obtaining informed consent, beliefs about diabetes were elicited using a standard approach to help patients understand how diabetes might present a threat to their health.[11] The roles of diet, physical activity, and drugs were discussed within the framework of the commonsense model of illness representation,[11] in which we set out to optimise the use of feedback on glucose levels to

Patients were eligible for randomisation if they had type 2 diabetes, were aged 25 years or more at diagnosis, were managed with diet or oral hypoglycaemic agents alone, had an HbA_{1c} level ≥6.2% at the assessment visit, and were independent in activities of daily living. Exclusion criteria were the use of a blood glucose monitor twice a week or more often over the previous three months, serious disease or limited life expectancy that would make intensive glycaemic control inappropriate, or inability to follow trial procedures.

Outcome measures

The primary outcome was the HbA_{1c} level at 12 months. Secondary outcomes were blood pressure, weight, total cholesterol level, ratio of total cholesterol to high density lipoprotein cholesterol, and body mass index. HbA_{1c} was measured using a Variant II Hemoglobin Testing System (Bio-Rad Laboratories, Hercules, CA) certified by the US glycohaemoglobin

RESEARCH

facilitate behaviour change through influencing beliefs. The behaviour change techniques were selected on the basis of evidence for effectiveness and included goal setting and review of physical activity and eating patterns to help patients with lifestyle change.[12 13] The goal setting and review approach was continued in subsequent visits. Baseline blood tests and clinical measurements were taken and questionnaires completed at the assessment visit.

Interventions

After the assessment visit and confirmation of eligibility, patients were allocated to receive one of the three interventions. The rationale behind these interventions is described in more detail elsewhere.[9] The

intervention was initiated at the first visit after randomisation and continued at the scheduled visits at one, three, six, and nine months. Each of the three interventions included a series of standardised components.

Patients allocated to the control intervention received standardised usual care, including the use of goal setting and review. They were asked not to use a blood glucose meter unless their doctor considered it essential for their clinical management. A diary was used to record self care goals and strategies for achieving them.

Patients allocated to the less intensive self monitoring intervention continued to use the goal setting and review techniques introduced at the assessment visit. In addition they were given a blood glucose meter. They were asked to record three values daily on two days during the week (one after fasting and the other two before meals or two hours after meals) and to aim for glucose levels of 4-6 mmol/l after fasting and before meals and levels of 6-8 mmol/l two hours after meals. They were advised by the nurse to consider contacting their doctor if readings were consistently high (>15 mmol/l) or low (<4 mmol/l). They were not given information about how to interpret their blood glucose readings. Separate diaries were used to record identified goals and activity and to record blood glucose results.

Patients allocated to the more intensive intervention continued to use goal setting and review and were also given a blood glucose meter. They were also given training and support in timing, interpreting, and using the results of their blood glucose test to enhance motivation and to maintain adherence to diet, physical activity, and drug regimens. They were encouraged to experiment with monitoring to explore the effect of specific activities, such as exercise, on their blood glucose level and to reflect on abnormal values in an attempt to identify what might have contributed to them. A single diary was used to record goals, activities, and blood glucose results.

Follow-up visits differed in content according to the allocated intervention in line with usual practice. Patients allocated to the control intervention had a blood test to measure HbA_{1c} level two weeks before their scheduled visit, the result of which was fed back to them as an indication of the impact of their self care activities on their glycaemic control. Blood glucose values were reviewed at the scheduled visit for those allocated to self monitoring, and patients were told to seek advice from their doctor if fasting values were persistently greater than 6 mmol/l. Patients in each arm of the trial received feedback on glycaemic control, which was used to explore success of goals and to set new ones. The patient's doctor was notified of all HbA_{1c} results and asked to consider changes in drugs in line with the National Institute for Clinical Excellence diabetes guidelines for all patients.[14] The doctor was also notified if blood glucose readings were consistently greater than 15 mmol/l.

The meters were calibrated to provide plasma equivalent results (Optium, Abbott Diabetes Care, Maidenhead, UK). Calibration of the meters was

Table 1 | Personal and baseline characteristics of patients with non-insulin treated type 2 diabetes before intervention, by randomisation group. Values are numbers (percentages) unless stated otherwise

Variables	Control group* (n=152)	Meter group; less intensive self monitoring (n=150)	Meter group; more intensive self monitoring (n=151)
Personal characteristics			
Mean (SD) age (years)	66.3 (10.2)	65.2 (10.6)	65.5 (9.9)
Men	85 (55.9)	88 (58.7)	87 (57.6)
Occupational group:			
Professional, managerial, and clerical	80 (52.6)	81 (54.0)	84 (55.6)
Skilled manual or manual	69 (45.4)	68 (45.3)	66 (43.7)
No occupation stated	3 (2.0)	1 (0.7)	1 (0.7)
Age (years) at leaving full time education:			
<17	109 (71.7)	114 (76.0)	121 (80.1)
17 or 18	20 (13.2)	14 (9.3)	13 (8.6)
>18	23 (15.1)	22 (14.7)	17 (11.3)
Cigarette consumption:			
Never smoked	58 (38.2)	54 (36.2)	54 (35.8)
Former smoker	80 (52.6)	74 (49.7)	77 (51.0)
Current smoker	14 (9.2)	21 (14.1)	20 (13.2)
Duration of diabetes and treatment			
Median (interquartile range) duration (years) of diabetes	3 (2-6)	3 (2-7)	3 (2-6)
Treatment:			
Diet only	44 (28.9)	39 (26.0)	41 (27.2)
Monotherapy	57 (37.5)	58 (38.7)	50 (30.4)
Combined oral therapy	51 (33.6)	53 (35.3)	52 (34.4)
Presence of diabetes related complications	32 (21.1)	32 (21.3)	39 (25.8)
Use of blood glucose meter:			
Not using	104 (68.4)	110 (73.3)	102 (67.5)
Using once weekly or less	48 (31.6)	40 (26.7)	49 (32.5)
Physical and laboratory findings			
Mean (SD) haemoglobin A_{1c} (%)	7.49 (1.09)	7.41 (1.02)	7.53 (1.12)
Mean (SD) total cholesterol level (mmol/l)	4.7 (1.1)	4.6 (1.1)	4.7 (1.1)
Mean (SD) blood pressure (mm Hg):			
Systolic	140 (18)	141 (17)	137 (18)
Diastolic	80 (10)	80 (10)	78 (10)
Mean (SD) body mass index	30.9 (6.1)	31.9 (6.2)	31.0 (5.3)

*No use of blood glucose meter.

RESEARCH

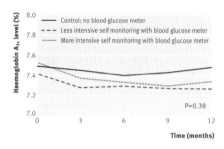

Fig 2 | Change in HbA$_{1c}$ levels over 12 months' follow-up of patients with non-insulin treated type 2 diabetes according to randomisation group

Table 2 | Changes in haemoglobin A$_{1c}$ levels, weight, and body mass index between baseline and one year in patients with non-insulin treated type 2 diabetes, by randomisation group. Values are means (standard deviations) unless stated otherwise

Variable	Control group* (n=152)	Meter group, less intensive self monitoring (n=150)	Meter group, more intensive self monitoring (n=151)	P value for difference between groups†
HbA$_{1c}$ (%):				
Baseline	7.49 (1.09)	7.41 (1.02)	7.53 (1.12)	0.12
Follow-up	7.49 (1.20)	7.28 (0.88)	7.36 (1.05)	
Change	−0.00 (1.02)	−0.14 (0.82)	−0.17 (0.73)	
Systolic blood pressure (mm Hg):				
Baseline	140 (18)	141 (17)	137 (18)	0.77
Follow-up	136 (18)	137 (17)	134 (17)	
Change	−4 (14.)	−3 (16)	−3 (14)	
Diastolic blood pressure (mm Hg):				
Baseline	80 (10)	80 (10)	78 (10)	0.67
Follow-up	77 (10)	78 (10)	76 (10)	
Change	−3 (9)	−2 (9)	−2 (8)	
Weight (kg):				
Baseline	86.7 (18.9)	90.4 (18.9)	86.9 (16.4)	0.37
Follow-up	86.4 (19.4)	89.9 (19.0)	86.1 (15.7)	
Change	−0.3 (2.7)	−0.5 (2.6)	−0.8 (3.3)	
Total cholesterol level (mmol/l):				
Baseline	4.73 (1.02)	4.64 (1.11)	4.67 (1.07)	0.010
Follow-up	4.56 (1.03)	4.42 (0.95)	4.28 (0.84)	
Change	−0.16 (0.84)	−0.22 (0.93)	−0.40 (0.90)	
Ratio of total cholesterol to high density lipoprotein cholesterol‡:				
Baseline	4.33 (1.12)	4.40 (1.33)	4.48 (1.35)	0.013
Follow-up	4.18 (1.12)	4.11 (1.17)	4.02 (1.17)	
Change	−0.15 (0.72)	−0.29 (0.86)	−0.46 (0.91)	
Body mass index:				
Baseline	30.9 (6.1)	31.9 (6.2)	31.0 (5.3)	0.41
Follow-up	30.8 (6.3)	31.8 (6.3)	30.7 (5.0)	
Change	−0.1 (1.0)	−0.2 (0.9)	−0.3 (1.2)	

Change is measured as one year follow-up minus baseline values.
*No use of blood glucose meter.
†Adjustment for baseline values.
‡Based on 414 participants with paired values (137/152, 136/150, 141/151).

checked by the research nurses using a test aliquot at baseline and at six months.

Data on adverse reactions or complications were collected at each study visit, together with information on the use of drugs.

Delivery of intervention

Training and support for the research nurses delivering the intervention was designed to ensure adherence to the study protocol.[15] The nurses were taught psychological theory and trained in behaviour change techniques and skills in delivering the intervention (six days of case based training over five weeks). Intervention protocols included scripts of the topics to be covered to guide the nurses in talking to patients. Additional measures to ensure adherence to the intervention protocols included self review of taped consultations by the research nurses and external review by a sociologist. Prompts were also built into the patient diaries to help patients adhere to their allocated intervention.

Statistical analysis

The trial was designed to have a 90% power to detect a difference of 0.5% in HbA$_{1c}$ levels as the primary end point at a two sided significance level of P<0.05. We estimated the standard deviation of HbA$_{1c}$ levels to be 1.5% based on a previous trial of patients with type 2 diabetes,[16] and assumed a 10% loss to follow-up. We required a total of 630 patients to achieve the specified statistical power. Subsequently we revised the estimated standard deviation for HbA$_{1c}$ levels to 1.25% when it became clear that it had been overestimated. We retained a 10% dropout rate and 90% power and revised the recruitment target to 450 patients.

We carried out a single intention to treat analysis of the main trial end points at the end of the study using analysis of covariance to compare mean levels of HbA$_{1c}$ at follow-up between the three allocated groups, with the baseline level of HbA$_{1c}$ as a covariate. If no follow-up data were available we imputed values by carrying forward the last available measurement. We specified that in the event of a statistically significant overall result, comparisons of the two self monitoring groups independently with the control group would be carried out using t tests. Levels of HbA$_{1c}$ over the course of the trial were compared between groups using repeated measures analysis of variance. We also estimated the intervention effect in prespecified subgroups defined at baseline as duration of diabetes (above or below median), current management (oral hypoglycaemic drugs or dietary management only), health status (above or below the median EQ-5D score), and presence or absence of diabetes related complications. We tested for effect modification using analysis of covariance.

A Kaplan-Meier plot was used to explore adherence to a minimal level of self monitoring, defined as at least 26 tests over three months (equivalent to two tests each week); significance was assessed with a log rank test. The mean numbers of tests by patients carrying out at least 26 tests in each quarter are also reported, with differences between the less intensive and more

RESEARCH

Table 3 | Changes in haemoglobin A_{1c} levels (%) between baseline and one year by subgroup of patients with non-insulin treated type 2 diabetes. Values are means (standard deviations)

Variable	Control group* (n=152)	Meter group, less intensive self monitoring (n=150)	Meter group, more intensive self monitoring (n=151)	P value for interaction†
Duration of diabetes‡				
≤36 months:				0.82
Baseline	7.29 (1.02)	7.35 (1.02)	7.41 (1.03)	
Follow-up	7.30 (1.24)	7.23 (0.93)	7.25 (1.01)	
Change	0.01 (1.03)	−0.12 (0.85)	−0.16 (0.73)	
>36 months:				
Baseline	7.70 (1.13)	7.48 (1.02)	7.67 (1.20)	
Follow-up	7.70 (1.11)	7.33 (0.84)	7.49 (1.08)	
Change	−0.01 (1.01)	−0.15 (0.80)	−0.18 (0.73)	
Baseline therapy				
Diet only:				0.90
Baseline	7.18 (0.98)	6.85 (0.66)	7.18 (1.11)	
Follow-up	7.21 (1.05)	6.90 (0.70)	7.09 (0.94)	
Change	0.03 (0.80)	0.04 (0.64)	−0.09 (0.72)	
Oral drug therapy:				
Baseline	7.61 (1.11)	7.61 (1.05)	7.66 (1.10)	
Follow-up	7.61 (1.24)	7.41 (0.91)	7.46 (1.07)	
Change	−0.01 (1.10)	−0.20 (0.87)	−0.20 (0.73)	
Health status (EQ-5D)§:				
Diabetes >36 months:				0.63
Baseline	7.38 (1.02)	7.30 (0.96)	7.57 (1.21)	
Follow-up	7.46 (1.16)	7.22 (0.76)	7.43 (1.16)	
Change	0.07 (0.99)	−0.08 (0.84)	−0.13 (0.77)	
Diabetes ≤36 months:				
Baseline	7.54 (1.16)	7.50 (1.09)	7.34 (0.80)	
Follow-up	7.43 (1.22)	7.37 (1.04)	7.14 (0.78)	
Change	−0.11 (1.14)	−0.13 (0.80)	−0.20 (0.67)	
Diabetes related complications				
Absent:				0.86
Baseline	7.53 (1.11)	7.51 (1.09)	7.71 (1.19)	
Follow-up	7.48 (1.16)	7.32 (0.92)	7.43 (1.13)	
Change	−0.05 (1.02)	0.19 (0.00)	0.20 (0.74)	
Present:				
Baseline	7.32 (1.02)	7.07 (0.63)	7.00 (0.64)	
Follow-up	7.52 (1.34)	7.12 (0.73)	7.16 (0.73)	
Change	0.20 (1.02)	0.05 (0.56)	0.16 (0.56)	

*No use of blood glucose meter.
†After adjustment for baseline values.
‡Median 36 months.
§EQ-5D score 0.816. Paired data for EQ-5D score available for 304 patients.

intensive intervention groups compared with a repeated measures analysis of variance.

RESULTS

Between January 2003 and December 2005, 453 patients with non-insulin treated type 2 diabetes from 48 practices in Oxfordshire and South Yorkshire were randomised to one of three interventions (fig 1): usual care (n=152), less intensive self monitoring, using a blood glucose meter and advice to contact doctor for interpretation of the results (n=150), and more intensive self monitoring, with a blood glucose meter and training in interpreting the results (n=151). The median (range) number of patients per practice recruited in 24

Oxfordshire practices was 9 (2-24) and in 24 South Yorkshire practices was 8 (3-16).

Baseline personal and clinical characteristics were well balanced between the groups (table 1). The median (interquartile) duration of diabetes was 3.0 years (1.8-6.4 years), mean (SD) age was 65.7 (10.2) years, and mean (SD) level of haemoglobin A_{1c} was 7.5% (1.1). Only 57 (12.6%) patients were lost to follow-up, which did not differ between groups (fig 1). Measurements for high density lipoprotein cholesterol levels were not obtained for 39 patients at baseline. At follow-up, HbA_{1c} measurements were not collected for two patients, blood pressure for five, cholesterol levels for 10, and high density lipoprotein cholesterol levels for 15.

Primary outcome

Table 2 shows the main results. At 12 months no difference was found in HbA_{1c} levels between the groups after adjustment for baseline HbA_{1c} levels (P=0.12). The mean difference in change in HbA_{1c} levels from baseline to 12 months between the control group and less intensive intervention group (not adjusted for baseline) was −0.14% (95% confidence interval −0.35% to 0.07%) and between the control group and more intensive intervention group was −0.17% (−0.37% to 0.03%). Figure 2 shows the change in HbA_{1c} levels over the 12 months of follow-up, with no evidence of differences in levels between groups over the period of follow-up (P=0.38).

Secondary outcomes

A significant difference was found in the change in total cholesterol levels between the three groups (P=0.010). The mean difference in change in total cholesterol levels from baseline to 12 months between the control group and less intensive intervention group (not adjusted for baseline) was −0.06.mmol/l (−0.26 to 0.14) and between the control group and more intensive intervention group was −0.23 (−0.43 to −0.04). No differences were found in the other secondary outcome measures (table 2). Within the prespecified subgroups no significant interactions were found with allocated group (table 3).

Hypoglycaemia

During the trial one or more grade 2 hypoglycaemic episodes were experienced by 14 patients in the control group, 33 in the less intensive intervention group, and 43 in the more intensive intervention group (χ^2_2=18.3, P<0.001). Only one patient in the control group experienced a grade 3 hypoglycaemic episode.

Use of meter

Patients allocated to less intensive self monitoring were significantly more likely to persist with use of the meter than those allocated to more intensive self monitoring. Ninety nine (67%) of those receiving the less intensive intervention and 79 (52%) of those receiving the more intensive intervention continued to use the meter at least twice a week for the 12 months of the study (P=0.012; fig 3). Among those who continued to use a

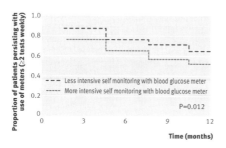

Fig 3 | Adherence to minimal level of self monitoring of blood glucose levels using a meter

meter, the mean number of readings over 12 months was significantly higher among patients receiving the more intensive intervention compared with those receiving the less intensive intervention (P=0.022; fig 4). Eight patients in the control group started using self monitoring of blood glucose.

Changes in hypoglycaemic and lipid lowering drugs

No differences were found between the groups in the proportions of patients prescribed an increase in hypoglycaemic drugs between baseline and 12 months. In the control group 45 (30%) patients had increased drugs compared with 43 (29%) in the less intensive intervention group and 48 (32%) in the more intensive intervention group. One patient in the control group, four in the less intensive intervention group, and five in the more intensive intervention group were using insulin therapy by 12 months. No differences were found between groups in the proportions of patients where hydroxymethyl glutaryl coenzyme A reductase inhibitor (statin) treatment was increased or added to therapy. Overall, 17 (11%) patients in the control group, 11 (7%) in the less intensive intervention group, and 19 (13%) in the more intensive intervention group who were not taking a statin at baseline were taking a statin by 12 months.

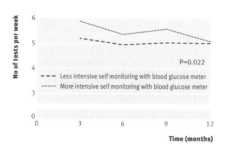

Fig 4 | Frequency of self monitoring of blood glucose levels using a meter, by randomisation group

Further analyses

Later papers will report on quality of life, cost effectiveness, and subgroup and more detailed multivariate analyses.

DISCUSSION

No significant improvement in glycaemic control was found after 12 months in patients with non-insulin treated type 2 diabetes using self monitoring of blood glucose levels when compared to those not self monitoring. No evidence was found of a significantly different impact of self monitoring on glycaemic control when comparing subgroups of patients defined by duration of diabetes, therapy, diabetes related complications, and EQ-5D score. Also no evidence was found that more intensive compared with less intensive monitoring led to differences in glycaemic control.

Strengths and weaknesses of the study

In this study patients were independently randomised, with concealed allocation of measurement of the main outcome and a low loss to follow-up. Participants were drawn from a well defined sampling frame and the reasons for exclusion were fully recorded. Recruitment targets were revised after baseline data on haemoglobin A_{1c} levels in the first 245 randomised patients indicated that the standard deviation had been overestimated in the original power calculations.[9] We did not, however, change the proposed power or significance levels. Participants' diabetes was reasonably well controlled and although most were not using a meter a minority had had experience of their use. Both these factors may have limited scope for further improvement in glycaemic control. However, the participants were representative of well controlled non-insulin treated patients with type 2 diabetes in the community who are the target group for current recommendations of up to twice daily self monitoring and testing after meals.[17 18]

Designing a trial to evaluate self monitoring of blood glucose levels is complex because it must include an educational component on the use and interpretation of testing for the intervention group,[19] whereas advice on improving self care must be offered to the comparison group.[3] We tackled these issues by providing a common structure for interventions, incorporating standardised good care in all three arms of the trial within which nurses discussed issues of glycaemic control, assessed either by HbA_{1c} levels or self monitoring of blood glucose, and its role in setting and monitoring self care goals.[9] The stepwise approach to the interventions across the three arms of the trial allowed examination of what aspects of the intervention, if any, were responsible for improved outcomes. Recent consensus guidelines have based recommendations for self monitoring of blood glucose levels on a theoretical potential to better self manage glycaemic control.[20 21] We incorporated self monitoring of blood glucose into a framework that, based on psychological theory, should have optimised its effect. Careful specification, training, and monitoring of consultations ensured that the allocated interventions were delivered as

RESEARCH

planned,[22] although some patients in the less intensive intervention group may themselves have adopted a more intensive monitoring approach. Despite an intervention based on standards of best clinical practice and underpinned by appropriate psychological theory, we found no convincing evidence of an effect on glycaemic control.

Strengths and weaknesses in relation to other studies

Comparisons with early trials of blood glucose monitoring are of limited relevance because of their small size, the large quantity of blood required to be read by older meters, and the skill required for their use. However, more recent trials have been carried out with meters utilising technologies that require smaller amounts of blood and simplified procedures for testing. Our findings support those of a recent small trial using standardised counselling for both intervention and control groups. The trial reported a non-significant reduction in HbA_{1c} levels of 0.2% in the intervention group compared with the control group.[23] Our findings, however, conflict with the findings of two of the largest trials of self monitoring of blood glucose to date. One of these trials reported a significant decrease in HbA_{1c} level of 0.3% in the intervention group compared with the control group.[24] However, over 30% of those randomised were lost to follow-up and missing values were not imputed, which might lead to bias. In addition, initial specific training in use of a blood glucose meter was not matched by additional training for the control group, although all patients received dietary advice regardless of randomisation. A second trial reported a reduction in HbA_{1c} level of 0.46% in the intervention group compared with the control group. Standardised counselling supporting lifestyle modification was, however, only provided to the self monitoring group.[25] This type of educational support for self management in itself has been estimated as improving HbA_{1c} levels by 0.26%.[26]

Meaning of the study

Fewer people in our trial allocated to more intensive self monitoring compared with less intensive self monitoring continued testing; previous studies have found that trying to understand blood glucose measurements may lead to frustration when results do not fall into a pattern, or cease to be of interest when they are entirely predictable.[27] Patients with reasonably well controlled diabetes do not need active encouragement to use a meter. The increased recording of hypoglycaemia in the self monitoring arms may be a result of an increased awareness of low blood glucose levels from using the meter rather than a true biochemical difference between groups. Although no improvement in glycaemic control was observed, a small but significant improvement was found in total cholesterol levels with the self monitoring intervention. This finding is consistent with an increased intensity of self management in these groups, possibly mediated through increased dietary adherence or through taking lipid lowering drugs more regularly.

Unanswered questions and future research

Recent systematic reviews have estimated a benefit of 0.4% from self monitoring,[2] and on this basis a previous study has estimated an incremental cost of £4500 (€6650; $8880) to £15 515 per quality of life year gained. Our estimates of the size of effect on HbA_{1c} levels suggest that it is probable that the previous study underestimated the cost per quality of life year gained. A comprehensive economic evaluation with cost effectiveness estimates will be detailed in a future report.

Evidence of benefit from self monitoring of blood glucose for other patient groups is stronger. Large trials of management of patients with type 1 diabetes have incorporated self monitoring of blood glucose as an essential part of self management.[28 29] Self monitoring for insulin treated patients with type 2 diabetes is accepted practice, although the evidence base requires further work and optimisation of its use may be possible. However, routine self monitoring of blood glucose for patients with reasonably well controlled non-insulin treated type 2 diabetes seems to offer, at best, small advantages; is not well accepted; and the cost, effort, and time involved in the procedures may be better directed to supporting other health related behaviours. Current guidelines for the use of self monitoring of blood glucose among patients with reasonably well controlled non-insulin treated type 2 diabetes should be reviewed.

We thank the patients who took part in this study and their doctors for support and help. W Hardeman and I Hobbis contributed to the development of the intervention protocols and prepared and led some of the training sessions for the nurses. M McKinnon and J Donnelly helped train the nurses and L Rosmovitz carried out external review of interventions.

Contributors: AF, A-LK, and AN had the original idea for the study and wrote the trial protocol with PY, DF, and RH. AF, AW, DF, and A-LK developed the trial measures and intervention. PY was trial statistician and analysed the data. AW, AF, AC, and EG managed the trial. AF wrote the first draft of the manuscript with AN and A-LK and all members of the writing group reviewed and commented on the final manuscript. AF is guarantor of this paper. The DiGEM Trial Group. Writing committee: AF, AW, EG, PY, DF, AC, RH, A-LK, and AN. Investigators: AF, AN, A-LK, D Mant, S Ziebland, DF, A Gray, PY, and RH. Steering committee: N Stott (chair), AF, AN (to 2005), S Sutton, H Tewson, D Chapman, H Hearnshaw, E Goyder (from 2005), P Glasziou (from 2005), M Jiwa (2004 to 2005), and M Gordon (from 2005). Intervention development: AW, AF, DF, A-LK, and MP Selwood. Coordinating Centres: (Oxford) AW (to 2005, trial coordinator), AC (trial manager), PY (trial statistician), and A Fuller (data manager); (Sheffield) Vivienne Walker (local trial administrator). Data monitoring committee: C Baigent (chair), J Levy, and K Wheatley. Research nurses (Oxford) MP Selwood, H Kirlow, M Chapman, and S Turner; (Sheffield) A Casbolt, K Dobson, A Willert, A Roberts, and H Wood. Central laboratory: K Islam.

Funding: The trial was funded by the NHS and the National Insitute for Health Research health technology assessment programme. The opinions expressed in this report are not necessarily those of the Department of Health. Abbott Diabetes Care provided blood glucose meters (Optium). AF was supported by an NHS research and development career development award from 2001-5. AW was supported by a Rhodes scholarship.

Competing interests: None declared.

Ethical approval: This study was approved by the Oxfordshire Research Ethics Committee B (O02.059).

1 Wild S, Roglic G, Green A, Sicree R, King H. Global prevalence of diabetes: estimates for the year 2000 and projections for 2030. *Diabetes Care* 2004;27:1047-53.

2 Coster S, Gulliford MC, Seed PT, Powrie JK, Swaminatham R. Self-monitoring in type 2 diabetes mellitus: a meta-analysis. *Diabet Med* 2000;17:755-61.

RESEARCH

WHAT IS ALREADY KNOWN ON THIS TOPIC

Self monitoring of glucose for non-insulin treated patients with diabetes is costly but may improve glycaemic control

Although some observational studies have suggested benefits, the results of randomised trials have been inconclusive

WHAT THIS STUDY ADDS

It is not necessary to routinely recommend self monitoring of blood glucose in reasonably well controlled patients with non-insulin treated type 2 diabetes

---

3   Welschen LMC, Bloemendal E, Nijpels G, Dekker JM, Heine RJ, Stalman WAB, et al. Self-monitoring of blood glucose in patients with type 2 diabetes who are not using insulin: a systematic review. *Diabetes Care* 2005;28:1510-7.

4   Sarol JN Jr, Nicodemus NA Jr, Tan KM, Grava MB. Self-monitoring of blood glucose as part of a multi-component therapy among non-insulin requiring type 2 diabetes patients: a meta-analysis (1966-2004). *Curr Med Res Opin* 2005;21:173-84.

5   Karter AJ, Parker MM, Moffet HH, Spence MM, Chan J, Ettner SL, et al. Longitudinal study of new and prevalent use of self-monitoring of blood glucose. *Diabetes Care* 2006;29:1757-63.

6   Martin S, Schneider B, Heinemann L, Lodwig V, Kurth J, Kolb H, et al. Self-monitoring of blood glucose in type 2 diabetes and long-term outcome: an epidemiological cohort study. *Diabetologia* 2006;49:271-8.

7   Farmer AJ, Neil A. Variations in glucose self-monitoring during oral hypoglycaemic therapy in primary care [letter]. *Diabet Med* 2004;22:511.

8   Davidson MB. Counterpoint: self-monitoring of blood glucose in type 2 diabetic patients not receiving insulin: a waste of money. *Diabetes Care* 2005;28:1531-3.

9   Farmer A, Wade A, French DP, Goyder E, Kinmonth AL, Neil A. The DiGEM trial protocol—a randomised controlled trial to determine the effect on glycaemic control of different strategies of blood glucose self-monitoring in people with type 2 diabetes [ISRCTN47464659]. *BMC Fam Pract* 2005;6:25.

10 EuroQol Group. EuroQol: a new facility for the measurement of health related quality of life. *Health Pol* 2001;16:199-208.

11 Leventhal H, Nerenz DR, Steele DJ. Illness representations and coping with health threats. In: Baum A, Taylor SE, Singer JE, eds. *Handbook of psychology and health*. Hillsdale, NJ: Erlbaum, 1984:219-52.

12 Hardeman W, Griffin S, Johnston M, Kinmonth AL, Wareham NJ. Interventions to prevent weight gain: a systematic review of psychological models and behaviour change methods. *Int J Obes Relat Metab Disord* 2000;24:131-43.

13 Strecher VJ, Seijts GH, Kok GJ, Latham GP, Glasgow R, DeVellis B, et al. Goal setting as a strategy for health behavior change. *Health Educ Q* 1995;22:190-200.

14 National Institute for Clinical Excellence. Management of type 2 diabetes: management of blood glucose. London: NICE, 2002.

15 Hardeman W, Sutton S, Griffin S, Johnston M, White AJ, Wareham NJ, et al. A causal modelling approach to the development of theory-based behaviour change programmes for trial evaluation. *Health Educ Res* 2005;20:676-87.

16 Turner RC, Cull CA, Frighi V, Holman RR. Glycemic control with diet, sulfonylurea, metformin, or insulin in patients with type 2 diabetes mellitus: progressive requirement for multiple therapies (UKPDS 49). UK Prospective Diabetes Study (UKPDS) Group. *JAMA* 1999;281:2005-12.

17 Bergenstal RM, Gavin III JR. The role of self-monitoring of blood glucose in the care of people with diabetes: report of a global consensus conference. *Am J Med* 2005;118(9, suppl 1):1-6.

18 Gerich JE. Clinicians can help their patients control postprandial hyperglycemia as a means of reducing cardiovascular risk. *Diabetes Educator* 2006;32:513-22.

19 Franciosi M, Pellegrini F, De Berardis G, Belfiglio M, Di Nardo B, Greenfield S, et al. Self-monitoring of blood glucose in non-insulin-treated diabetic patients: a longitudinal evaluation of its impact on metabolic control. *Diabet Med* 2005;22:900-6.

20 Owens DR, Barnett AH, Pickup J, Kerr D, Bushby P, Hicks D, et al. Blood glucose self-monitoring in type 1 and type 2 diabetes: reaching a multi-disciplinary consensus. *Diabetes Primary Care* 2004;6:398-402.

21 American Diabetes Association. Standards of medical care in diabetes-2006. *Diabetes Care* 2006;29(suppl 1):S4-42.

22 Bellg AJ, Borrelli B, Resnick B, Hecht J, Minicucci DS, Ory M, et al. Enhancing treatment fidelity in health behavior change studies: best practices and recommendations from the NIH Behavior Change Consortium. *Health Psychol* 2004;23:443-51.

23 Davidson MB, Castellanos M, Kain D, Duran P. The effect of self monitoring of blood glucose concentrations on glycated hemoglobin levels in diabetic patients not taking insulin: a blinded, randomized trial. *Am J Med* 2005;118:422-5.

24 Guerci B, Drouin P, Grange V, Bougneres P, Fontaine P, Kerlan V, et al. Self-monitoring of blood glucose significantly improves metabolic control in patients with type 2 diabetes mellitus: the auto-surveillance intervention active (ASIA) study. *Diabetes Metab* 2003;29:587-94.

25 Schwedes U, Siebolds M, Mertes G. Meal-related structured self-monitoring of blood glucose: effect on diabetes control in non-insulin-treated type 2 diabetic patients. *Diabetes Care* 2002;25:1928-32.

26 Norris SL, Lau J, Smith SJ, Schmid CH, Engelgau MM. Self-management education for adults with type 2 diabetes: a meta-analysis of the effect on glycemic control. *Diabetes Care* 2002;25:1159-71.

27 Peel E, Parry O, Douglas M, Lawton J. Blood glucose self-monitoring in non-insulin-treated type 2 diabetes: a qualitative study of patients' perspectives. *Br J Gen Pract* 2004;54:183-8.

28 Diabetes Control and Complications Trial/Epidemiology of Diabetes Interventions and Complications (DCCT/EDIC) Study Research Group. Intensive diabetes treatment and cardiovascular disease in patients with type 1 diabetes. *N Engl J Med* 2005;353:2643-53.

29 DAFNE Study Group. Training in flexible, intensive insulin management to enable dietary freedom in people with type 1 diabetes: dose adjustment for normal eating (DAFNE) randomised controlled trial. *BMJ* 2002;325:746.

Accepted: 13 June 2007

| 課題論文3 | Simon J, et al：BMJ, 2008 ［血糖自己測定費用効果分析］ |

インスリン非依存性2型糖尿病患者における血糖自己測定の費用対効果：DiGEM試験のデータを用いた経済評価

重要単語
（Abstract より）

❶	cost effectiveness	費用対効果
❷	utility	効用値
❸	quality of life	生活の質（QOL）
❹	EQ-5D	EQ-5D（QOL質問票の一種）
❺	main outcome measure	主要アウトカム
❻	quality adjusted life year	質調整生存年（QALY）
❼	healthcare cost	医療費
❽	95% confidence interval	95% 信頼区間
❾	trial registration	臨床試験登録

講義内容

確率分布

単変量分布
- 正規分布
- 二項分布
- Poisson 分布
- 指数分布

多変量分布（回帰）
- 線型モデル
- ロジスティック回帰
- Poisson 回帰
- Cox 回帰*

データの型に応じた指標
- 平均
- 平均の差，回帰係数
- 発生リスク，感度，特異度
- リスク比，オッズ比
- 発生率
- 発生率比
- 生存曲線，ハザード
- ハザード比

疫学
- コホート研究
- 横断研究
- 比，率，割合
- 交絡
- 診断精度，ROC 曲線

臨床試験
- 主要エンドポイント
- 代替エンドポイント
- **ランダム化**，最小化法
- ITT の原則
- プロトコール逸脱
- 他群比較
- 中間解析
- サブグループ解析
- GCP，倫理指針，臨床研究法
- データの品質管理・保証

回帰モデルの利用
- 予測式の構築
- リスクエンジン
- 交絡の調整
- 交互作用の検定

誤差の表示
- 標準偏差
- パーセンタイル
- 標準誤差
- 95% 信頼区間

仮説検定とp値
- 帰無仮説，対立仮説
- 片側検定，両側検定
- αエラー，βエラー，有意水準
- サンプルサイズ
- 検定の多重性

費用効果分析
- **QOL 質問票，効用値**
- **QALY，コスト，ICER**
- **臨床試験ベースの分析**
- モデル分析
- 感度分析

＊正確にはセミパラメトリックモデルで，確率分布ではない

RESEARCH

Cost effectiveness of self monitoring of blood glucose in patients with non-insulin treated type 2 diabetes: economic evaluation of data from the DiGEM trial

Judit Simon, senior researcher,[1] Alastair Gray, professor,[1] Philip Clarke, senior international research fellow,[2] Alisha Wade, resident,[3] Andrew Neil, professor,[4] Andrew Farmer, lecturer,[5] on behalf of the Diabetes Glycaemic Education and Monitoring Trial Group

[1]Health Economics Research Centre, Department of Public Health, University of Oxford, Oxford OX3 7LF

[2]School of Public Health, University of Sydney, Australia

[3]Johns Hopkins School of Medicine, Baltimore, MD, USA

[4]Division of Public Health and Primary Health Care, University of Oxford

[5]Department of Primary Health Care, University of Oxford

Correspondence to: J Simon judit.simon@dphpc.ox.ac.uk

doi:10.1136/bmj.39526.674873.BE

ABSTRACT

Objective To assess the cost effectiveness of self monitoring of blood glucose alone or with additional training in incorporating the results into self care, in addition to standardised usual care for patients with non-insulin treated type 2 diabetes.

Design Incremental cost utility analysis from a healthcare perspective. Data on resource use from the randomised controlled diabetes glycaemic education and monitoring (DiGEM) trial covered 12 months before baseline and 12 months of trial follow-up. Quality of life was measured at baseline and 12 months using the EuroQol EQ-5D questionnaire.

Setting Primary care in the United Kingdom.

Participants 453 patients with non-insulin treated type 2 diabetes.

Interventions Standardised usual care (control) compared with additional self monitoring of blood glucose alone (less intensive self monitoring) or with training in self interpretation of the results (more intensive self monitoring).

Main outcome measures Quality adjusted life years and healthcare costs (sterling in 2005-6 prices).

Results The average costs of intervention were £89 (€113; $179) for standardised usual care, £181 for less intensive self monitoring, and £173 for more intensive self monitoring, showing an additional cost per patient of £92 (95% confidence interval £80 to £103) in the less intensive group and £84 (£73 to £96) in the more intensive group. No other significant cost difference was detected between the groups. An initial negative impact of self monitoring on quality of life occurred, averaging −0.027 (95% confidence interval−0.069 to 0.015) for the less intensive self monitoring group and −0.075 (−0.119 to −0.031) for the more intensive group.

Conclusions Self monitoring of blood glucose with or without additional training in incorporating the results into self care was associated with higher costs and lower quality of life in patients with non-insulin treated type 2 diabetes. In light of this, and no clinically significant differences in other outcomes, self monitoring of blood glucose is unlikely to be cost effective in addition to standardised usual care.

Trial registration Current Controlled Trials ISRCTN47464659.

INTRODUCTION

In the United Kingdom, as elsewhere in the world, evidence shows an increased prevalence of type 2 diabetes. The global prevalence of diabetes has reached 5%, with type 2 diabetes contributing 85-95% of all cases.[1] A recent UK study on trends in numbers of diagnosed cases showed a more than 50% increase between 1991 and 2001.[2] In 2004, the number of people with diabetes in the UK was almost 1.8 million (>3% prevalence), of whom over 1.5 million had type 2 diabetes.[1] A further one million people may have undiagnosed type 2 diabetes.[1] With the increasing demand for better management of type 2 diabetes, attention has focused on the potential benefits of self monitoring of blood glucose. Despite inconclusive clinical evidence of its effect in non-insulin treated diabetes,[3 5] self monitoring has been widely promoted in clinical practice.[6 7]

Recently, self monitoring of blood glucose has been shown to be the largest single component of management costs associated with implementing more intensive blood glucose control in the UK,[8] with total costs of providing test strips increasing from £85m (€108m; $171m) to £118m between 2001 and 2003.[9] Self monitoring of blood glucose also represents a large component of management costs in other countries.[10]

Improvements in haemoglobin A_{1c} levels are associated with reduced rates of long term complications from diabetes. Although these improvements may lead to gains in quality adjusted life expectancy and generate savings within the healthcare system, self monitoring has opportunity costs, as the funds allocated could potentially be used to finance other aspects of the management of non-insulin treated type 2 diabetes. It is therefore important to establish whether self monitoring represents a cost effective use of resources. We carried out an economic evaluation of

RESEARCH

self monitoring of blood glucose using patient level data on outcome and resource use from the recent randomised controlled diabetes glycaemic education and monitoring (DiGEM) trial.[11]

METHODS

Our economic analysis on self monitoring of blood glucose in non-insulin treated type 2 diabetes used data from the diabetes glycaemic education and monitoring trial, which has been described in detail elsewhere.[11] The trial was an open, randomised, three arm, parallel group study of 453 patients with non-insulin treated type 2 diabetes recruited from 48 UK general practices. Briefly, consenting people with type 2 diabetes who had haemoglobin A_{1c} levels of 6.2% or more and who were not using self monitoring more than once a week were allocated to one of three groups: standardised usual care (control group, n=152), use of a blood glucose meter with advice for participants to contact their doctor for interpretation of results (less intensive self monitoring group, n=150), and use of a blood glucose meter with training in self interpretation and application of the results to diet, physical activity, and drug adherence (more intensive self monitoring group, n=151).

At 12 months the differences in haemoglobin A_{1c} levels between the three groups (adjusted for baseline level) were not significant (P=0.12). The difference in unadjusted mean change in haemoglobin A_{1c} level from baseline to 12 months between the control group and less intensive self monitoring group was −0.14% (95% confidence interval −0.35% to 0.07%) and between the control group and more intensive self monitoring group was −0.17% (−0.37% to 0.03%). Self monitoring had no significantly different impact on glycaemic control when comparing subgroups of people defined by duration of therapy, diabetes related complications, and health related quality of life using the EuroQoL EQ-5D score. Patients allocated to less intensive self monitoring were more likely to persist with using the meter than those allocated to more intensive self monitoring. Ninety nine (67%) of those receiving the less intensive intervention and 79 (52%) of those receiving the more intensive intervention continued to use the meter at least twice a week for the 12 months of the study.[11]

We carried out an incremental cost utility analysis for both self monitoring groups, with difference in costs and in effects calculated in relation to standardised usual care. The study perspective was that of the healthcare purchaser, hence we included only direct costs to the health service. To capture changes in life expectancy and quality of life in one measure we adopted the quality adjusted life year (QALY) as the effectiveness measure.[12]

Data collection

We collected data on use of healthcare resources for 12 months before study baseline at the recruitment visit and during the trial at follow-up times of three months, six months, nine months, and 12 months. Information was obtained on the frequency of self monitoring, number and average duration of visits to a nurse, daily doses of drugs taken regularly, and the variable of "other healthcare resource use," including primary care (general practitioner and nurse consultations), hospital care (visits to an accident and emergency department, outpatient care, day hospital care, and inpatient care), auxiliary health care (services of a podiatrist, optician, or dietitian), and private health care. These data were collected by means of patients' blood glucose monitoring diaries, notes compiled by nurses, and specific health service use questionnaires, supplemented when necessary by information from patients' medical records. We recorded the duration of consultations with a nurse and we adjusted the average duration in each group to exclude strictly trial related activities, such as trial administration and blood taking.

We included all 453 patients in the base case analysis. For missing information on self monitoring of blood glucose and drug use we carried forward the last known value. We calculated data missing for any reason other than loss to follow-up in the categories for other resource use in Stata 9 by imputation, which was conditional on randomisation group, age, sex, duration of diabetes, and comorbidity.[13] Our imputation of missing data on length of contacts with nurses was based on the adjusted values and was conditional on type of contact and randomisation group.

Costs

We calculated costs by multiplying the volume of resource use in each category by the associated UK national level unit cost in 2005-6 prices (table 1). Average costs were estimated in each arm of the study for the 12 months before baseline and the 12 months of follow-up in the trial. We then categorised each item for resource use as part of the cost of the intervention (including nurse intervention and self monitoring of blood glucose), the cost of drugs, or the cost of other healthcare resource use (including primary care, hospital care, and auxiliary health care; table 1). We calculated the mean costs of the intervention and drugs across all patients in each arm of the study. To account for patients lost to follow-up we adjusted the mean costs of other healthcare use for censoring.[22] Differences in costs between the groups during the 12 months of the trial were adjusted for variations in the costs that occurred during the 12 months before baseline.

Effects

We estimated the impact of the interventions on quality of life using the EuroQol EQ-5D at baseline and at 12 months.[23] The distribution of EQ-5D responses across the different levels of each dimension was calculated for complete cases, and we used a t test to compare changes in the distribution between baseline and 12 months between the groups. Mean utility values were derived from EQ-5D responses using the UK tariff.[23] In the base case analysis we replaced missing values by conditional multiple imputation in Stata 9.[13] We assumed changes in mean utility values between baseline and 12 month follow-up to be straight line transitions. To estimate QALYs gained during the study period we weighted survival times within the trial by the average change in quality of life between baseline and 12 months for each patient.[12]

Analysis

We undertook a within trial economic analysis, with total healthcare costs and QALYs gained per patient calculated for the 12 months of the trial period in each of the three groups. All analyses were carried out on an intention to treat basis using Excel (version 2003) and Stata 9. We report results as means with standard deviations or standard errors or as mean differences with 95% confidence intervals. We used sensitivity analyses to examine the effects of imputing missing data and of observed deaths on the main results. We have also included an analysis with an extrapolation of the results to long term outcomes in an appendix, available at www.herc.ox.ac.uk/downloads.

RESULTS

The main results are presented here. Additional information to the economic analysis can be found in supplementary tables A-C at www.herc.ox.ac.uk/downloads.

Costs

Tables 2 and 3 summarise the results of the cost analysis. The cost of monitoring in both self monitoring groups at 12 months was similar (£96 in less intensive group v £89 in more intensive group). Nurse time spent on standardised patient care was significantly greater in both self monitoring groups compared with the control group (see table A at www.herc.ox.ac.uk/downloads). The additional cost per patient over one year (including 10% opportunity cost for non-attended visits), however, was minor: £6 (95% confidence interval £1 to £11) in the less intensive self monitoring group and £5 (£0 to £10) in the more intensive self monitoring group. The differences in overall costs for intervention were statistically significant: £92 (£80 to £103) between the less intensive self monitoring group and control group and £84 (£73 to £96) between the more intensive self monitoring group and control group (table 2).

Compared with baseline a substantial increase in overall drug costs (£70 to £98) was evident in all three groups. Although there was some indication that more patients started using insulin in the more intensive self monitoring and less intensive self monitoring groups than in the control group (five, four, and one patients, respectively), no significant differences were found between the groups in the overall cost of diabetes drugs (table 2).

For the variable of other healthcare costs, nine patients (2%) had at least one item missing for the 12 months before baseline and 76 patients (17%) had incomplete data over the 12 months of follow-up (see table B at www.herc.ox.ac.uk/downloads). Table 3 presents the results of the base case analysis for the other healthcare costs. A non-significant increase occurred in the variable of other healthcare costs between the period before baseline and follow-up, averaging about £100-£150 per patient in each group, which was mainly attributable to additional admissions to hospital. During the 12 months before baseline the total mean healthcare costs per patient, including drugs, intervention costs, and other healthcare costs, averaged £1042 for standardised usual care, £1048 for less intensive self monitoring, and £1145 for more intensive self monitoring. The costs increased by about £300-£400 over the trial period to £1371, £1434, and £1482, respectively. No statistically significant differences were found between the groups.

In summary, only the costs of the intervention differed significantly between the control group and the two self monitoring groups. All other changes in costs between the groups during the 12 months of

Table 1 | Categories for resource use measured and their unit costs

Unit	Cost (£)*	Source
Intervention		
Nurse per hour of client contact	26	Curtis and Netten 2006[14]
Meter	17.5	BMA 2006[15]
Lancets (100)	3.4	BMA 2006[15]
Test strips (50)	17.5	BMA 2006[15]
Drugs		
Oral drugs per prescription	See source	Department of Health: prescription cost analysis 2005[16]
Insulin per unit	See source	BMA 2006[15]
Dispensing fee	1.54†	Department of Health 2007[17]
Other health care		
Primary care (per surgery visit):		
Doctor	21	Curtis and Netten 2006[14]
Nurse	8	Curtis and Netten 2006[14]
Primary care (per home visit):		
Doctor	60	Curtis and Netten 2006[14]
Nurse	11	Curtis and Netten 2006[14]
Hospital care (per episode):		
Emergency care	85†	NHS 2007[18]
Outpatient care	96†	Netten and Curtis 2002[19]
Day hospital care	100†	Netten and Curtis 2002[19]
Hospital care (per day):		
Inpatient: medical	269†	NHS 2007[18]
Inpatient: surgical	496†	NHS 2007[18]
Inpatient: other	288†	NHS 2007[18]
Auxiliary health care (per session):		
Dietitian	35	Department of Health: NHS reference costs 2005-6[20]
Optician	18.39	Department of Health: review body on doctors' and dentists' remuneration 2004[21]
NHS podiatrist	31	Department of Health: NHS reference costs 2005-6[20]
Private podiatrist	50	Department of Health: NHS reference costs 2005-6[20]
Private or allied healthcare professional	49‡	Relevant agencies

£1.00 (€1.28; $1.98).
*Costs in 2005-6.
†Inflated to 2005-6 prices from published cost using Department of Health's pay and price inflation indices.
‡Average of unit costs.

RESEARCH

Table 2 | Mean (standard deviation) costs† (£) of intervention and drugs and cost differences (95% confidence intervals) per patient with non-insulin treated type 2 diabetes receiving standardised usual care, less intensive self monitoring of blood glucose, or more intensive self monitoring of blood glucose

	Standardised usual care group (n=152)			Less intensive self monitoring group (n=150)			More intensive self monitoring group (n=151)			Difference	
	12 months before baseline	12 months trial follow-up	Change	12 months before baseline	12 months trial follow-up	Change	12 months before baseline	12 months trial follow-up	Change	Less intensive group v standardised usual care	More intensive group v standardised usual care
Intervention:	—	89 (27)	89 (85 to 93)	—	181 (49)	181 (173 to 189)	—	173 (68)	173 (162 to 184)	92* (80 to 103)	84* (73 to 96)
Self monitoring	—	10 (16)	10 (8 to 13)	—	96 (37)	96 (90 to 102)	—	89 (48)	89 (82 to 97)	86* (78 to 94)	79* (71 to 87)
Nurse visits	—	79 (21)	79 (75 to 82)	—	85 (20)	85 (81 to 88)	—	84 (26)	84 (80 to 88)	6* (1 to 11)	5* (0 to 10)
Drugs:	444 (278)	534 (309)	90* (66 to 114)	480 (311)	578 (342)	98* (73 to 123)	452 (302)	522 (317)	70* (47 to 93)	9.4 (−24 to 43)	−20 (−53 to 14)
Diabetes drugs	98 (151)	124 (163)	26* (12 to 39)	120 (178)	144 (191)	25* (10 to 39)	113 (173)	123 (170)	10 (−3 to 23)	1 (−18 to 20)	−14 (−33 to 5)
Insulin	0	0.3 (4.0)	0.3 (−0.3 to 1.0)	0	2.5 (20.7)	2.5 (−0.8 to 5.9)	0	4.8 (33.7)	4.8 (−0.6 to 10.2)	2.2 (−3.0 to 7.4)	4.5 (−0.7 to 9.7)
Other drugs	346 (222)	410 (240)	64* (46 to 83)	360 (241)	431 (279)	71* (49 to 93)	339 (253)	394 (264)	55* (35 to 75)	7 (−21 to 35)	−9 (−37 to 19)

£1.00 (€1.28; $1.98).
*P<0.05.
†Costs in 2005-6.

follow-up compared with the 12 months before baseline were similar.

Effects

The control group showed no significant change in mean utility per patient during the trial. By contrast, patients in both self monitoring groups showed reductions in quality of life, which reached statistical significance for the more intensive self monitoring group. The negative impact of self monitoring resulted in significantly lower quality of life in the more intensive self monitoring group than in the control group (difference −0.072, 95% confidence interval −0.127 to −0.017; table 4).

The EQ-5D questionnaire was fully completed by 313 patients (69%), both at baseline and at the 12 month follow-up. Analysis of the distribution of responses across the different levels of each dimension indicated that worsening of patients' quality of life in the self monitoring groups was likely owing to significant increases in the levels of anxiety and depression between baseline and the 12 month follow-up compared with standardised usual care (see table C at www. herc.ox.ac.uk/downloads).

Sensitivity analysis

Exploratory analyses for the within trial evaluation included assessing the effect of missing data imputation and the imbalance between the groups in the number of deaths. Changes in quality of life in the self monitoring groups on the basis of complete cases showed similar negative trends to the base case analysis: −0.037 (95% confidence interval −0.080 to 0.005) for the less intensive self monitoring group and −0.056 (−0.099 to −0.013) for the more intensive self monitoring group. The variable of other healthcare costs based on

available cases only also remained similar to those in the base case analysis (see table B at www.herc.ox.ac. uk/downloads). QALYs gained during the trial were not affected significantly in any group when people who died during the trial were excluded from the analysis (table 5).

DISCUSSION

In this economic evaluation, self monitoring of blood glucose was significantly more expensive than standardised usual care for non-insulin treated type 2 diabetes. Although the mean lengths of visits to a nurse were longer, the average intervention cost was lower in the more intensive self monitoring group than in the less intensive self monitoring group (£84 and £92, respectively) owing to the higher losses to follow-up in the more intensive self monitoring group. Furthermore, the analysis showed an initial negative impact of self monitoring on quality of life. As the calculation of a formal incremental cost effectiveness ratio is only meaningful when the intervention is more costly and more effective than the comparator, we do not report ratios. Overall, the analysis implies that neither type of self monitoring is likely to be cost effective if added to standardised usual care.

The intervention costs did not include the costs of initial nurse training as the average per patient cost of the non-trial related elements was minor and the training would be part of routine education. None of the other healthcare costs were significantly different between groups. The higher costs of visits to a primary care surgery for the more intensive self monitoring group than for standardised usual care may relate to the observed changes in health status between the groups, with a need to seek further support or advice, or may be a chance finding.

RESEARCH

Table 3 | Mean (standard error) other and total healthcare costs† (£) and cost differences (95% confidence intervals) per patient with non-insulin treated type 2 diabetes receiving standardised usual care, less intensive self monitoring of blood glucose, or more intensive self monitoring of blood glucose

	Standardised usual care group (n=152)			Less intensive self monitoring group (n=150)			More intensive self monitoring group (n=151)			Difference	
	12 months before baseline	12 months trial follow-up	Change	12 months before baseline	12 months trial follow-up	Change	12 months before baseline	12 months trial follow-up	Change	Less intensive group v standardised usual care	More intensive group v standardised usual care
Other health care	596 (66)	747 (130)	151 (−77 to 431)	567 (74)	676 (77)	109 (−93 to 297)	693 (120)	786 (145)	93 (−173 to 347)	−41 (−396 to 257)	−57 (−447 to 288)
Primary care:											
Doctor surgery visit	111 (7)	100 (7)	−11 (−25 to 3)	110 (7)	90 (6)	−20* (−36 to −5)	89 (5)	93 (6)	3 (−9 to 16)	−9 (−32 to 11)	14 (−5 to 34)
Doctor home visit	8 (3)	9 (3)	2 (−5 to 9)	8 (2)	8 (3)	0 (−5 to 6)	5 (2)	5 (2)	0 (−4 to 5)	−1 (−11 to 8)	−2 (−10 to 7)
Nurse surgery visit	33 (3)	35 (2)	1 (−5 to 6)	36 (3)	30 (2)	−6 (−15 to 0)	28 (2)	32 (3)	3 (−3 to 11)	−7 (−17 to 2)	2 (−6 to 12)
Nurse home visit	0.4 (0.3)	1.9 (1.2)	1.5 (−0.4 to 4.4)	0.8 (0.4)	0.5 (0.3)	−0.3 (−1.3 to 0.5)	3.2 (1.9)	1.1 (0.7)	−2.1 (−6 to 1)	−1.8 (−4.8 to 0.2)	−3.6 (−8.3 to 0.7)
Hospital care:											
Emergency department	10 (3)	12 (3)	2 (−5 to 9)	11 (2)	9 (2)	−3 (−9 to 4)	16 (3)	14 (3)	−3 (−11 to 6)	−5 (−14 to 4)	−5 (−17 to 7)
Outpatient	133 (19)	140 (18)	7 (−35 to 54)	125 (16)	163 (29)	37 (−12 to 102)	132 (18)	161 (25)	29 (−24 to 87)	30 (−35 to 102)	23 (−47 to 93)
Day hospital	9 (2)	9 (3)	−1 (−8 to 7)	11 (3)	13 (4)	3 (−6 to 12)	5 (2)	9 (3)	4 (−3 to 10)	4 (−9 to 16)	5 (−6 to 14)
Inpatient	172 (54)	327 (121)	155 (−55 to 410)	143 (66)	267 (67)	124 (−61 to 304)	309 (111)	383 (137)	74 (−172 to 314)	−30 (−385 to 245)	−81 (−449 to 237)
Auxiliary health care:											
Dietitian	5 (1)	4 (1)	−1 (−4 to 2)	5 (1)	3 (1)	−2 (−5 to 2)	9 (3)	4 (1)	−5* (−11 to −0)	−1 (−6 to 3)	−4 (−11 to 2)
Optician	17 (1)	19 (1)	2 (−1 to 4)	18 (1)	18 (1)	0 (−2 to 2)	17 (1)	18 (1)	1 (−1 to 4)	−2 (−5 to 2)	−1 (−4 to 3)
NHS podiatrist	34 (4)	36 (5)	2 (−8 to 13)	44 (5)	42 (4)	−2 (−12 to 6)	44 (7)	36 (5)	−8 (−18 to 0)	−5 (−19 to 8)	−10 (−25 to 4)
Private podiatrist	43 (11)	28 (7)	−16* (−34 to −1)	29 (8)	21 (6)	−8 (−22 to 5)	26 (8)	16 (5)	−10* (−20 to −2)	7 (−14 to 30)	6 (−12 to 25)
Private health care	19 (6)	25 (10)	7 (−8 to 22)	27 (7)	14 (5)	−13 (−27 to 1)	10 (3)	15 (6)	5 (−3 to 16)	−20 (−40 to 1)	−1 (−19 to 16)
Total health care‡	1042 (70)	1371 (136)	329* (103 to 625)	1048 (82)	1434 (84)	387* (188 to 573)	1145 (127)	1482 (150)	337* (77 to 588)	58 (−305 to 349)	8 (−381 to 354)

£1.00 (€1.28; $1.98).
*P<0.05.
†Costs in 2005-6.
‡Includes intervention and drug costs.

Strengths and limitations of the study

This study is a prospectively designed economic evaluation of information collected on all relevant items of healthcare resource use and quality of life in a randomised controlled trial. The base case analysis used the full imputed dataset but we also did available and complete case analyses on costs and effects, respectively. We adjusted the incremental costs and outcomes for baseline variations between the groups and we used sensitivity analysis to assess the effect of uncertainty surrounding some aspects of the costs and effects.

The estimates of costs and effects reported here are averages for the routine recommendation to use self monitoring across reasonably well controlled patients with non-insulin treated type 2 diabetes. These results may not reflect the costs and benefits in other specific groups, or where usual care has not been standardised to current recommended levels. A further potential limitation of the results is that although the EuroQol EQ-5D is a widely applied generic instrument for measuring quality of life, it may not capture all aspects of quality of life changes for people with type 2 diabetes.[24]

Strengths and limitations in relation to other studies

One previous modelling study using aggregated data from a meta-analysis of randomised trials estimated the cost effectiveness of self monitoring to be between £4500 and £15 515 per QALY gained.[25] The meta-analysis concluded that the level of clinical evidence available to date showing that self monitoring could

RESEARCH

Table 4 | Mean (standard error) utility values and utility differences (95% confidence intervals) per patient with non-insulin treated type 2 diabetes receiving standardised usual care, less intensive self monitoring of blood glucose, or more intensive self monitoring of blood glucose

| | | Utility | | | Difference | |
| | | | | | Less intensive group v standardised usual care | More intensive group v standardised usual care |
Intervention	No	Baseline	12 month follow-up	Change		
Standardised usual care group	152	0.799 (0.023)	0.798 (0.034)	−0.001 (−0.060 to 0.059)	—	—
Less intensive self monitoring group	150	0.781 (0.022)	0.755 (0.024)	−0.027 (−0.069 to 0.015)	−0.029 (−0.084 to 0.025)	−0.072 (−0.127 to −0.017)*
More intensive self monitoring group	151	0.807 (0.024)	0.733 (0.024)	−0.075 (−0.119 to −0.031)*	—	—

*P<0.05.

improve haemoglobin A_{1c} levels was only moderate. Problems identified with trials in that analysis included low rates of follow-up, use of per protocol rather than intention to treat analyses, and cointervention with both education and self monitoring compared with usual care.[5]

Implications for clinicians and policymakers

The results of this analysis, and the previously reported lack of convincing evidence for an impact on haemoglobin A_{1c} levels,[11] indicate that less intensive self monitoring or more intensive self monitoring of blood glucose are unlikely to have significant lifetime health benefits or to be cost effective in addition to standardised usual care. This study therefore provides no convincing evidence for routinely recommending self monitoring to patients with non-insulin treated type 2 diabetes.

It is possible that subgroups of patients exist for whom self monitoring may be cost effective. These may include, for example, patients who adhere closely to treatment recommendations and who may have been excluded from the trial. Further research may help to characterise such groups.

We compared self monitoring of blood glucose with standardised usual care not usual care on the basis of current practice guidelines for people with type 2

diabetes. The rationale for this comparator has been set out elsewhere.[26] It is possible, however, that in some settings patients are not receiving care to the standards of current practice guidelines. Provision of care in accordance with current recommendations should be a priority.

These results are based on a prospective trial over 12 months. Given this time horizon we may not have captured all relevant costs and effects in the analysis. Therefore we also did a secondary analysis predicting the lifetime quality adjusted life expectancy and costs of complications from diabetes by extrapolating main risk factors beyond the trial period using modelling techniques. Details of this secondary analysis can be found in the appendix available at www.herc.ox.ac.uk/downloads.

Unanswered questions and future research

This health economic analysis of self monitoring of blood glucose in people with non-insulin treated type 2 diabetes was carried out prospectively alongside a clinical trial. The data on resource use we collected will be of use when modelling estimates of effects of self monitoring from future studies. Questions about the optimum use and frequency of use of self monitoring for people with insulin treated type 1 and type 2 diabetes remain unanswered however. Further studies

Table 5 | Mean quality adjusted life years (QALYs) gained and costs (£)† over 12 months (95% confidence intervals) per patient with non-insulin treated type 2 diabetes receiving standard usual care, less intensive self monitoring of blood glucose, or more intensive self monitoring of blood glucose

| | | | | Difference | |
| | | | | Less intensive group v standardised usual care | More intensive group v standardised usual care |
Variables	Standardised usual care	Less intensive self monitoring group	More intensive self monitoring group		
Main results:					
QALYs gained	0.000 (−0.013 to 0.014)	−0.008 (−0.023 to 0.007)	−0.035 (−0.050 to −0.020)*	−0.008 (−0.029 to 0.012)	−0.036 (−0.056 to −0.015)*
Costs	89 (85 to 93)	181 (173 to 189)	173 (162 to 184)	92 (80 to 103)*	84 (73 to 96)*
Deaths excluded:					
QALYs gained	0.002 (−0.010 to 0.015)	−0.006 (−0.021 to 0.009)	−0.030 (−0.044 to −0.016)*	−0.008 (−0.028 to 0.011)	−0.032 (−0.052 to −0.013)*
Costs	89 (85 to 93)	183 (175 to 190)	174 (163 to 185)	94 (85 to 102)*	85 (73 to 97)*

£1.00 (€1.28; $1.98).
*P<0.05.
†Costs in 2005-6.

WHAT IS ALREADY KNOWN ON THIS TOPIC

The clinical effects of blood glucose testing in non-insulin treated type 2 diabetes are unclear

Self monitoring of blood glucose is costly

A previous study suggesting that routine self monitoring could be cost effective for non-insulin treated diabetes was potentially confounded by heterogeneity

WHAT THIS STUDY ADDS

Self monitoring in non-insulin treated type 2 diabetes is unlikely to be cost effective and should not be recommended for routine use

The additional intervention costs of self monitoring of blood glucose are between £84 and £92 per patient over 12 months

Self monitoring has an initial negative impact on quality of life, in part associated with increased reported anxiety

may be needed to determine the cost effectiveness of self monitoring if evidence of effectiveness is found for people with non-insulin treated type 2 diabetes at specific stages of their disease trajectory or with particular characteristics.

We thank the participants in the diabetes glycaemic education and monitoring trial and their general practitioners for support and help.

Contributors: AG, AN, and AF had the original idea for the economic evaluation. AF and AW managed the trial. JS and AG developed the economic analysis plan and carried out the evaluation. PC contributed to the extrapolation beyond the trial. JS wrote the first draft of the manuscript with AG and AF. All coauthors reviewed and commented on the final manuscript. JS is the guarantor of this paper. Members of the DiGEM Trial Group are as follows—writing committee: JS, AG, PC, AW, AN, and AF; investigators: AF, AG, AN, D French, R Holman, A-L Kinmonth, D Mant, S Ziebland, and P Yudkin; steering committee: N Stott (chair), AF, AN (to 2005), S Sutton, H Tewson, D Chapman, H Hearnshaw, E Goyder (from 2005), P Glasziou (from 2005), M Jiwa (2004 to 2005), and M Gordon (from 2005); intervention development: AW, AF, D French, A L Kinmonth, and MP Selwood; coordinating centres: (Oxford) AW (to 2005, trial coordinator), JS (health economist), A Craven (trial manager), P Yudkin (trial statistician), and A Fuller (data manager); and (Sheffield) V Walker (local trial administrator); data monitoring committee: C Baigent (chair), J Levy, and K Wheatley; research nurses (Oxford) MP Selwood, H Kirlow, M Chapman, and S Turner, (Sheffield) A Casbolt, K Dobson, A Willert, A Roberts, and H Wood; and central laboratory: K Islam.

Funding: The diabetes glycaemic education and monitoring trial was funded by the UK NHS and the NHS health technology assessment programme. The opinions expressed in this report are not necessarily those of the Department of Health. JS was supported by an NHS research and development research scientist award. AF was supported by an NHS research and development career development award from 2001-5. The Department of Primary Health Care, University of Oxford is a partner in the National Institute for Health Research School of Primary Care Research.

Competing interests: AG has been reimbursed by Eli Lily for attending several advisory meetings.

Ethical approval: The diabetes glycaemic education and monitoring study was approved by the Oxfordshire Research Ethics Committee B (002.059).

1 Diabetes UK. *Diabetes in the UK 2004*. London: Diabetes UK, 2004.
2 Fleming DM, Cross KW, Barley MA. Recent changes in the prevalence of diseases presenting for health care. *Br J Gen Prac* 2005;55:589-95.
3 Coster S, Gulliford MC, Seed PT, Powrie JK, Swaminatham R. Self-monitoring in type 2 diabetes mellitus: a meta-analysis. *Diabet Med* 2000;17:755-61.
4 Sarol JN Jr, Nicodemus NA Jr, Tan KM, Grava MB. Self-monitoring of blood glucose as part of a multi-component therapy among non-insulin requiring type 2 diabetes patients: a meta-analysis (1966-2004). *Curr Med Res Opin* 2005;21:173-84.
5 Welschen LMC, Bloemendal E, Nijpels G, Dekker JM, Heine RJ, Stalman WAB, et al. Self-monitoring of blood glucose in patients with type 2 diabetes who are not using insulin: a systematic review. *Diabetes Care* 2005;28:1510-7.
6 Gerich JE. Clinicians can help their patients control postprandial hyperglycemia as a means of reducing cardiovascular risk. *Diabetes Educ* 2006;32:513-22.
7 Owens DR, Barnett AH, Pickup J, Kerr D, Bushby P, Hicks D, et al. Blood glucose self-monitoring in type 1 and type 2 diabetes: reaching a multi-disciplinary consensus. *Diabetes Primary Care* 2004;6:398-402.
8 Gray A, Clarke P, Farmer A, Holman R, on behalf of the United Kingdom Prospective Diabetes Study (UKPDS) Group. Implementing intensive control of blood glucose concentration and blood pressure in type 2 diabetes in England: cost analysis (UKPDS 63). *BMJ* 2002;325:860-5.
9 Farmer AJ, Neil A. Variations in glucose self-monitoring during oral hypoglycaemic therapy in primary care [letter]. *Diabet Med* 2005;22:511-2.
10 Davidson MB. Counterpoint: self-monitoring of blood glucose in type 2 diabetic patients not receiving insulin: a waste of money. *Diabetes Care* 2005;28:1531-3.
11 Farmer A, Wade A, Goyder E, Yudkin P, French D, Craven A, et al. Impact of self-monitoring of blood glucose in the management of patients with non-insulin treated diabetes: open parallel group randomised trial. *BMJ* 2007;335:132-9.
12 Drummond MF, O'Brien B, Stoddart GL, Torrance GW. *Methods for the economic evaluation of health care programmes*. Oxford: Oxford University Press, 1997.
13 Royston P. Multiple imputation of missing values: update of ice. *Stata J* 2005;5:527-36.
14 Curtis L, Netten A. *Costs of health and social care 2006*. Kent: Personal Social Services Research Unit, 2006.
15 British Medical Association and Royal Pharmaceutical Society of Great Britain. *British National Formulary (BNF) 52*. London: BMA, RPSGB, 2006.
16 Prescription cost analysis 2005 [computer program]. www.ic.nhs.uk/pubs/prescostanalysis2005 (accessed 3 Apr 2007).
17 Department of Health. *Departmental report: the government's expenditure plans 2006-07 to 2008-09*. London: TSO, 2007.
18 National Health Service. *Annual financial returns of NHS trusts 2003-2004*. Leeds: NHS, 2007.
19 Netten A, Curtis L. *Unit costs of health and social care 2002*. Kent: Personal Social Services Research Unit, 2002.
20 Department of Health. *NHS reference costs 2005/06*. London: DoH, 2007.
21 Department of Health. *Review body of doctors' and dentists' renumeration: review for 2004*. London: DoH, 2004.
22 Bang J, Tsiatis AA. Estimating medical costs with censored data. *Biometrika* 2000;87:329-43.
23 Dolan P, Gudex C, Kind P, Williams A. *A social tariff for EuroQol: results from a UK population survey*. York: Centre for Health Economics, University of York, 1995.
24 Rabin R, de Charro F. EQ-5D: a measure of health status from the EuroQol Group. *Ann Med* 2001;33:337-43.
25 Palmer AJ, Dinneen S, Gavin JR, Gary A, Herman WH, Karter AJ. Cost-utility analysis in a UK setting of self-monitoring of blood glucose in patients with type 2 diabetes. *Curr Med Res Opin* 2006;22:861-72.
26 Farmer A, Wade A, French DP, Goyder E, Kinmonth AL, Neil A. The DiGEM trial protocol—a randomised controlled trial to determine the effect on glycaemic control of different strategies of blood glucose self-monitoring in people with type 2 diabetes [ISRCTN47464659]. *BMC Fam Pract* 2005;6:25.

Accepted: 14 March 2008

課題論文4 Ross EL, et al：JAMA Ophthalmology, 2016［抗VEGF薬費用効果分析］

糖尿病黄斑浮腫治療におけるアフリベルセプト，ベバシズマブ，ラニビズマブの費用対効果：Diabetic Retinopathy Clinical Research Network Comparative Effectiveness試験の解析

重要単語
（Summaryより）

❶	incremental cost–effectiveness ratio	増分費用効果比（ICER）
❷	main outcome and measure	主要アウトカム
❸	cost–effectiveness	費用対効果
❹	mathematical modeling	数学モデル分析
❺	mean	平均
❻	SD (standard deviation)	標準偏差
❼	quality–adjusted life–year	質調整生存年（QALY）
❽	cost–effectiveness threshold	費用対効果閾値
❾	10–year horizon	10年の時間地平線

講義内容

確率分布

単変量分布	多変量分布（回帰）	データの型に応じた指標	疫学
・正規分布	・線型モデル	・平均 ・平均の差，回帰係数	・コホート研究 ・横断研究 ・比，率，割合 ・交絡 ・診断精度，ROC曲線
・二項分布	・ロジスティック回帰	・発生リスク，感度，特異度 ・リスク比，オッズ比	
・Poisson分布	・Poisson回帰	・発生率 ・発生率比	臨床試験
・指数分布	・Cox回帰*	・生存曲線，ハザード ・ハザード比	・主要エンドポイント ・代替エンドポイント ・ランダム化，最小化法 ・ITTの原則 ・プロトコール逸脱

回帰モデルの利用
・予測式の構築
・リスクエンジン
・交絡の調整
・交互作用の検定

誤差の表示
・標準偏差
・パーセンタイル
・標準誤差
・95%信頼区間

・他群比較
・中間解析
・サブグループ解析
・GCP，倫理指針，臨床研究法
・データの品質管理・保証

仮説検定とp値
・帰無仮説，対立仮説
・片側検定，両側検定
・αエラー，βエラー，有意水準
・サンプルサイズ
・検定の多重性

費用効果分析
・QOL質問票，効用値
・QALY，コスト，ICER
・臨床試験ベースの分析
・モデル分析
・感度分析

＊正確にはセミパラメトリックモデルで，確率分布ではない

Research

JAMA Ophthalmology | Original Investigation

Cost-effectiveness of Aflibercept, Bevacizumab, and Ranibizumab for Diabetic Macular Edema Treatment
Analysis From the Diabetic Retinopathy Clinical Research Network Comparative Effectiveness Trial

Eric L. Ross, BA; David W. Hutton, PhD; Joshua D. Stein, MD, MS; Neil M. Bressler, MD; Lee M. Jampol, MD; Adam R. Glassman, MS; for the Diabetic Retinopathy Clinical Research Network

IMPORTANCE Anti–vascular endothelial growth factor (VEGF) medicines have revolutionized diabetic macular edema (DME) treatment. A recent randomized clinical trial comparing anti-VEGF agents for patients with decreased vision from DME found that at 1 year aflibercept (2.0 mg) achieved better visual outcomes than repackaged (compounded) bevacizumab (1.25 mg) or ranibizumab (0.3 mg); the worse the starting vision, the greater the treatment benefit with aflibercept. However, aflibercept and ranibizumab, respectively, are approximately 31 and 20 times more expensive than bevacizumab.

OBJECTIVE To examine the incremental cost-effectiveness ratios (ICERs) of aflibercept, bevacizumab, and ranibizumab for the treatment of DME.

DESIGN, SETTING, AND PARTICIPANTS Post hoc analysis of efficacy, safety, and resource utilization data at 1-year follow-up from the Diabetic Retinopathy Clinical Research Network Comparative Effectiveness Trial. Patients were enrolled from August 22, 2012, through August 28, 2013, and analysis was performed from August 21, 2014, through November 7, 2015.

MAIN OUTCOMES AND MEASURES The ICERs for all trial participants and subgroups with baseline vision of approximate Snellen equivalent 20/32 to 20/40 (better vision) and baseline vision of approximate Snellen equivalent 20/50 or worse (worse vision). One-year trial data were used to calculate cost-effectiveness for 1 year for the 3 anti-VEGF agents; mathematical modeling was then used to project 10-year cost-effectiveness results.

RESULTS The study included 624 participants (mean [SD] age, 60.6 [10.5] years; 45.7% female; 65.5% white), 209 in the aflibercept group, 207 in the bevacizumab group, and 208 in the ranibizumab group. For all participants, during 1 year, the ICERs of aflibercept and ranibizumab compared with bevacizumab were $1 110 000 per quality-adjusted life-year (QALY) and $1 730 000 per QALY, respectively. During 10 years, they were $349 000 per QALY and $603 000 per QALY, respectively. Compared with ranibizumab, aflibercept's ICER was $648 000 per QALY at 1 year and $203 000 per QALY at 10 years. For the subgroup with worse baseline vision, the 10-year ICERs of aflibercept and ranibizumab compared with bevacizumab were $287 000 per QALY and $817 000 per QALY, respectively. In eyes with decreased vision from DME, treatment costs of aflibercept and ranibizumab would need to decrease by 69% and 80%, respectively, to reach a cost-effectiveness threshold of $100 000 per QALY compared with bevacizumab during a 10-year horizon; for the subgroup with worse baseline vision, the costs would need to decrease by 62% and 84%, respectively.

CONCLUSIONS AND RELEVANCE Aflibercept (2.0 mg) and ranibizumab (0.3 mg) are not cost-effective relative to bevacizumab for treatment of DME unless their prices decrease substantially. These results highlight the challenges that physicians, patients, and policymakers face when safety and efficacy results are at odds with cost-effectiveness results.

JAMA Ophthalmol. 2016;134(8):888-896. doi:10.1001/jamaophthalmol.2016.1669
Published online June 9, 2016.

➕ Supplemental content at jamaophthalmology.com

➕ CME Quiz at jamanetworkcme.com

Author Affiliations: Author affiliations are listed at the end of this article.

Group Information: The members of the Diabetic Retinopathy Clinical Research Network are listed at the end of the article.

Corresponding Author: Adam R. Glassman, MS, Jaeb Center for Health Research, 15310 Amberly Dr, Ste 350, Tampa, FL 33647 (drcrstat2@jaeb.org).

Copyright 2016 American Medical Association. All rights reserved.

Aflibercept, Bevacizumab, and Ranibizumab for Diabetic Macular Edema

Original Investigation **Research**

A recent Diabetic Retinopathy Clinical Research Network (DRCR.net) comparative effectiveness trial found that for patients with diabetic macular edema (DME) and approximate Snellen equivalent baseline visual acuity (VA) of 20/50 or worse aflibercept produced greater mean VA gains at 1 year than bevacizumab or ranibizumab. In contrast, no difference in mean VA improvement was identified for patients with baseline VAs of 20/32 to 20/40.[1]

These agents also vary substantially in cost. On the basis of 2015 wholesale acquisition costs, aflibercept (2.0 mg) costs $1850,[2] ranibizumab (0.3 mg) costs $1170,[2] and bevacizumab repackaged at compounding pharmacies into syringes for ophthalmologic use containing 1.25 mg of bevacizumab costs approximately $60 per dose.[3] Considering that these medicines may be given 9 to 11 times in the first year of treatment[1] and, on average, 17 times during 5 years,[4] total costs can be substantial. In 2010, when these intravitreous agents were being used predominantly for age-related macular degeneration, ophthalmologic use of anti-vascular endothelial growth factor (VEGF) therapy cost approximately $2 billion or one-sixth of the entire Medicare Part B drug budget.[3] In 2013, Medicare Part B expenditures for aflibercept and ranibizumab alone totaled $2.5 billion.[5] Given these costs, the DRCR.net investigators believed it was important to analyze the relative cost-effectiveness of treating DME using each agent.

Methods

Overview

In a post hoc analysis, data from a randomized clinical trial were used to calculate clinical benefit, costs, and cost-effectiveness of aflibercept, bevacizumab, and ranibizumab for DME.[1] With the use of published cost and quality-of-life data, resource utilization and VA results from the trial were converted into estimates of overall medical costs and quality-adjusted life-years (QALYs) accrued during the first year of the trial.[6] A mathematical model projected longer-term costs and health outcomes with each therapy (eMaterial in Supplement). Each therapy's incremental cost-effectiveness ratio (ICER) was calculated, defined as the ratio of its incremental cost (in 2015 US $) to its incremental benefit (in QALYs) compared with the next-best therapy. Future outcomes were discounted at an annual rate of 3% to reflect their present value.

Because treatment efficacy in the DRCR.net trial differed significantly by baseline VA, the cost-effectiveness of these therapies also was assessed for better (approximate Snellen equivalent of 20/32-20/40 [Early Treatment Diabetic Retinopathy Study letter score of 78-69]) and worse (approximately 20/50 or worse [letter score <69]) VA subgroups.

Participants

The DRCR.net Protocol T trial included 660 patients randomized to aflibercept, bevacizumab, or ranibizumab for treatment of DME. Patients were enrolled from August 22, 2012, through August 28, 2013; this analysis was performed from August 21, 2014, through November 7, 2015. The study adhered to the Declaration of Helsinki and was approved by local and centralized institutional review boards. Detailed procedures, protocol, and sta-

Key Points

Question What is the incremental cost-effectiveness of different anti-vascular endothelial growth factor therapies over bevacizumab for the treatment of diabetic macular edema?

Findings Visual acuity benefits of aflibercept and ranibizumab translate into modest quality-of-life improvements but at a high cost relative to bevacizumab, with incremental cost-effectiveness ratios substantially higher than frequently cited thresholds (eg, $100 000 per quality-adjusted life-year).

Meaning Physicians and policymakers should keep in mind these results when considering the incremental cost-effectiveness of these agents compared with bevacizumab.

tistical methods have been reported previously.[1] All study participants provide written informed consent.

Participants were 18 years or older and had 1 study eye with VA (Snellen equivalent) of 20/32 to 20/320 attributable to DME. Among the 660 participants, 329 eyes (49.8%) were in the worse VA subgroup, and 331 (50.1%) in the better VA subgroup. Patients were followed up every 4 weeks (termed *monthly* hereafter) for 1 year, with anti-VEGF injections provided on a monthly basis for the first 6 months in most cases. Thereafter, treatment was deferred if the eye was stable; laser treatment was added, if indicated, based on study-defined criteria. After deferring injections, if VA or macular thickness worsened because of DME, injections resumed until stability again occurred. If a participant's nonstudy eye also required anti-VEGF treatment during the trial, it was given the same agent as the study eye. Participants were excluded for unavailable for follow-up (not including deaths) before the 1-year visit (n = 29) or receiving an anti-VEGF agent other than randomized to receive (n = 7), leaving a total of 624 participants.

Quality of Life

Participant VA levels at each visit were converted to QALYs using data from Brown et al,[6] who linked VA in a patient's better-seeing eye with health-related quality of life. The VAs were obtained from the trial, converted to Snellen acuities, and assigned a utility based on conversion tables. Quality-of-life levels at monthly visits during the first year were summed, providing an aggregate QALY value for the entire year for each participant.

Calculated quality of life was reduced for participants experiencing adverse events possibly caused by the study agent, including myocardial infarction, cerebrovascular accident, endophthalmitis, retinal detachment, and vitreous hemorrhage. Both myocardial infarction and cerebrovascular accident were assumed to reduce quality of life for the remainder of one's life; other adverse events resulted in one-time quality-of-life decrements (eTable 1 in the Supplement). During the 1-year trial horizon, adverse events were identified and incorporated into the analysis based on patient-level trial data, differing nominally among the treatment arms. Because a difference in adverse event rates and mortality among the treatment arms was not identified at 1 year in the trial or previous meta-analyses,[1,7] the same pooled rates were used for all anti-VEGF agents in modeling projections beyond 1 year.

jamaophthalmology.com

JAMA Ophthalmology August 2016 Volume 134, Number 8 **889**

Copyright 2016 American Medical Association. All rights reserved.

Research Original Investigation

Aflibercept, Bevacizumab, and Ranibizumab for Diabetic Macular Edema

To assess cost-effectiveness beyond 1 year, a mathematical model based on prior cost-effectiveness analyses for DME was developed (eFigure 1 in the Supplement).[8,9] A prior trial using ranibizumab for DME found relatively stable mean VAs 1 to 5 years after treatment initiation[4]; accordingly, the model assumes a patient's VA at 1 year remains constant throughout the remainder of the patient's life, with ongoing monitoring and anti-VEGF therapy as needed. This assumption was varied widely in sensitivity analyses.

Costs

Overall costs were calculated by applying standardized unit costs to treatment and adverse event data from the trial, specifically including adverse events and treatments with the potential to vary among the treatment arms (eTable 2 and eTable 3 in the Supplement). Injection costs were based on the average wholesale prices of each anti-VEGF agent and Medicare physician fees for administration in an office-based setting. Because trial protocol dictated that participants requiring treatment in the nonstudy eye receive the same agent as the study eye, which could potentially affect quality-of-life outcomes, we included costs for both study eye and nonstudy eye treatments. Adverse event costs were based on studies[10,11] of long-term costs of myocardial infarction, cerebrovascular accident, and legal blindness. Costs not expected to vary among the treatment arms were not captured, including office visit costs, unrelated medical costs, and indirect costs, such as caregiver burden. Thus, this analysis provides an accurate estimate of incremental costs among the treatment arms but not of overall medical costs associated with DME. Five-year data from a prior trial[4] using ranibizumab were used to estimate the decreasing rates of injection and laser treatment during the longer term (eTable 1 in the Supplement).

Statistical Analysis

Unpaired, 2-tailed *t* tests assessed the significance of cost and quality-of-life differences in 1-year data from the trial. Calculated *P* values reflect subject-level variance from trial data but do not account for uncertainty in unit cost or quality-of-life data from outside sources.

Sensitivity Analyses

To assess robustness of these results and explore how different assumptions might affect cost-effectiveness of the therapies, several sensitivity analyses were performed. In univariate and bivariate sensitivity analyses, effects of varying 1 or 2 key parameters at a time were assessed. In the base case analysis, quality of life was mapped to visual acuity in the patient's better-seeing eye; a sensitivity analysis used data from the UK-based Randomized Evaluation of Sedation Titration for Respiratory Failure (RESTORE) trial of anti-VEGF therapy for DME to map quality of life to VA in the patient's treated eye (whether it was the better- or worse-seeing eye).[12] The effects of varying the time horizon of the modeling projections (1-30 years), changes in VA achieved from using the 3 agents for 10 years (±20 letters), adverse event rates (0%-100% of base case), and others were explored. Costs of aflibercept and ranibizumab were varied to determine at what prices they would have an ICER below $100 000 per QALY, a threshold commonly con-

sidered meaningful for determining cost-effectiveness in the United States.[13-17]

To assess uncertainty in model inputs, a probabilistic sensitivity analysis was performed. Synthetic trial treatment groups were created by randomly drawing 200 participants from each trial arm, with replacement; values for model parameters, including costs, quality of life, and adverse event rates, then were drawn at random from distributions, reflecting their uncertainty. This process was repeated 10 000 times with cost-effectiveness results calculated for each iteration to obtain a distribution of probabilities for each treatment strategy to be cost-effective at different societal willingness-to-pay values per QALY.

Results

Quality of Life

The study included 624 participants (mean [SD] age, 60.6 [10.5] years; 45.7% female; 65.5% white), 209 in the aflibercept group, 207 in the bevacizumab group, and 208 in the ranibizumab group. For the aflibercept, bevacizumab, and ranibizumab arms, respectively, the mean QALYs (Table 1) were 0.869 (95% CI, 0.857-0.880), 0.849 (95% CI, 0.835-0.862), and 0.857 (95% CI, 0.843-0.872) during the first year of the trial; 0.835 (95% CI, 0.817-0.854), 0.823 (95% CI, 0.807-0.840), and 0.829 (95% CI, 0.813-0.846) for participants with worse baseline vision; and 0.901 (95% CI, 0.891-0.911), 0.875 (95% CI, 0.855-0.895), and 0.884 (95% CI, 0.861-0.907) for those with better baseline vision (Table 1). Differences in mean QALYs among the treatment arms were largest for aflibercept vs bevacizumab among all participants (*P* = .03) (eTable 4 in the Supplement) and aflibercept vs bevacizumab among those with better baseline vision (*P* = .02) (eTable 4 in the Supplement). All other comparisons had *P* > .15 (eTable 4 in the Supplement).

Of note, these outcomes may appear at odds with original trial results indicating the greatest VA benefit of aflibercept vs bevacizumab among the worse baseline vision group. This difference reflects the nonlinear association between VA and quality of life, as well as the fact that QALYs were summed for each month in this analysis, whereas VA was compared only at 1 year in the original trial (eMaterial in the Supplement).

Resources and Costs

Total mean costs per participant during 1 year (including study eye and nonstudy eye anti-VEGF injections, laser photocoagulation, and adverse events) in the aflibercept, bevacizumab, and ranibizumab groups, respectively, were $26 100 (95% CI, $24 400-27 700), $4100 (95% CI, $3000-5200), and $18 600 (95% CI, $17 100-20 200) (all differences *P* < .001) (Figure 1). Anti-VEGF injections include the agent costs and a $102.97 fee per injection. Overall mean costs were higher for those with worse baseline vision ($28 100, $5000, and $20 400, respectively) and lower for those with better baseline vision ($24 100, $3200, and $16 900, respectively).

The largest component of total cost was study eye anti-VEGF injections, comprising 68%, 37%, and 63% of total cost in the aflibercept, bevacizumab, and ranibizumab groups, respectively (Figure 1). Regardless of baseline vision, study eye

Table 1. Cost-effectiveness Outcomes

	1-Year Horizon				10-Year Horizon (Projections)			
	Cost, 2015 US$	Utility, QALYs	ICER vs Bevacizumab, US$ per QALY[a]	ICER vs Ranibizumab, US$ per QALY	Cost, 2015 US$	Utility, QALYs	ICER vs Bevacizumab, US$ per QALY	ICER vs Ranibizumab, US$ per QALY[a]
All Patients								
Bevacizumab	4100	0.849	NA	NA	39 800	6.80	NA	NA
Ranibizumab	18 600	0.857	1 730 000	NA	79 400	6.87	603 000	NA
Aflibercept	26 100	0.869	1 110 000	648 000	102 500	6.98	349 000	203 000
Baseline Visual Acuity of ≤20/50[b]								
Bevacizumab	5000	0.823	NA	NA	40 700	6.60	NA	NA
Ranibizumab	20 400	0.829	2 450 000	NA	81 200	6.65	817 000	NA
Aflibercept	28 100	0.835	1 870 000	1 270 000	104 500	6.82	287 000	135 000
Baseline Visual Acuity of 20/32-20/40[c]								
Bevacizumab	3200	0.875	NA	NA	38 900	7.01	NA	NA
Ranibizumab	16 900	0.884	1 500 000	NA	77 700	7.09	506 000	NA
Aflibercept	24 100	0.901	798 000	422 000	100 600	7.14	474 000	428 000

Abbreviations: ellipses, data not applicable; ICER, incremental cost-effectiveness ratio; NA, not applicable; QALY, quality-adjusted life-year.

[a] The ICERs for ranibizumab and aflibercept are presented in comparison to bevacizumab. When comparing all 3 agents, ranibizumab would be dominated by aflibercept (lower utility but higher ICER than aflibercept). The ICERs are calculated from unrounded cost and utility values and thus may differ from values calculated based on the rounded costs and utilities in the table.

[b] Electronic-Early Treatment Diabetic Retinopathy Study letter score of 69 (approximately 20/50 or worse).

[c] Electronic-Early Treatment Diabetic Retinopathy Study letter score of 78 to 69 (approximately 20/32-20/40).

anti-VEGF injection costs were higher with aflibercept compared with bevacizumab or ranibizumab and with ranibizumab compared with bevacizumab (all differences $P < .001$). A difference in cost for adverse events or laser photocoagulation was not identified among the treatment arms for any of the baseline vision subgroups.

One-Year Cost-effectiveness

For all participants, the ICERs of aflibercept and ranibizumab compared with bevacizumab were $1 110 000 per QALY and $1 730 000 per QALY, respectively (Table 1). For the subgroup with worse baseline vision, the ICERs were $1 870 000 per QALY and $2 450 000 per QALY; with better baseline vision, they were $798 000 per QALY and $1 500 000 per QALY. The ICER of aflibercept compared with ranibizumab was $648 000 per QALY for all participants, $1 270 000 per QALY for the worse baseline vision subgroup, and $422 000 per QALY for the better baseline vision subgroup.

Longer-term Projections

The mathematical model of longer-term results produced similar 3-year adverse event rates, 5-year survival, and life expectancy to other published studies of similar populations, supporting the validity of these projections (eTable 5 in the Supplement).[10-12] Projected during a 10-year horizon, among all participants, the worse baseline vision subgroup, and the better baseline vision subgroup, respectively, the difference in QALYs with aflibercept vs bevacizumab was 0.18, 0.22, and 0.13 (Table 1). Among all participants, the worse baseline vision subgroup, and the better baseline vision subgroup, respectively, the ICERs of aflibercept and ranibizumab vs bevacizumab were $349 000 per QALY and $603 000 per QALY, $287 000 per QALY and $817 000 per QALY, and $474 000 per QALY and $506 000 per QALY (Table 1). Among all participants, the worse baseline vision subgroup, and the bet-

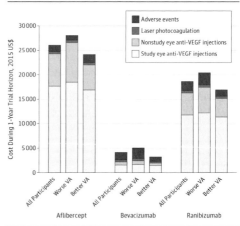

Figure 1. Costs During 1 Year Divided Into Study and Nonstudy Eye Anti-Vascular Endothelial Growth Factor (VEGF) Injections Separately, Laser Photocoagulation, and Adverse Events

Costs are presented for all participants and the worse and better visual acuity (VA) subgroups. Anti-VEGF injections include the agent costs and a $102.97 fee per injection.

ter baseline vision subgroup, respectively, the ICER of aflibercept vs ranibizumab was $203 000 per QALY, $135 000 per QALY, and $428 000 per QALY.

Drug Cost Thresholds

Table 2 indicates how much the drug costs of aflibercept and ranibizumab would need to be reduced for them to become cost-effective ($100 000 per QALY) relative to bevacizumab. Across

Table 2. Cost Thresholds for Ranibizumab and Aflibercept

		1-Year Horizon		10-Year Horizon (Projections)	
	Current Drug Cost per Dose, 2015 US$[a]	Maximum Cost per Dose to Achieve ICER of $100 000 per QALY Relative to Bevacizumab, 2015 US$[a]	Relative Reduction From Current Cost, %	Maximum Cost per Dose to Achieve ICER of $100 000 per QALY Relative to Bevacizumab, 2015 US$[a]	Relative Reduction From Current Cost, %
All Patients					
Ranibizumab	1170	100	91	230	80
Aflibercept	1850	240	87	570	69
Baseline Visual Acuity of ≤20/50[b]					
Ranibizumab	1170	94	92	190	84
Aflibercept	1850	250	87	700	62
Baseline Visual Acuity of 20/32-20/40[c]					
Ranibizumab	1170	94	92	260	77
Aflibercept	1850	230	88	410	78

Abbreviations: ICER, incremental cost-effectiveness ratio; QALY, quality-adjusted life-year.

[a] Cost per dose includes drug cost and compounding cost for bevacizumab.

[b] Electronic-Early Treatment Diabetic Retinopathy Study letter score less than 69 (approximately 20/50 or worse).

[c] Electronic-Early Treatment Diabetic Retinopathy Study letter score of 78 to 69 (approximately 20/32-20/40).

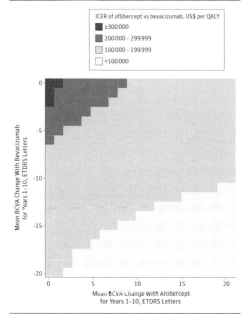

Figure 2. The Aflibercept-Bevacizumab Incremental Cost-effectiveness Ratio (ICER) for Varying Assumptions for Visual Acuity (VA) Changes in 10 Years

The changing color indicates the 10-year ICER based on VA change with each drug. BCVA indicates best-corrected VA; ETDRS, Early Treatment Diabetic Retinopathy Study letter score.

varying time horizons and baseline vision subgroups, the per-dose cost of aflibercept would need to decrease by 60% to 90%. Considering all patients, those with worse baseline vision, and those with better baseline vision, respectively, the cost per dose of aflibercept would need to decrease below $240, $250, or $230 (vs a current cost of $1850) to become cost-effective relative to bevacizumab during 1 year and below $570, $700, or $410 for the same 3 groups during a 10-year horizon. Ranibizumab would re-quire even larger cost decreases to become cost-effective relative to bevacizumab (75%-95%, depending on the subgroup and the time horizon). eTable 6 and eTable 7 in the Supplement give the costs required to reach alternative cost-effectiveness thresholds of $50 000 per QALY and $150 000 per QALY. When compared with ranibizumab, aflibercept's cost would need to be reduced by 18% considering all patients, 9% for those with worse baseline vision, and 28% for those with better baseline vision to reach a cost-effectiveness threshold of $100 000 per QALY at 10 years (eTable 8 in the Supplement). eTable 9 in the Supplement gives the 10-year ICERs for a wide range of costs for aflibercept or ranibizumab.

Sensitivity Analyses

In univariate sensitivity analyses, varying the time horizon (eFigure 2 in the Supplement), adverse event rates with the 3 drugs (eFigure 3 in the Supplement), longer-term anti-VEGF injection frequency (eFigure 4 in the Supplement), and the methods used to convert vision into quality of life (eTable 10 in the Supplement), aflibercept and ranibizumab never reached an ICER below $100 000 per QALY compared with bevacizumab.

Because quality-of-life benefits of treatment were linked to vision in the better-seeing eye in the base case analysis, a subgroup of only those with better vision in the study eye vs the non-study eye was examined. In this subgroup, the ICERs of aflibercept and ranibizumab, respectively, compared with bevacizumab were $467 000 per QALY and $603 000 per QALY at 1 year and $210 000 per QALY and $231 000 per QALY at 10 years.

When simulating variable long-term VA outcomes, aflibercept reached an ICER below $100 000 per QALY relative to bevacizumab only if aflibercept had unrealistic long-term gains in VA and bevacizumab had losses (Figure 2). For instance, if aflibercept produced a 12-letter mean gain in VA during years 2 to 10 of treatment and bevacizumab produced a 13-letter mean loss, then aflibercept would have an ICER below $100 000 per QALY relative to bevacizumab. For aflibercept to reach an ICER below $100 000 per QALY compared with ranibizumab at 10 years, it would require additional mean VA gains of at least 5 letters relative to ranibizumab for years 2 to 10 (eFigure 5 in the Supplement).

A probabilistic sensitivity analysis assessed overall uncertainty in patient outcomes and parameter assumptions. eFigure 6 in the Supplement shows the resulting estimates of the likelihood that each treatment will be optimal (ie, cost-effective), defined as producing the greatest QALYs while maintaining an ICER below a set willingness to pay per QALY. During a 1-year horizon, there was a greater than 95% likelihood that bevacizumab would be the optimal therapy, irrespective of baseline vision, as long as willingness to pay is less than $530 000 per QALY. During a 10-year horizon, bevacizumab would have a greater than 90% likelihood of being optimal at a willingness to pay $100 000 per QALY, irrespective of baseline VA. For the subgroup of patients with worse baseline vision, during a 10-year horizon aflibercept is more likely to be optimal than bevacizumab or ranibizumab at willingness-to-pay values of $230 000 per QALY or greater.

Discussion

In the first year results of a DRCR.net trial in eyes with VAs of 20/50 or worse because of DME, aflibercept produced greater mean VA gains compared with bevacizumab or ranibizumab. The current analysis suggests that the VA benefits of aflibercept translate into modest quality-of-life improvements but at a high cost relative to bevacizumab, with the ICERs substantially higher than thresholds of $50 000 to $150 000 per QALY frequently cited in cost-effectiveness literature and US guidelines. They remain above these threshold values even under broad alternative assumptions. It is unlikely that any realistic differences in VA achieved with the 3 agents during years 2 to 10 (in the range of changes seen in prior studies[1,4,18-20]) would alter their relative cost-effectiveness.

With rapidly increasing US health care costs and given the widely varying costs of intravitreous anti-VEGF agents, it seems important that payers, policymakers, and physicians consider both the costs and benefits of these agents. This analysis demonstrates that, from the payer or policymaker perspective, using bevacizumab rather than the more expensive agents would be cost-effective. Similarly, in contexts where bevacizumab is not available, 0.3 mg of ranibizumab would be more cost-effective than aflibercept.

From the perspective of patients or physicians, however, the decision seems less clear-cut. For some patients with DME, the expected additional visual benefits conferred by aflibercept compared with bevacizumab at 1 year or the perceived concerns over repackaging risks or lack of a US Food and Drug Ad-

ministration indication with bevacizumab may outweigh the added health system cost ($22 000 at 1 year) and may outweigh any added personal expenses, such as copayments. This tension highlights the challenge of balancing varying perspectives of patients, physicians, payers, and policymakers when efficacy results and cost-effectiveness are at odds or when inconsistent comparative safety results across these agents are reported in the literature.

Study limitations include using trial data only through 1 year of follow-up; longer-term results relied on outside data sources and mathematical modeling. However, sensitivity analyses indicate that results beyond 1 year would have to be strikingly different from prior data on long-term anti-VEGF outcomes[1,4,18-20] to alter the study findings. Next, the bevacizumab in this trial was repackaged or compounded into sterile vials, which might cost more than typical costs of repackaging. However, even if the price per bevacizumab dose was raised to $710, such that a whole 4-mL container is used for every injection with the excess discarded,[2] thus forgoing the need for repackaging, bevacizumab remains the most cost-effective option (eTable 9 in the Supplement). In addition, quality-of-life outcomes were based on VA outcomes and prior data relating VA to quality of life; although VA is a reliable predictor of quality of life, direct measurement of quality of life still would be preferable.[6] Patient-specific factors, such as VA in the untreated eye, also could alter cost-effectiveness results for an individual patient. It is important to exercise caution in applying these results to other countries; although the data indicate that aflibercept and ranibizumab are not cost-effective in the United States, differing cost structures or lower negotiated prices may alter their cost-effectiveness in other health care systems.

Conclusions

Aflibercept (2.0 mg) and ranibizumab (0.3 mg) are not cost-effective relative to bevacizumab for treatment of DME unless their prices decrease substantially. Likewise, in contexts where bevacizumab is unavailable for DME treatment, aflibercept is not cost-effective relative to ranibizumab. From a societal perspective, bevacizumab as first-line therapy for DME would confer the greatest value, along with substantial cost savings vs the other agents. These results highlight the challenges that physicians, patients, and policymakers face when safety and efficacy results are at odds with cost-effectiveness results.

ARTICLE INFORMATION

Submitted for Publication: January 29, 2016; final revision received April 11, 2016; accepted April 12, 2016.

Published Online: June 9, 2016.
doi:10.1001/jamaophthalmol.2016.1669.

Author Affiliations: Department of Ophthalmology and Visual Sciences, University of Michigan Medical School, Ann Arbor (Ross, Stein); Department of Health Management and Policy, University of Michigan School of Public Health, Ann Arbor (Ross, Hutton, Stein); Department of Industrial and Operations Engineering, University of Michigan College of Engineering, Ann Arbor (Hutton);

Institute for Healthcare Policy and Innovation, University of Michigan, Ann Arbor (Hutton, Stein); Wilmer Eye Institute, Johns Hopkins University School of Medicine, Baltimore, Maryland (Bressler); Editor, *JAMA Ophthalmology* (Bressler); Feinberg School of Medicine, Northwestern University, Chicago, Illinois (Jampol); Jaeb Center for Health Research, Tampa, Florida (Glassman).

Author Contributions: Mr Ross and Dr Hutton had full access to all the data in the study and take responsibility for the integrity of the data and the accuracy of the data analysis.
Study concept and design: All authors.
Acquisition, analysis, or interpretation of data: Ross, Hutton, Stein, Bressler, Jampol.

Drafting of the manuscript: Ross, Hutton, Stein, Jampol.
Critical revision of the manuscript for important intellectual content: All authors.
Statistical analysis: Ross, Hutton,.
Obtained funding: Bressler, Jampol, Glassman.
Administrative, technical, or material support: Ross, Hutton, Bressler, Glassman.
Study supervision: Hutton, Bressler, Glassman.

Conflict of Interest Disclosures: All authors have completed and submitted the ICMJE Form for Disclosure of Potential Conflicts of Interest. Dr Hutton reported receiving grants from Jaeb Center for Health Research during the conduct of the study. Dr Bressler reported receiving grants from the National

Research Original Investigation

Aflibercept, Bevacizumab, and Ranibizumab for Diabetic Macular Edema

Institutes of Health, Regeneron, and Genentech/Roche during the conduct of the study and grants from Bayer and Novartis outside the submitted work. Dr Glassman reported receiving grants from the Regeneron, and Genentech/Roche during the conduct of the study. No other disclosures were reported. A complete list of all Diabetic Retinopathy Clinical Research Network (DRCR.net) financial disclosures can be found at http://www.drcr.net.

Funding/Support: This study was supported by grants EY14231 (Mr Glassman), EY23207 (Dr Jampol), and EY18817 (Dr Bressler) through a cooperative agreement from the National Eye Institute and the National Institute of Diabetes and Digestive and Kidney Diseases, National Institutes of Health, US Department of Health and Human Services.

Role the Funder/Sponsor: The National Institutes of Health participated in oversight of the conduct of the study and review of the manuscript but not directly in the design or conduct of the study, nor in the collection, management, analysis, or interpretation of the data, or in the preparation, review, or approval of the manuscript or the decision to submit the manuscript for publication. Regeneron provided the aflibercept for protocol T. Genentech provided the ranibizumab for Protocol T and funds to DRCR.net to defray the study's clinical site costs. As per the DRCR.net Industry Collaboration Guidelines (available at http://www.drcr.net), the DRCR.net had complete control over the design of the protocol, ownership of the data, and all editorial content of presentations and publications related to the protocol.

Group Information: The following Diabetic Retinopathy Clinical Research Network clinical sites participated in this protocol. Sites are listed in order by number of subjects enrolled into the study. The number of subjects enrolled is noted in parenthesis preceded by the site location and the site name. Personnel are listed as (I) for study investigator, (C) for coordinator, (V) for visual acuity technician, and (P) for photographer. Charlotte, North Carolina, Charlotte Eye, Ear, Nose and Throat Associates, PA (50): David Browning (I); Andrew N. Antoszyk (I); Angela K. Price (C, V); Sherry L. Fredenberg (C, V); Jenna T. Herby (C, V); Christina J. Fleming (C, V); Ashley A. McClain (C, V); Sarah A. Ennis (V); Kelly R. Gallagher (V); Angella S. Karow (V); Autumn C Grupp (V); Danielle Puskas (P); Lynn Watson (P); Swann J. Bojaj (P); Uma M. Balasubramaniam (P); Donna McClain (P); Donna R. Styles (P); Jeff A. Kuopus (P); Kathryn Kimrey (P); Loraine M. Clark (P); Lisa A. Jackson (P); Michael D. McOwen (P); Matt Dunlap (P); Susannah J. Held (P), Santa Barbara, California: California Retina Consultants (28): Dante J. Pieramici (I); Ma'an A. Nasir (I); Alessandro A. Castellarin (I); Dilsher Dhoot (I); Sarah Fishbein (C, V); Jack Giust (C); Lisha Wan (C, V); Michelle S. Hanna (C, V); Melvin D. Rabena (C); Jerry Smith (V); Layne J. Bone (V); Kelly Avery (V); Matthew Giust (P); Aimee Walker (P); Aimee H. Shook (P); Sara Esau (P); Nitce L. Ruvalcaba (P); West Columbia, South Carolina: Palmetto Retina Center (28): John A. Wells (I); W. Lloyd Clark (I); David L. Johnson (I); John F. Payne (I); Tiffany R. Swinford (C); Mallie M. Taylor (V); Cassandra L. Garrison (C); Peggy D. Miller (C, V); Amber R. Houlahan (V); Charlotte A. O'Neill (V); Ashley Floyd (V); Crystal C. Parker (V); Courtney Sease (V); Tara Graham (V); Robin Spencer (V); Tiffany N. Ogbuewu (V); Ashley Studebaker (V); Tyler Huggins (P); Robbin Spivey (P); Brian Jones (P); Ashley Williams (P); Ron Petty (P); Erin L. Poston (P); G. Michael

Ward (P); Paducah, Kentucky: Paducah Retinal Center (24): Carl W. Baker (I); Ron H. Tilford (I); Tracey M. Caldwell (C); Lynnette F. Lambert (C, V); Mary J. Palmer (V); Tracey R. Martin (V); Tana R. Williams (P); Samantha Kettler (P); Alecia B. Camp (P); Boston, Massachusetts: Joslin Diabetes Center/Harvard Vanguard Medical Associates (22): Paolo S. Silva (I); Paul G. Arrigg (I); George S. Sharuk (I); Sabera T. Shah (I); Jennifer K. Sun (I); Corey Westerfeld (I); Christopher Michael Andreoli (I); Lloyd Paul Aiello (I); Deborah Schlossman (I); Timothy Murtha (I); Hanna Kwak (C); Flor M. Flores (C, V); Margaret E. Stockman (C, V); Troy Kieser (C, V); Michael N. Krigman (V); Leila Bestourous (V); Elizabeth S. Weimann (V); Jerry D. Cavallerano (V); Kristen M. Hock (V); Mary Ann Robertson (V); Rita K. Kirby (V); Steve L. Papaconstantinou (V); Kylie M. Madigan (P); Robert W. Cavicchi (P); Kate A. Palitsch (P); Taygan Yilmaz (P); Austin, Texas: Retina Research Center (20): Brian B. Berger (I); Chirag D. Jhaveri (I); Tori Moore (C); Ginger J. Manhart (C); Rachel A. Walsh (C); Ivana Gunderson (C, V); Dietrich Riepen (V); Chelsey A. Bravenec (V); Ryan M. Reid (V); Yong Ren (V); Ben Ostrander (P); Christopher C. Stovall (P); Baltimore, Maryland: Elman Retina Group, PA (18): Michael J. Elman (I); Robert A. Liss (I); Henry A. Leder (I); JoAnn Starr (C); Jennifer L. Belz (C); Charlene K. Putzulo (C); Dallas R. Sandler (V); Jennifer L. Simmons (V); Pamela V. Singletary (V); Ashley Davis (V); Perel M. Simpson (V); Teresa Coffey (V); Daniel J. Ketner (P); Terri Cain (P); Ashley M. Metzger (P); Peter Sotirakos (P); Baltimore, Maryland: Elman Retina Group PA (18): Michael J. Elman (I); Robert A. Liss (I); Henry A. Leder (I); JoAnn Starr (C); Jennifer L. Belz (C); Charlene K. Putzulo (C); Dallas R. Sandler (V); Jennifer L. Simmons (V); Pamela V. Singletary (V); Ashley Davis (V); Perel M. Simpson (V); Teresa Coffey (V); Daniel J. Ketner (V); Terri Cain (P); Ashley M. Metzger (P); Peter Sotirakos (P); Augusta, Georgia: Southeast Retina Center PC (17): Dennis M. Marcus (I); Harinderjit Singh (I); Courtney N. Roberts (C); Geri L Floyd (C); Siobhan O. Ortiz (C); Virginia Mims (V); L. Allison Foster (V); Christy Coursey (V); Jared C. Gardner (P); Ken Ivey (P); Richmond, Virginia: Retina Institute of Virginia (15): John Stewart O'Keefe (I); Juan A. Astruc (I); Bryan J. Schwent (I); Ali R. Tabassian (I); Suzette A. Rosen (C); David C. Vaughan (V); Jeffrey Michaels (V); Natalie J. Arndt (V); John J. Maziarz (P); Lakeland, Florida: Florida Retina Consultants (14): Scott M. Friedman (I); Nader Moinfar (I); Kimberly A. Williamson (C, V); Damanda F. Fagan (C, V); Katrina L. Dawson (C); Paige N. Walters (V); Allen McKinney (P); Steve Carlton (P); Salt Lake City, Utah: Retina Associates of Utah PC (14): Robert C. Kwun (I); Victoria L. Knudsen (I); Kirk E. Winward (I); Mono Swartz (I); James G. Howard (I); Michelle Riley (C); Gena Taylor (V); Michelle Holt (P); Jason G. Winward (P); Adam Walsh (P); Teresa Taylor (P); Daniel Walsh (P); Syracuse, New York: Retina-Vitreous Surgeons of Central New York, PC (13): G. Robert Hampton (I); Jamin S. Brown (I); Rajeev K. Seth (I); Laurie J. Sienkiewycz (C); Deborah A. Appleton (C); Cindy J. Grinnell (C); Charity A. Cowley (C); Lynn M. Kwasniewski (V); Michelle L. Manley (V); Nicole E. Robarge (P); Stefanie R. DeSantis (P); Peter B. Hay (P); Teresa M. DeForge (P); Houston, Texas: Retina Consultants of Houston, PA (12): Charles C. Wykoff (I); Tien P. Wong (I); Eric Chen (I); David M. Brown (I); Rosa Y. Kim (I); James C. Major (I); Amy C. Schefler (I); Richard H. Fish (I); Matthew S. Benz (I); Meredith Lipman (C); Amy

Hutson (C); Nubia Landaverde (C); Ashley E. Chancey (C); Cassie Cone (C); Tressa Royse (V); Veronica A. Sneed (V); Belinda A. Almanza (V); Brenda Dives (V); Beau A Richter (P); Eric N. Kegley (P); Portland, Oregon: Casey Eye Institute (12): Andreas K. Lauer (I); Christina J Flaxel (I); Steven T. Bailey (I); Mitchell Schain (C, V); Ann D. Lundquist (C, V); Shelley A. Hanel (C); Shirley D. Ira (V); Susan K. Nolte (V); Peter N. Steinkamp (V); Dawn M. Ryan (P); Scott R. Pickell (P); Jocelyn T. Hui (P); Michelle Brix (P); Jordan Barth (P); Chris S Howell (P); Shawnee Mission, Kansas: Retina Associates PA (12): Gregory M. Fox (I); Blake A. Cooper (I); Ivan R. Batlle (I); Lexie R. Manning (C); Karla A. Batlle (C); Holly Wyrick (V); Katherine Pippin (P); Samantha Perkins (P); Frank T. Yeager (P); Amarillo, Texas: Southwest Retina Specialists (11): Ryan B. Rush (I); Glenn R. Gardner (C); Christi Rush (C); Johnathan R. Hawkins (V); Brenda Dumas (V); Ben Ysasaga (P); Boston, Massachusetts: Ophthalmic Consultants of Boston (11): Chirag P. Shah (I); Michael G. Morley (I); Torsten W. Wiegand (I); Tina S. Cleary (I); Trexler M. Topping (I); Lindsey Colegrove (C, V); Katharine Bechtel (C, V); Britta Johnson (C, V); Lisa Lebedew (V); Natacha Lorius (V); Sandy G. Chong (V); Jennifer L. Stone (V); Michael Cullen Jones (P); Dennis Donovan (P); Sherry Malone (V); Margie Graham (P); Audrey Santos (P); Steve A. Bennett (P); St Louis, Missouri: The Retina Institute (11): Kevin J. Blinder (I); Bradley T. Smith (I); Ginny S. Nobel (C); Rhonda F. Weeks (C); Erika A. Hoehn (C); Maria A. Stuart (V); Kelly E. Pepple (V); Lynda K. Boyd (V); Brook G. Pulliam (V); Steve A Schremp (P); Stephanie L. Guevara (P); Jarrod Wehmeier (P); Timothy L Wright (P); Dana L Gabel (P); Beachwood, Ohio: Retina Associates of Cleveland Inc (10): David G. Miller (I); Jerome P. Schartman (I); Lawrence J. Singerman (I); Joseph M. Coney (I); Michael A. Novak (I); Llewelyn J. Rao (I); Susan C. Rath (C, V); Elizabeth McNamara (C, V); Larraine Stone (C); Veronica A. Smith (C); Cecelia Rykena (V); Kimberly A. DuBois (V); Mary A Ilc (V); Vivian Tanner (V); Kim Drury (V); Trina M. Nitzsche (P); Gregg A. Greanoff (P); John C. DuBois (P); Plantation, Florida: Fort Lauderdale Eye Institute (10): Stuart K. Burgess (I); Tirso M. Lara (I); Noel H. Pereda (C); Cindy V. Fernandez (C, V); Deborah Davis (V); Evelyn Quinchia (V); Karen Workman (P); West Des Moines, Iowa: Wolfe Eye Clinic (10): Jared S. Nielsen (I); Jeong-Hyeon Sohn (I); Kyle J. Alliman (I); David D. Saggau (I); Marianne Parker (C, V); Bethany George (C); Carrie L. Eastvold (C); Kristin Sells (C); Tami Jo Woehl (C); Marilyn A. Johnson (V); Holly Keenan (V); Jennifer L. Coleman (V); Jamie Spillman (V); Shannon Freeman (P); Leigh S Schmidt (P); Lisa M. Boender (P); Jill L. Partin (P); Bailey R. Bennett (P); Jay Rustvold (P); Asheville, North Carolina: Western Carolina Retinal Associates PA (9): Cameron McLure Stone (I); Lea R. Raymer (C); Andrea K. Menzel (C); Leslie D. Rickman (V); Barbara Campbell (V); Lorraine P. Sherlin (V); Lisa H. Hawkins (V); Melissa L. Buckner (P); Olesya N. Matsipura (P); Paula A. Price (P); Fort Myers, Florida: National Ophthalmic Research Institute (9): A. Thomas Ghuman (I); Paul A. Raskauskas (I); Ashish G. Sharma (I); Glenn Wing (I); Joseph P. Walker (I); Eileen Knips (C); Cheryl Kiesel (C); Crystal Y. Peters (C); Cheryl Ryan (C); Laura Greenhoe (C); Natalie N. Torres (C); Rebecca J Youngblood (C); Danielle Turnbo (P); Anita H. Leslie (V); Etienne C. Schoeman (P); Raymond K. Kiesel (P); Oklahoma City, Oklahoma: Dean A. McGee Eye Institute (9): Ronald M. Kingsley (I); Vinay A. Shah

Aflibercept, Bevacizumab, and Ranibizumab for Diabetic Macular Edema | Original Investigation **Research**

(I); Robert E. Leonard (I); Heather R. Miller (C); Sonny Icks (C); Vanessa A. Bergman (C, V); Vanessa K. Drummond (C); Brittany L Ross (C, V); Reshial D. Ellis (C); Tina R. Whittington (V); Shannon R. Almeida (V); Amanda M Butt (P); Russ Burris (P); Portland, Oregon: Retina Northwest PC (9): Mark A. Peters (I); Michael S. Lee (I); Paul S. Tlucek (I); Colin Ma (I); Stephen Hobbs (C, V); Amanda C. Milliron (C, V); Stephanie L. Ho (C, V); Marcia Kopfer (V); Joe Logan (P); Christine Hoerner (P); Houston, Texas: Retina and Vitreous of Texas (8): Joseph A. Khawly (I); Hassan T. Rahman (I); Diana Abdelgani (C); Pam S. Miller (C, V); Debbie Fredrickson (V); Erica Pineda (V); Desiree Lopez (P); Donald K. Lowd (P); Colin Blank (P); Lorena R. Martinez (P); Jason E. Muniz (P); Madison, Wisconsin: University of Wisconsin-Madison, Department of Ophthalmology/Retina Service (8): Justin Gottlieb (I); Michael S. Ip (I); Barbara A. Blodi (I); Kristine A. Dietzman (I); Kathryn F. Burke (C); Christopher M. Smith (C, V); Shelly R. Olson (V); Angela M. Wealti (V); Sandie L. Reed (P); Denise A. Krolnik (P); John C. Peterson (P); McAllen, Texas: Valley Retina Institute (8): Victor Hugo Gonzalez (I); Roberto Diaz-Rohena (I); Juan G. Santiago (I); Rohit Adyanthaya (I); Nehal R. Patel (I); Deyla Anaya (C); Dina Garcia (C); Edna E. Cruz (C); Crystal A. Alvarez (C); Ruth Iracheta (C); Jessica Rodriguez (C); Monica R. Cantu (V); Rebecca R. Flores (V); Hector Jasso (V); Rachel Rodriguez (V); Karina Miranda (V); Krystle R. Lozano (V); Maricela Garza (V); Lazaro Aguero (V); Amanda L. Sandoval (P); Monique Montemayor (P); Samuel Alonso (P); Santos Garza (P); Rochester, New York: University of Rochester (8): David Allen DiLoreto (I); Rajeev S. Ramchandran (I); David M. Kleinman (I); George W. O'Gara (C); Andrea M. Czubinski (C, V); Peter MacDowell (C); Kari M. Steinmetz (C); Dan A Castillo (V); Yvonne F. Yu (V); Salina M. Tongue (V); Melissa S Keim (V); Rachel Hollar (P); Brandi N. Deats (P); Brittany S. Richardson (P); Lynn Singer (P); Taylor A. Pannell (P); Walnut Creek, California: Bay Area Retina Associates (8): Stewart A. Daniels (I); Tushar M. Ranchod (I); Craig J. Leong (I); Stacey Touson (C, V); Shannon R. Earl (C); Melissa C. Bartlett (V); Christine Fernando (V); Djorella Factor (V); Jessica Garcia (V); Anna K. Nguyen (P); Betty Hom (P); Cathy Walker (V); Grace M. Marudo (P); Jose Carlos Suazo (P); Leah M. McNeil (P); Fred Hanamoto (P); Matthew D. Hughes (P); Grand Blanc, Michigan: Retina Vitreous Center (7): Robin D. Ross (I); Susan M. Sanford (C); Nicole Martini Markiewicz (C); Tracy M. Utley (C, V); Shannon Henderson (V); Joanie H. Lippincott (P); Patricia Streasick (P); Grand Rapids, Michigan: Vitreo-Retinal Associates (7): Louis C. Glazer (I); Frank W. Garber (I); Jeffrey D. Zheutlin (I); Angela D. Listerman (C, V); Christine E. Feehan (V); Heather L. Cruz (V); Donald E. Kuitula (P); Olivia P. Rainey (P); Sue Weatherbee (P); Knoxville, Tennessee: Southeastern Retina Associates PC (7): Joseph M. Googe (I); R. Keith Shuler (I); Nicholas G. Anderson (I); Stephen L. Perkins (I); Kristina Oliver (C); Nicole Grindall (V); Ann Arnold (V); Jennifer Beerbower (V); Cecile Hunt (V); Kathy L. Schulz (V); Sarah M. Oelrich (P); Jerry K. Whetstone (P); Justin Walsh (V); Chris Morris (P); Austin, Texas: Austin Retina Associates (6): Robert W. Wong (I); Peter A. Nixon (I); Jeni L. Leon (C); Chris A. Montesclaros (C); Carrie E. Leung (C); Phill Le (V); Codey L. Harborth (P); Margaret A. Rodriguez (P); Cory Mangham (P); Grand Rapids, Michigan: Retina Specialists of Michigan (6): Thomas M. Aaberg (I); Scott J. Westhouse (I); Holly L. Vincent (C, V);

Rebecca Malone (V); Kathy L. Karsten (P); Indianapolis, Indiana: Raj K. Maturi, MD, PC (6): Raj K. Maturi (I); Ashley M. Harless (C, V); Carolee K. Novak (C, V); Laura A. Bleau (C, V); Thomas Steele (P); Charlotte Harris (P); Alisha Bildner (P); Abby Maple (P); Lexington, Kentucky: Retina and Vitreous Associates of Kentucky (6): Thomas W. Stone (I); Rick D. Isernhagen (I); John W. Kitchens (I); Diana M. Holcomb (C, V); Jeanne Van Arsdall (V); Michelle Buck (P); Edward A Slade (P); Albuquerque, New Mexico: Eye Associates of New Mexico (5): Mark T. Chiu (I); Ashok K. Reddy (I); Frank W. Wyant (I); Mary M. Montano-Niles (C); Lorraine J. Carter (C, V); Shirley Maerki (V); Laura Tartaglia (V); Paul P. Gomez (P); Stephen A. Maestas (P); Camille Shanta (P); Lisbrenda M. Jimenez (P); Atlanta, Georgia: Georgia Retina PC (5): Robert A. Stoltz (I); Stephanie L. Vanderveldt (I); Scott I. Lampert (I); Leslie G. Marcus (C); Shelly Fulbright (V); James P. Martin (P); Beverly Hills, California: Retina-Vitreous Associates Medical Group (5): Roger L. Novack (I); David S. Liao (I); Tammy Eileen Lo (C); Janet Kurokouchi (C); Richard Ngo (C); Connie V. Hoang (C); Julio Sierra (V); Adam Zamboni (V); Eric G. Protacio (P); Jeff Kessinger (P); Chapel Hill, North Carolina: University of North Carolina, Kittner Eye Center (5): Seema Garg (I); Odette M. Houghton (I); Jan Niklas Ulrich (I); Sai H. Chavala (I); Elizabeth L. DuBose (C, V); Cassandra J. Barnhart (C, V); Megha Karmalkar (C, V); Pooja D. Jani (V); Justin Goble (V); Debra Cantrell (P); Rona Lyn Esquejo (P); Edmond, Oklahoma: Retina Vitreous Center (5): Sandeep N. Shah (I); Natasha Harmon (C, V); Fort Lauderdale, Florida: Retina Group of Florida (5): Mandeep S. Dhalla (I); Mario R. del Cid (I); Lawrence S. Halperin (I); Jaclyn A. Brady (C); Monica Hamlin (C); Monica L. Lopez (C,P); Jamie Mariano (V); Candace M. Neale (P); Rita R. Veksler (P); Angelica Mannarelli (P); Houston, Texas: Baylor Eye Physicians and Surgeons (5): Robert E. Coffee (I); Petros Euthymiou Carvounis (I); Pejman Hemati (C); Cindy J. Dorenbach (C, V); Annika S. Joshi (C, V); April Leger (V); Dana B. Barnett (P); Joseph F. Morales (P); Leesburg, Virginia: Virginia Retina Center (5): Sam E. Mansour (I); Cathy Choyce (C, V); Aissa L. Dirawatun (V); Emma A. Nagy (V); Jamie C Kerkstra (P); Loma Linda, California: Loma Linda University Health Care, Department of Ophthalmology (5): Joseph T. Fan (I); Mukesh Bhogilal Suthar (I); Michael E. Rauser (I); Gisela Santiago (C, V); Liel Marvyn Cerdenio (C); Brandi J Perez (C, V); Kara E. Halsey (C, V); William H. Kiernan (V); Jesse Knabb (P); Rachel Catren (P); Lubbock, Texas: Texas Retina Associates (5): Michel Shami (I); Brenda K. Arrington (C, V); Keri S. Neuling (C); Ashaki Meeks (V); Natalie R. Garcia (V); Kayla Blair (P); Ginger K. Rhymes (P); Janet Medrano (P); Milwaukee, Wisconsin: Medical College of Wisconsin (5): Judy E. Kim (I); David V. Weinberg (I); Kimberly E. Stepien (I); Thomas B. Connor (V); Vesper V. Williams (C); Tracy L. Kaczanowski (C); Krissa L. Packard (V); Judy Flanders (V); Vicki Barwick (V); Pat A. Winter (V); Joseph R. Beringer (P); Kathy J. Selchert (P); Orlando, Florida: Magruder Eye Institute (5): John T. Lehr (I); Elaine Rodriguez-Roman (I); Teri Jones (V); Martha Eileen Haddox (V); Mark Pena (P); Brenda Hernandez (P); Palm Desert, California: Southern California Desert Retina Consultants, MC (5): Clement K. Chan (I); Maziar Lalezary (I); Steven G Lin (I); Kimberly S. Walther (C); Tiana Gonzales (C); Lenise E. Myers (V); Kenneth M. Huff (P); Portsmouth, New Hampshire:

Eyesight Ophthalmic Services PA (5): Richard Chace (I); Sunny Kallay (C); Kirsten Stevens (V); Nicole Dolbec (V); Ronda Baker-Hill (V); Janea Surette (P); Rochester, New York: Retina Associates of Western New York (5): Steven J. Rose (I); Brian P. Connolly (I); Ernest G. Guillet (I); Edward F. Hall (I); Margaret M. Yagoda (C); Mary Jo Doran (C); Mindy Burgess (V); Ann Reynard (V); Margaret Powers (P); Joe Territo (P); San Antonio, Texas: Retinal Consultants of San Antonio (5): Calvin E. Mein (I); Moises A. Chica (I); R. Gary Lane (I); Sarah Elizabeth Holy (I); Lita Kirschbaum (C, V); Vanessa D Martinez (C); Jaynee Baker (C); Christa G. Kincaid (V); Elaine Castillo (P); Christopher Sean Wienecke (P); Sara L. Schlichting (P); Brenda Nakoski (P); Westlake Village, California: Retinal Consultants of Southern California Medical Group, Inc. (5): Kenneth R. Diddie (I); Deborah M. Cadwell (C); Louise Van Arsdale (V); Taryn F. Boisvert (P); Joyce Galonsky (P); Susie O'Hayer (P); Melissa L. Johnson (P); Worcester, Massachusetts: Vitreo-Retinal Associates PC (5): Frank J. McCabe (I); Brad J. Baker (I); Melvyn H. Defrin (I); Marie V. Lampson (C); Heather Pratte (V); Selena A. Baron (V); Aundrea S. Borelli (V); Columbus, Ohio: OSU Eye Physicians and Surgeons LLC. (4): Frederick H. Davidorf (I); Michael B. Wells (I); Susie Chang (I); John Byron Christoforidis (I); Alan D. Letson (I); Jill A Salerno (C); Jerilyn G. Perry (V); Stephen E. Shelley (P); Patrick J. Fish (P); Dubuque, Iowa: Medical Associates Clinic PC (4): Michael H. Scott (I); James A. Dixon (I); Shannon R. Walsh (C); Philomina M. Ozpirincci (C); Brenda L. Tebon (P); Marcia J. Moyle (P); Lancaster, Pennsylvania: Family Eye Group (4): Michael R. Pavlica (I); Noelle S Matta (C, V); Cristina M. Brubaker (P); Alyson B. Backer (P); Newark, New Jersey: The Institute of Ophthalmology and Visual Science (IOVS) (4): Neelakshi Bhagat (I); Catherine Fay (C, V); Tatiana Mikheyeva (V); Michael Lazar (P); Janie D. Ellenberger (P); Beth Malpica (P); Philadelphia, Pennsylvania: University of Pennsylvania Scheie Eye Institute (4): Alexander J. Brucker (I); Benjamin J. Kim (I); Brian L. VanderBeek (I); Sheri Drossner (C, V); Joan C. DuPont (C, V); Rebecca Salvo (C); Stephanie B. Engelhard (C); Jim M. Berger (P); Sara Morales (P); Beth Serpentine (P) ;Sandy Springs, Georgia: Thomas Eye Group (4): Paul L. Kaufman (I); Jessica D. McCluskey (I); Kathy T. Wynne (C, V); Julian Jordan (P); Brandun Watson (P); Spokane, Washington: Spokane Eye Clinic (4): Robert S. Wirthlin (I); Eric S. Guglielmo (I); Eileen A. Dittman (C, V); Dylan C. Waidelich (C, V); Cristofer J. Garza (P); Adeline M. Stone (P); Ashley Nicole Oakes (P); Tampa, Florida: Retina Associates of Florida, P.A. (4): Ivan J. Suner (I); Mark E. Hammer (I); Marc C. Peden (I); Janet R. Traynom (C); Rochelle DenBoer (C); Heidi Vargo (V); Susan Ramsey (V); Anita Kim Malzahn (V); Debra Jeffres (P); Trumbull, Connecticut: New England Retina Associates, PC (4): Nauman A. Chaudhry (I); Sumit P. Shah (I); Gregory M. Haffner (I); Emiliya German (C); Shannan Moreau (C); Laura A. Fox (C, V); Jennifer M. Matteson (C); JoAnna L. Pelletier (C); Alison Fontecchio (P); Emily Morse (P); Greg McNamara (P); Marie Grace Laglivia (P); Marissa L. Scherf (P); Angela LaPre (P); Justin A. Cocilo (P); Albuquerque, New Mexico: University of New Mexico Health Sciences Center (3): Arup Das (I); Linda Friesen (C); Michele Franco (V); Johnny Lucero (V); Melissa Frazier (V); Robert Laviolette (P); Bronx, New York: Montefiore Medical Center (3): Umar Khalil Mian (I); Rebecca L. Riemer (C); Evelyn Koestenblatt (C); Louise V. Wolf (C);

Research Original Investigation

Aflibercept, Bevacizumab, and Ranibizumab for Diabetic Macular Edema

Christine Kim (V); Irina Katkovskaya (V); Erica Otoo (V); Kevin A. Ellerbe (P); Kenneth Boyd (P); Caroline Costa (P); Detroit, Michigan: Henry Ford Health System, Department of Ophthalmology and Eye Care Services (3): Paul Andrew Edwards (I); Hua Gao (I); Thomas Hessburg (I); Uday Desai (I); Janet Murphy (C, V); Mary K. Monk (C, V); Julianne Hall (C, V); Melina Mazurek (C, V); Katie M. Ventimiglia (C, V); Brian A. Rusinek (P); Bradley A. Stern (P); Kris Brouhard (P); Katie M. Weier (P); Megan Allis (P); Jenny Shaken (P); Nicole M. Massu (P); Tracy A. Troszak (P); David Burley (P); Minneapolis, Minnesota: Retina Center, PA (3): Abdhish R. Bhavsar (I); Geoffrey G. Emerson (I); Jacob M. Jones (I); Tracy A. Anderson (C, P); Andrea Gilchrist (C); Matt D. Peloquin (C, P, V); Gaid Gaid (V); Yang Vang (V); Samantha Ryan (P); Denise Vang (P); Alanna C. Evans (P); Tonja Scherer (P); New Albany, Indiana: John-Kenyon American Eye Institute (3): Howard S. Lazarus (I); Debra Paige Bunch (C, V); Liana C. Davis (C, V); Kelly Booth (V); Margaret Trimble (P); Mary A. Bledsaw (P); Jay Moore (P); New York, New York: Macula Care (3): Daniel F. Rosberger (I); Sandra Groeschel (C); Miriam A. Madry (C); Nikoletta DiGirolamo (C); Dustin Pressley (V); Robert Santora (P); Yenelda M. Gomez (V); Pittsburgh, Pennsylvania: Retina Vitreous Consultants (3): Karl R. Olsen (I); Robert L. Bergren (I); P. William Conrad (I); Pamela P. Rath (I); Avni Patel Vyas (I); Judy C Liu (V); Lori A. Merlotti (C); Jennifer L. Chamberlin (C); Holly M. Mechling (C); Mary E. Kelly (C); Kellianne Marfisi (V); Kimberly A. Yeckel (V); Veronica L. Bennett (V); Christina M. Schultz (V); Grace A. Rigoni (V); Julie Walter (V); Missy A. Forish (V); Amanda Fec (P); Courtney L. Foreman (P); David Steinberg (P); Keith D McBroom (P); Sarasota, Florida: Sarasota Retina Institute (3): Melvin C. Chen (I); Marc H. Levy (I); Waldemar Torres (I); Peggy Jelemensky (C); Tara L. Raphael (V); Joann Rich (V); Mark Sneath (P); Seattle, Washington: University of Washington Medical Center (3): James L. Kinyoun (I); Gurunadh Atmaram Vemulakonda (I); Susan A. Rath (C, V); Patricia K. Ernst (C, V); Juli A. Pettingill (V); Ronald C. Jones (P); Brad C. Clifton (P); James D. Leslie (P); Baltimore, Maryland: Wilmer Eye Institute at Johns Hopkins (2): Sharon D. Solomon (I); Neil M. Bressler (I); Lisa K. Levin (C); Deborah Donohue (C, V), Mary Frey (C, V); Lorena Larez (V); Keisha Murray (V); Rita L. Denbow (V); Janis Graul (P); David Emmert (P); Charles Herring (P); Nick Rhoton (P); Joe Belz (P); Chicago, Illinois: Northwestern Medical Faculty Foundation (I): Alice T. Lyon (I); Rukhsana G. Mirza (I); Amanda M. Krug (C, V); Carmen Ramirez (C, V); Lori Kaminski (C); Anna Liza M. Castro-Malek (C, V); Amber N. Mills (V); Zuzanna Rozenbajgier (V); Marriner L. Skelly (P); Evica Simjanoski (P); Andrea R. Degillio (P); Chicago, Illinois: University of Illinois at Chicago Medical Center (2): Jennifer I. Lim (I); Felix Y. Chau (I); Marcia Niec (C); Tametha Johnson (V); Yesenia Ovando (V); Mark Janowicz (P); Catherine Carroll (P); Columbia, South Carolina: Carolina Retina Center (2): Jeffrey G. Gross (I); Barron C. Fishburne (I); Amy M. Flowers (C, V); Riley Stroman (C, V); Christen Ochieng (C, V); Angelique SA McDowell (V); Ally M. Paul (V); Randall L. Price (P); Honolulu, Hawaii: Retina Associates of Hawaii, Inc. (2): John H. Drouilhet (I); Erica N. Lacaden (C); Deborah J. Nobler (C, V); Kingsport, Tennessee: Southeastern Retina Associates, PC (2): Howard L. Cummings (I); Deanna Jo Long (C, V); Ben McCord (V); Jason Robinson (V); Jamie Swift (P); Julie P. Maynard (P); New York, New York: Mount Sinai

School of Medicine, Department of Ophthalmology (2): Patricia J. Pahk (I); Hannah Palmer-Dwore (C); Dipali H. Dave (C, V); Mariebelle Pacheco (V); Barbara A. Galati (P); Eneil Simpson (P); Rochester, Minnesota: Mayo Clinic Department of Ophthalmology (2): Andrew J. Barkmeier (I); Diane L. Vogen (C); Karin A. Berg (V); Shannon L. Howard (V); Jean M. Burrington (V); Jessica Ann Morgan (V); Joan T. Overend (V); Shannon Goddard (P); Denise M. Lewison (P); Jaime L. Tesmer (P); Winston-Salem, North Carolina: Wake Forest University Eye Center (2): Craig Michael Greven (I); Joan Fish (C, V); Cara Everhart (C, V); Mark D. Clark (V); David T Miller (P); Atlanta, Georgia: Emory Eye Center (I) Andrew M. Hendrick (I); George Baker Hubbard (I); Jiong Yan (I); Blaine E. Cribbs (I); Linda T. Curtis (C, V); Judy L. Brower (V); Jannah L. Dobbs (P); Debora J. Jordan (P); Cleveland, Ohio: Case Western Reserve University (1): Baseer U. Ahmad (I); Suber S. Huang (I); Hillary M. Sedlacek (C); Cherie L. Hornsby (C); Lisa P. Ferguson (C); Kathy Carlton (V); Kelly A. Sholtis (V); Peggy Allchin (V); Claudia Clow (V); Mark A. Harrod (P); Geoffrey Pankhurst (P); Irit Baum-Rawraway (P); Stacie A. Hrvatin (P); New York, New York: The New York Eye and Ear Infirmary/Faculty Eye Practice (1): Ronald C. Gentile (I); Alex Yang (C, V); Wanda Carrasquillo-Boyd (P); Robert Masini (P); Ocala, Florida: Ocala Eye Retina Consultants (1): Chander N. Samy (I); Robert J. Kraut (I); Kathy Shirley (C); Linsey Corso (C); Karen Ely (V); Elizabeth Scala (P); Stewart Gross (P); Vanessa Alava (P); Omaha, Nebraska: University of Nebraska Medical Center, Department of Ophthalmology (1): Eyal Margalit (I); Donna G. Neely (C); Maria Blaiotta (V); Lori Hagensen (P); Tucson, Arizona: Retina Associates (1): April E. Harris (I); Rita L. Lennon (C); Denice R. Cota (V); Larry Wilson (P). Protocol Development Committee: John A. Wells, III, Lloyd P. Aiello, Roy W. Beck, Neil M. Bressler, Susan B. Bressler, Kakarla V. Chalam, Ronald P. Danis, Bambi J. Arnold-Bush, Frederick Ferris, Scott M. Friedman, Adam R. Glassman, Michael H. Scott, Jennifer K. Sun, Robert W. Wong.

Disclaimer: Dr Bressler is the Editor of *JAMA Ophthalmology*. He was not involved in the editorial evaluation or decision to accept this article for publication.

REFERENCES

1. Wells JA, Glassman AR, Ayala AR, et al; Diabetic Retinopathy Clinical Research Network. Aflibercept, bevacizumab, or ranibizumab for diabetic macular edema. *N Engl J Med*. 2015;372(13):1193-1203.

2. Red Book Online [database online]. Greenwood Village, CO: Truven Health Analytics Inc; 2016.

3. US Department of Health and Human Services, Office of Inspector General. *Medicare payments for drugs used to treat wet age-related macular degeneration*. Washington, DC: US Dept of Health and Human Services; 2012. Publication OEI-03-10-00360.

4. Elman MJ, Ayala A, Bressler NM, et al; Diabetic Retinopathy Clinical Research Network. Intravitreal Ranibizumab for diabetic macular edema with prompt versus deferred laser treatment: 5-year randomized trial results. *Ophthalmology*. 2015;122 (2):375-381.

5. US Government Accountability Office. *Medicare Part B: Expenditures for new drugs concentrated among a few drugs, and most were costly for beneficiaries*. Washington, DC: US Government Accountability Office; 2015:QAO-16-12.

6. Brown MM, Brown GC, Sharma S, Landy J. Health care economic analyses and value-based medicine. *Surv Ophthalmol*. 2003;48(2):204-223.

7. Thulliez M, Angoulvant D, Le Lez ML, et al. Cardiovascular events and bleeding risk associated with intravitreal antivascular endothelial growth factor monoclonal antibodies: systematic review and meta-analysis. *JAMA Ophthalmol*. 2014;132(11): 1317-1326.

8. Pershing S, Enns EA, Matesic B, Owens DK, Goldhaber-Fiebert JD. Cost-effectiveness of treatment of diabetic macular edema. *Ann Intern Med*. 2014;160(1):18-29.

9. Stein JD, Newman-Casey PA, Kim DD, Nwanyanwu KH, Johnson MW, Hutton DW. Cost-effectiveness of various interventions for newly diagnosed diabetic macular edema. *Ophthalmology*. 2013;120(9):1835-1842.

10. Bonafede MM, Johnson BH, Richhariya A, Gandra SR. Medical costs associated with cardiovascular events among high-risk patients with hyperlipidemia. *Clinicoecon Outcomes Res*. 2015;7:337-345.

11. Frick KD, Gower EW, Kempen JH, Wolff JL. Economic impact of visual impairment and blindness in the United States. *Arch Ophthalmol*. 2007;125(4):544-550.

12. Mitchell P, Annemans L, Gallagher M, et al. Cost-effectiveness of ranibizumab in treatment of diabetic macular oedema (DME) causing visual impairment: evidence from the RESTORE trial. *Br J Ophthalmol*. 2012;96(5):688-693.

13. Grosse SD. Assessing cost-effectiveness in healthcare: history of the $50,000 per QALY threshold. *Expert Rev Pharmacoecon Outcomes Res*. 2008;8(2):165-178.

14. Anderson JL, Heidenreich PA, Barnett PG, et al. ACC/AHA statement on cost/value methodology in clinical practice guidelines and performance measures: a report of the American College of Cardiology/American Heart Association Task Force on Performance Measures and Task Force on Practice Guidelines. *J Am Coll Cardiol*. 2014;63(21): 2304-2322.

15. Hutton D, Newman-Casey PA, Tavag M, Zacks D, Stein J. Switching to less expensive blindness drug could save Medicare Part B $18 billion over a ten year period. *Health Aff (Millwood)*. 2014;33(6): 931-939.

16. Neumann PJ, Cohen JT, Weinstein MC. Updating cost-effectiveness: the curious resilience of the $50,000-per-QALY threshold. *N Engl J Med*. 2014;371(9):796-797.

17. Ubel PA, Hirth RA, Chernew ME, Fendrick AM. What is the price of life and why doesn't it increase at the rate of inflation? *Arch Intern Med*. 2003;163 (14):1637-1641.

18. Brown DM, Schmidt-Erfurth U, Do DV, et al. Intravitreal aflibercept for diabetic macular edema: 100-week results from the VISTA and VIVID studies. *Ophthalmology*. 2015;122(10):2044-2052.

19. Nguyen QD, Brown DM, Marcus DM, et al; RISE and RIDE Research Group. Ranibizumab for diabetic macular edema: results from 2 phase III randomized trials: RISE and RIDE. *Ophthalmology*. 2012;119(4): 789-801.

20. Elman MJ, Bressler NM, Qin H, et al; Diabetic Retinopathy Clinical Research Network. Expanded 2-year follow-up of ranibizumab plus prompt or deferred laser or triamcinolone plus prompt laser for diabetic macular edema. *Ophthalmology*. 2011; 118(4):609-614.

Copyright 2016 American Medical Association. All rights reserved.

演習問題の解答

I コホート研究

問題1

1
- P：453 patients with non-insulin treated type 2 diabetes.
- I and C：Standardised usual care (control) compared with additional self monitoring of blood glucose alone (less intensive self monitoring) or with training in self interpretation of the results (more intensive self monitoring).
- O：Quality adjusted life years and healthcare costs (sterling in 2005-6 prices).

⇨第1講

2 b　⇨第3講

3 b　⇨第6講

4 a　⇨第3講

問題2

1 a　⇨第4講

2 b　⇨第4講

3 a　⇨第4, 5講

4 b　⇨第5講

II ランダム化臨床試験

問題1

1 ISRCTN47464659　⇨第18講

2 a　⇨第13講

3 a　⇨第17講

4 a　⇨第15講

5 d　⇨第5講

6 ログランク検定　⇨第5講

7 反復測定分散分析（repeated measures analysis of variance）

問題2

1 b　⇨第3講

2 a　⇨第7講

3 d（有意水準が5％であればcは正しい）
　⇨第6講

4 a（分布が対称な場合）　⇨第7講

5 c（非劣性試験など，特別な場合を除く）
　⇨第7講

6 d　⇨第12講

III 費用効果分析

問題1

1 a　⇨第21講

2 c

3 100万ドル/QALY　⇨第25講

4 d

5 b

問題2

1 タイムトレードオフ法，スタンダードギャンブル法，QOL質問票を用いた間接法
　⇨第23講

2 (20000000−12000000)/(10−5)
　＝160万円/QALY　⇨第25講

3 新薬A　⇨第25講

4 c

5 c　⇨第24講